中国医学临床百家 • 病例精解

神经源性膀胱

病例精解

文建国　王庆伟 ◎ 主编

科学技术文献出版社
SCIENTIFIC AND TECHNICAL DOCUMENTATION PRESS
·北京·

图书在版编目（CIP）数据

神经源性膀胱病例精解 / 文建国，王庆伟主编. —北京：科学技术文献出版社，2023. 11
ISBN 978-7-5235-0987-6

Ⅰ. ①神… Ⅱ. ①文… ②王… Ⅲ. ①神经性膀胱机能障碍—病案—分析 Ⅳ. ① R694

中国国家版本馆 CIP 数据核字（2023）第 211317 号

神经源性膀胱病例精解

策划编辑：陈 安　　责任编辑：陈 安　　责任校对：张吲哚　　责任出版：张志平

出 版 者　科学技术文献出版社
地　　址　北京市复兴路15号　邮编　100038
编 务 部　（010）58882938，58882087（传真）
发 行 部　（010）58882868，58882870（传真）
邮 购 部　（010）58882873
官方网址　www.stdp.com.cn
发 行 者　科学技术文献出版社发行 全国各地新华书店经销
印 刷 者　北京地大彩印有限公司
版　　次　2023 年 11 月第 1 版　2023 年 11 月第 1 次印刷
开　　本　787 × 1092　1/16
字　　数　220千
印　　张　17.25
书　　号　ISBN 978-7-5235-0987-6
定　　价　128.00元

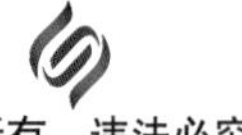

编 委 会

主　　编　文建国　王庆伟

副 主 编　文一博　陆　伟　张　艳　张会清

编写秘书　周钊凯　杨　帅

编　　委（按姓氏笔画排序）

王　展　王　焱　王文娟　王庆伟　王俊魁

文一博　文建国　司国威　吕　磊　后森林

刘星晨　闫勇闯　李　帅　杨　帅　杨　静

宋　斌　张　艳　张会清　张国贤　张艳平

陆　伟　尚文俊　周钊凯　单　帅　班德文

贾　茹　贾亮花　徐鹏超　喻佳婷　蔡　俊

主编简介

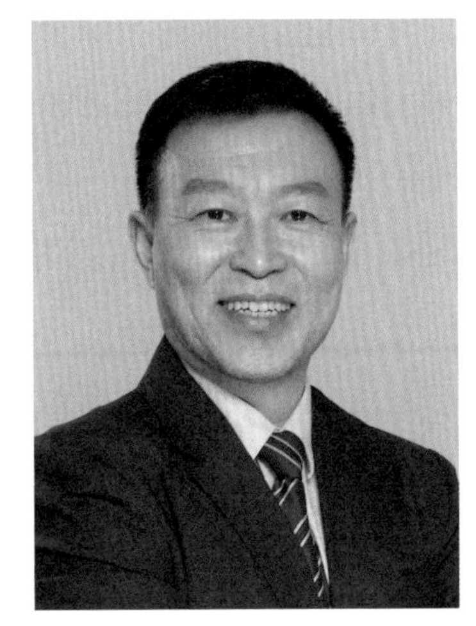

文建国，郑州大学第一附属医院泌尿外科／小儿泌尿外科教授，主任医师，博士研究生导师，享受国务院政府特殊津贴专家，卫生部突出贡献中青年专家和河南省第一届中原名医。现任第一届中华医学会小儿外科学分会小儿尿动力和盆底学组组长，国际尿控协会（ICS）尿动力委员会委员和国际小儿尿控协会（ICCS）常务理事。曾任中华医学会妇产科学分会第一届妇科盆底学组委员、中华医学会泌尿外科学分会第 2 ~ 4 届全国尿控学组委员、第一届 ICS 儿童和青少年尿控培训学校校长、河南省医学会第六届和第七届外科学分会主任委员、河南省医学会第 4 ~ 6 届小儿外科学会主任委员。

1991 年获同济医科大学医学博士学位，师从童尔昌教授；2000 年获丹麦奥胡斯大学医学博士学位，师从 JC Djurhuus 教授；2004 年赴美国哈佛大学深造，师从前国际小儿尿控协会主席 S.Bauer 教授；2009 年作为 ICS 第一个全额资助的尿控专科医师赴加拿大麦吉尔大学泌尿外科深造，师从前国际尿控协会主席 J.Corcos 教授。2001 年在郑州大学第一附属医院建立了我国第一个小儿尿动力学中心和河南省尿动力诊断治疗中心，主持多项神经源性膀胱相关国家自然科学基金，发表论文 800 多篇。

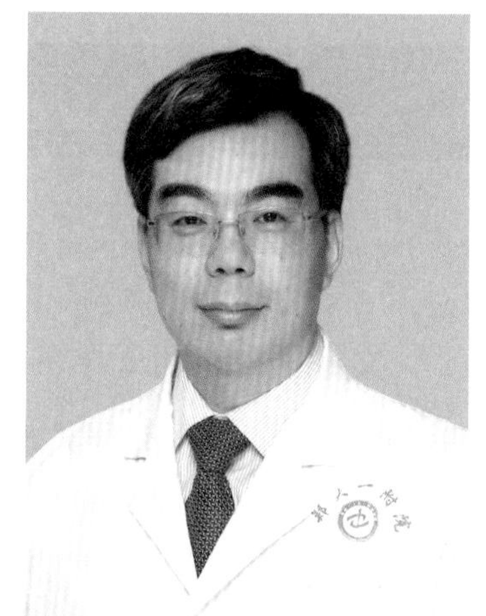

王庆伟，郑州大学第一附属医院泌尿外科副主任，医学博士，主任医师，硕士研究生导师；丹麦奥胡斯大学医院访问学者，中华医学会泌尿外科专业委员会尿控学组全国委员，中国人体健康科技促进会尿控盆底疾病专业委员会常务委员，河南省外科专业委员会副主任委员，河南省科普协会泌尿外科分会副主任委员和尿控学组组长；国内外发表论文50余篇，被SCI收录20余篇。近年带领尿控团队开展了骶神经调控和肉毒毒素注射治疗各种顽固性下尿路功能障碍，取得了显著疗效。其中骶神经调控治疗神经源性膀胱手术台数和治疗效果达到全国先进水平。

序

神经源性膀胱（neurogenic bladder，NB）临床多见，许多病例治疗困难。国际国内诊断治疗指南或专家共识都强调了尿动力评估是 NB 诊断和制定治疗方案的基础。过去我国尿动力检查（urodynamic study，UDS）不够普及，患者缺乏逼尿肌和括约肌的功能评估，无法制定精准的治疗方案。现在，UDS 已经在我国大医院普及，部分县医院也购买了 UDS 设备，开始开展该项工作。但是，如何根据 UDS 检查结果精准制定 NB 治疗方案，尤其是指导个性化治疗，国内缺乏相关参考书。

文建国教授 30 多年前在同济医科大学同济医院攻读外科学博士学位期间就在童尔昌教授指导下开展了小儿尿动力研究。他结合自己多年临床诊断治疗经验，参考国内相关指南和共识，带领其尿控团队从诊治过的众多 NB 病例中挑选了 42 例典型病例进行精解，重点介绍了保守治疗、电刺激治疗、肉毒毒素治疗和手术治疗的适应证、治疗方法及治疗效果，为如何根据 NB 诊治指南和 UDS 结果指导制定 NB 精准治疗方案提供了参考。此外，本书收集了部分误诊误治病例，有利于读者吸取教训。最后，本书对如何解读 UDS 检查结果及 NB 的诊断治疗原则和新进展进行了介绍，为深入理解 NB 提供了参考。

这是国内第一本以案例形式系统介绍 NB 诊断治疗经验的书籍。该书把 NB 病例诊断治疗过程中遇到的 UDS 各种表现收纳或融入案例中。对 NB 评估常用的各种 UDS 包括尿流测定、膀胱压力容积测定、膀胱压力／流率测定、影像尿动力检查、同步膀胱尿道测压等进行了详细解读，对各种治疗方法包括保守治疗、电刺激治疗、肉毒毒素治疗和手术治疗等进行了介绍。

本书内容丰富，图文并茂，编者团队成员多为从事多年NB诊断治疗及科学研究的专家和博士研究生、硕士研究生，曾经发表NB相关研究论文100多篇，承担有NB相关的国家自然科学基金多项。相信本书会成为从事NB诊治的医护人员和研究生的重要参考书。

中国科学院院士

2023年6月

前 言

神经源性膀胱（neurogenic bladder，NB）是泌尿外科最难治疗的疾病之一。先天性脊髓发育不良、车祸外伤等引起的排尿控制神经损伤引发的各种排尿异常统称为NB。损伤的神经、纤维化的膀胱及继发的上尿路损害尚无有效的康复方法和治疗药物。虽然国际上已有NB的诊疗指南，但是该病的病理生理及临床表现个体化差异极大，指南不可能完全适用于所有类型NB的诊断治疗。因此，在NB诊疗指南和共识指导下注重病例的个体化诊断治疗也很有必要。

本书收集了编者团队诊治的具有代表性的42例NB及相关病例，根据国际尿控协会（International Continence Society，ICS）、国际小儿尿控协会（International Children Continence Society，ICCS）及国内NB诊疗指南和专家共识，并结合作者长期积累的临床诊断治疗经验，对每一个病例进行精解。全部病例严格按照指南和共识进行诊治并在治疗后对治疗效果进行了随访。主要内容包括6部分：第一章介绍NB保守治疗指证和方法，重点介绍了尿动力学检查和清洁间隙导尿的临床应用；第二章介绍了NB电刺激治疗指证、方法和效果，重点介绍了骶神经刺激的适应证、治疗方法和效果；第三章对NB肉毒毒素注射治疗病例进行精解，介绍了肉毒毒素注射治疗的适应证、操作要点及治疗效果；第四章介绍了NB常用的手术治疗方法包括膀胱扩大手术、膀胱颈切开手术、抗反流手术等的适应证，尤其是如何结合尿动力检查结果指导制定治疗方案；第五章对部分NB误诊误治案例进行了分析；最后附录部分介绍了NB的诊断治疗相关的基础知识和常见尿动力学检查结果的解读，为正确理解NB案例提供参考。

本书通俗易懂、简明扼要，案例主要来自郑州大学第一附属医院，部分案例由信阳师范大学附属信阳市中心医院（陆伟、班德文、后森林、刘星辰和蔡俊）和新乡医学院第一附属医院（张会清、贾茹和司国威）提供。每个案例均结合临床实际情况进行了分析解读，既可以作为相关临床医护人员及医学生的重要参考书，也可以供NB患者学习了解此疾病使用。同时，本书得到了国家自然科学基金联合基金项目（U1904208）和国家自然科学基金面上项目（81670689）的支持。

鉴于本书编写时间有限，书中难免有疏漏之处，敬请读者不吝指教，不胜感激！

编委会

2023年6月

目 录

第一章

神经源性膀胱保守治疗

病例 1 男童神经源性膀胱并发肾积水 CIC 治疗 1 例

病历摘要

【基本信息】

患儿，女，5 岁。

主诉： 泌尿系统彩超发现双肾积水 1 月余。

现病史： 患儿出生后发现腰骶部脊膜膨出，3 月龄时行脊髓脊膜膨出修补手术，术后大小便失禁至今。现患儿常佩戴纸尿裤，较少主动如厕排尿。

既往史： 无传染病接触史，无外伤史。

个人史： 患儿足月顺产，其母亲孕前和孕期前 3 个月正常服用叶酸。母乳喂养，发育尚可。

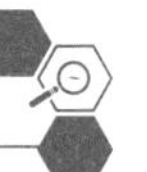

【专科检查】

双肾区无隆起，无压痛、叩击痛，双侧输尿管走行区无压痛、叩击痛，耻骨联合上膀胱区稍膨隆。尿道外口及外阴皮肤因长期尿失禁略发红。腰骶部可见沿脊柱手术瘢痕。患者行走无障碍，脚踝无畸形。

【辅助检查】

1. 尿常规和肝肾功能检查：无异常发现。

2. 泌尿系统彩超（图 1–1）：双肾形态正常，双侧肾脏实质回声正常，双侧集合系统分离，前后径分别为 18 mm（右侧）和 17 mm（左侧），血流灌注正常。双侧输尿管全程扩张，右侧较宽处直径 8.8 mm，左侧较宽处直径 4.5 mm。膀胱壁增厚、毛糙，可及小梁小房样改变。

3. 尿流动力学检查（urodynamics study，UDS）（图 1–2）：患儿不自主漏尿，尝试排尿无尿液排出，如厕改蹲位可以排出尿液，排尿后残余尿量约 150 mL。压力容积 – 压力流率测定：膀胱感觉迟钝，产生初始尿意的尿量约 148 mL。最大膀胱测压容积减小（157 mL），膀胱顺应性差（9 mL/cmH_2O）。排尿期未见逼尿肌主动收缩波，患儿为腹压排尿，无尿液排出。同步 X 线影像提示膀胱壁毛糙，膀胱上下径线变长，呈神经源性膀胱（neurogenic bladder，NB）形态改变；膀胱充盈至 157 mL（逼尿肌压力为 18 cmH_2O）时可见右侧输尿管反流至肾盂（Ⅱ级）。排尿期膀胱颈口及尿道未见明显开放显影。

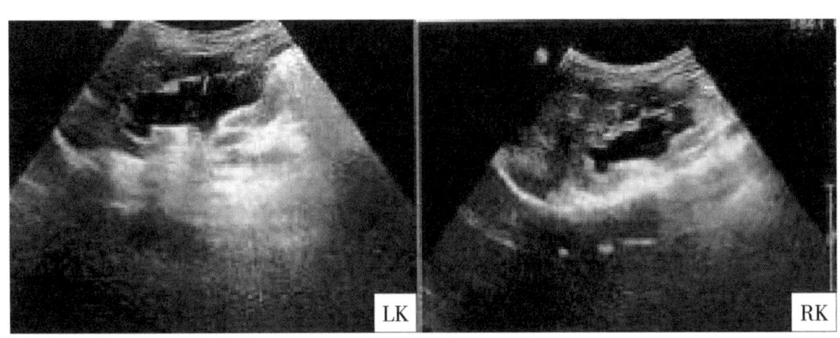

图 1-1 泌尿系统彩超

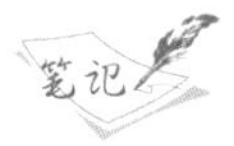

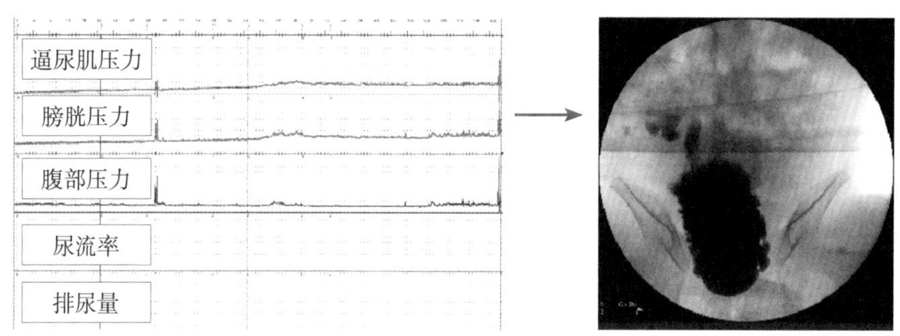

图 1-2　影像尿流动力学检查

【诊断】

1. 神经源性膀胱（双肾积水、尿潴留、充盈性尿失禁）。

2. 腰骶脊髓脊膜膨出修补手术后。

【治疗经过】

门诊进行培训后，患儿父母学会了清洁间歇性导尿（CIC）的操作方法，开始每天 CIC 4 ～ 6 次。具体操作：每天睡觉前、早上起床后及早、中、晚餐后或大量饮水后 1 个小时左右各导尿 1 次。每周记录 3 天导尿日记，为调整导尿次数提供依据。

开始导尿后同时配合口服山莨菪碱 1/2 片（每片 5 mg）早晚各 1 次，有助于减少膀胱张力（纤维化）。该病例依从性好，顺利实施 CIC，半年后复查泌尿系统超声，肾积水明显减轻。嘱患者继续进行 CIC 并在 1 年后复查。

病例分析

任何神经病变或者损害导致膀胱括约肌功能障碍的疾病称为 NB。小儿 NB 发病率高，其中 30% ～ 40% 的病例出现肾功能损害，5 岁前死亡率高达 14%。主要死亡原因是膀胱括约肌功能障碍导致的上尿路损害，最终引起肾衰竭。

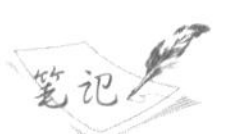

患者出生后发现腰骶部脊髓脊膜膨出并行脊髓脊膜膨出修补手

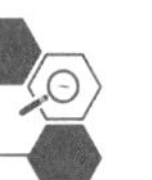

术，术后大小便失禁至今，尿流动力学检查显示逼尿肌无收缩，符合 NB 的临床表现和诊断标准。患儿自幼大小便失禁，长期佩戴纸尿裤，而且较少如厕主动排尿，行泌尿系统彩超发现双肾积水后引起重视。NB 治疗原则是保护膀胱功能，以防止上尿路形态和功能的损害。该患儿影像尿流动力学检查显示膀胱顺应性差，残余尿量增多，充盈至 157 mL 时出现右侧输尿管反流（Ⅱ级）。该患儿最大功能性膀胱容量为 180 mL，现在残余尿量高达 150 mL，而且膀胱顺应性差，并发生了一侧膀胱输尿管反流（vesicoureteral reflux，VUR），提示对肾脏有明显威胁。患者不能自主排尿，并且 VUR 不宜通过增加腹压或 Crede 手法排尿，因此 CIC 是本病治疗的最佳选择。每天进行 CIC 4 ～ 6 次，睡觉前、早上起床后和早、中、晚餐后 1 个小时左右各导尿 1 次，比较合理。考虑到膀胱壁增厚、毛糙，开始导尿后可以同时配合口服山莨菪碱 1/2 片（每片 5 mg）早晚各 1 次，对减少膀胱纤维化有帮助。

此外，加强患者随访很有必要，应根据随访结果随时调整治疗方案。

病例点评

CIC 是一种安全的膀胱引流方法，适用于不能自主排尿、残余尿量持续增多并引发临床症状的患儿。该患儿影像尿流动力学检查显示膀胱残余尿量为 150 mL，膀胱充盈至 157 mL 时发生 VUR，充盈期膀胱顺应性差，排尿期逼尿肌无收缩，患儿无法自主排尿，属于 CIC 的最佳适应证。CIC 简便易行，随着导管材质和润滑剂的改善，应用越来越普及。CIC 是经尿道插管排出尿液，没有年龄限制，新生儿及婴幼儿需父母帮助实施。一般患儿 6 岁左右可以开始训练自行 CIC。早期开始 CIC 联合抗胆碱能药物治疗，可以减少逼尿肌过度活动，降低膀胱内压力，保证定时排空膀胱，最终降低上尿路损害风险。建议该患儿每天行 CIC 4 ～ 6 次。导尿时机的选择要注意与饮食

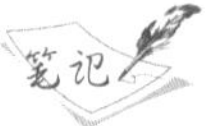

时间关联。嘱家长详细记录导尿日记，如果每次导尿量超过安全容量（患儿发生反流时的容量），需要增加导尿次数。CIC 联合抗胆碱能药物能有效治疗逼尿肌无反射患儿的排尿困难和尿失禁症状。本病例影像尿流动力学检查结果显示，其膀胱安全容量在 157 mL 以内，可以作为调整导尿次数的参考依据。

参考文献

1. 中华医学会小儿外科学分会小儿尿动力和盆底学组 . 儿童清洁间歇导尿术中国专家共识 [J] . 中华医学杂志，2022，102（34）：2669-2678.
2. 文建国，李云龙，袁继炎，等 . 小儿神经源性膀胱诊断和治疗指南 [J]. 中华小儿外科杂志，2015，36（3）：163-169.
3. WANG Q W，SONG D K，ZHANG X P，et al. Urodynamic parameters development and complications of clean intermittent self-catheterization in Chinese schoolchildren with neurogenic underactive bladder[J]. Urol Int，2011，86（4）：461-465.

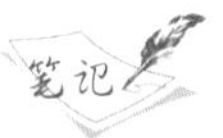

病例 2 新生女婴神经源性膀胱并发肾积水伴排尿困难 1 例

病历摘要

【基本信息】

患儿，女，41 天。

主诉：家长发现排尿困难 13 天。

现病史：患儿 13 天前烦躁不安哭闹不止，家长发现婴儿超过 8 小时未排尿，把尿时发现排尿滴沥并伴有排大便动作（腹压排尿）。

既往史：一般情况尚可，无外伤史，无手术史。

个人史：患儿足月顺产，其母亲怀孕期间断服用叶酸。母乳、奶粉混合喂养，发育尚可。

【专科检查】

双肾区无隆起、无压痛，耻骨上膀胱区膨隆，无压痛，尿道外

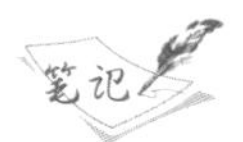

口无红肿及异常分泌物，无狭窄及赘生物。臀部周围皮肤毛发明显。

【辅助检查】

1. 肝肾功能检查无异常发现。MRI 检查提示：L_5 以下椎板未融合，双肾积水，左肾较显著，膀胱后壁欠光滑。超声提示：左肾积水（肾盂前后径约 8.3 mm）并左肾输尿管全程扩张，宽约 4.8 mm（上段）、4.6 mm（中段）、2.8 mm（下段），右肾集合系统分离，肾盂前后径约 3 mm。膀胱充盈可，壁毛糙，排尿后残余尿量约 67mL。

2. 尿流动力学检查。自由尿流率测定：婴儿不能配合测定自由尿流率。把尿（Crede 手法挤压膀胱）后插尿管测定残余尿量约 40 mL。压力容积－压力流率测定显示膀胱顺应性降低（15 mL/cmH_2O），最大膀胱测压容积正常（90 mL），多次重复检查，充盈期未见逼尿肌无抑制收缩波，最多充盈至约 90 mL 时患儿烦躁不安哭闹，进入排尿期，多次重复排尿，排尿期最大逼尿肌压升高约 14 cmH_2O，并伴腹压排尿，有尿液排出。同步 X 线影像提示充盈期膀胱形态失常，壁毛糙，排尿期未见膀胱输尿管反流，膀胱颈口及尿道未见明显开放，有尿液排出（图 2–1）。

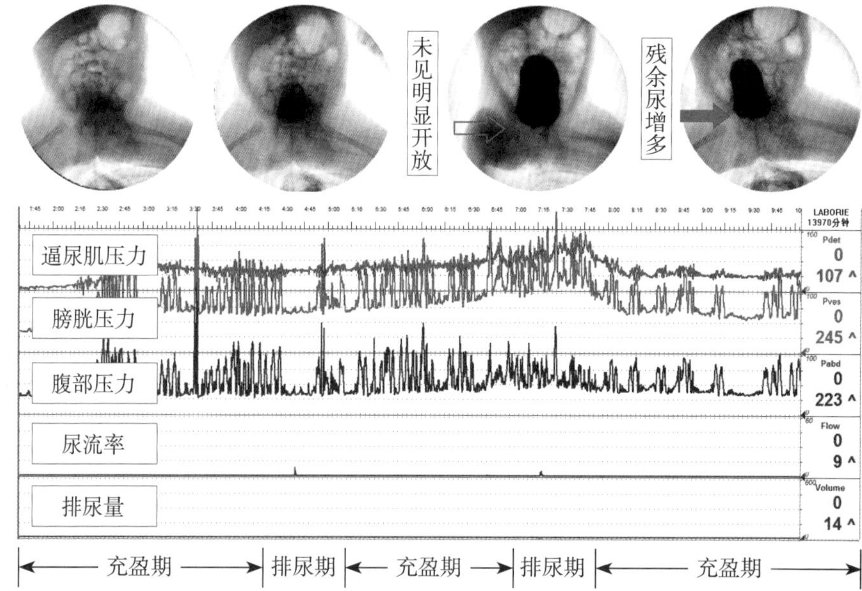

A：排尿期膀胱影像可见膀胱颈口及尿道口未明显开放（空心箭头）；B：排尿后膀胱影像可见残余尿增多（实心箭头）。

图 2-1 影像尿流动力学检查

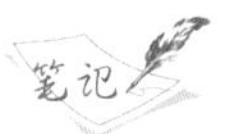

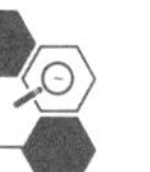

【诊断】

神经源性膀胱（双肾积水）。

【治疗经过】

家长就诊前给予把尿和按压膀胱（Crede 手法）辅助排尿的方式进行治疗。就诊后，建议每日早晚各进行一次 CIC，其他时间鼓励多排尿。定期复查尿常规和泌尿系统超声，了解有无尿路感染（urinary tract infection，UTI）和肾积水的变化。在治疗期间发生一次 UTI，给予抗生素和留置导尿管治疗 3 天后恢复。治疗 2 个月后复查，残余尿量降为 20 mL，肾积水未见明显改变（与第一次超声肾积水参数相比较）。之后 CIC 改为每晚睡觉前把尿后进行 1 次。1 个月后随访，残余尿量未增加，无肾积水加重表现。

后续治疗建议：

1. 建议记录导尿 / 排尿日记，进一步指导 CIC。通过记录饮水次数和饮水量（包括摄入的各种液体和饮食种类及摄入次数）、每次导尿时间、导出尿量、是否有漏尿及漏尿时间等，了解饮食和尿量产生的规律。一般从早上起床开始连续记录≥ 24 小时（48 小时为佳）。使用“cc”量杯记录尿量（进食量约等于同体积的饮水量）。

2. 建议每月复查 1 次尿常规，了解有无感染；每 3 个月复查 1 次泌尿系统超声，了解肾积水是否加重；每半年复查 1 次尿流动力学检查。

病例分析

婴儿 41 天，因发现排尿困难 13 天就诊于医院，MRI 检查提示 L_1 ~ L_5 椎板未融合，双肾积水，超声也提示双肾积水，左侧输尿管扩张；残余尿量增多。考虑存在神经源性膀胱可能性。遂行影像尿流动力学检查。因婴儿年幼，家长长时间把尿未见尿液排出，无法记录尿流率。就诊时家长挤压下腹部排尿后残余尿量约 40 mL，提

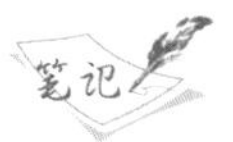

示婴儿腹压排尿后残余尿量增多。压力容积－压力流率测定和影像尿流动力学检查证实逼尿肌收缩受损、膀胱顺应性下降和残余尿量增多。充盈期未见膀胱输尿管反流。这一发现支持本患者可以进行 Crede 手法排尿。膀胱形态呈椭圆形，提示患儿已经有膀胱损害。排尿期膀胱颈口及尿道可见部分开放，提示存在逼尿肌－括约肌协同失调（detrusor-sphincter dyssynergia，DSD）。

病例点评

该患儿有腰骶部脊髓发育不良的证据，即 L_5 以下椎板未融合，也有排尿异常症状，排尿困难和漏尿，且有肾积水，尿流动力学检查提示逼尿肌收缩受损，膀胱形态失常，壁毛糙。这些都是典型的神经源性膀胱的表现。根据患者病史和临床尿流动力学检查结果，该患者确诊为神经源性膀胱。

该患者虽然可以腹压排尿，但是每次检查都提示残余尿量显著增多。尿流动力学检查提示膀胱顺应性差，收缩乏力，符合 CIC 的部分指征。该患儿随访结果显示，采取的治疗方法能有效改善膀胱排尿功能，避免肾积水的恶化。MRI 及超声检查均提示患儿肾积水，但是影像尿流动力学检查未见膀胱输尿管反流，随访时应注意是否存在膀胱输尿管连接部梗阻或机械性梗阻。

Crede 手法和 Valsalva 动作是两种常用的辅助排尿方法。对于成人患者，前者指用拳头或手指于脐下 3 cm 按压，并向耻骨方向滚动，动作缓慢柔和，同时嘱患者增加腹压帮助排尿；后者指排尿时通过 Valsalva 动作（屏气、收紧腹肌等）增加腹压将尿排出。本病例为新生儿，除了 CIC 外，家属可以用 Crede 手法帮助排尿，但是动作要更柔和，用两个手指按压下腹部即可。

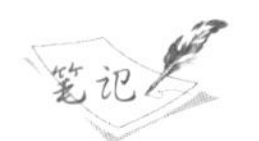

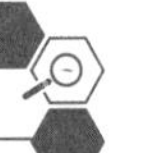

参考文献

1. 文建国，李云龙，袁继炎，等 . 小儿神经源性膀胱诊断和治疗指南 [J]. 中华小儿外科杂志，2015，36（3）：163-169.
2. 中华医学会小儿外科学分会小儿尿动力和盆底学组 . 儿童清洁间歇导尿术中国专家共识 [J]. 中华医学杂志，2022，102（34）：2669-2678.
3. HOBBS K T，KRISCHAK M，TEJWANI R，et al. The importance of early diagnosis and management of pediatric neurogenic bladder dysfunction [J]. Res Rep Urol，2021，13：647-657.
4. JORGENSEN B，OLSEN L H，JORGENSEN T M. Natural fill urodynamics and conventional cystometrogram in infants with neurogenic bladder [J]. J Urol，2009，181（4）：1862-1868.
5. 吕宇涛，文建国，袁继炎，等 . 小儿尿动力学检查专家共识 [J]. 中华小儿外科杂志，2014，35（9）：711-715.

病例 3 女童先天性泄殖腔畸形肛门尿道成形术后尿失禁 1 例

病历摘要

【基本信息】

患者，女，2 岁 9 个月。

主诉：泄殖腔畸形术后尿失禁 1 年。

现病史：患儿出生后发现泄殖腔畸形伴排便困难，遂就诊并行乙状结肠造瘘手术治疗。1 年前患儿行经腹和会阴肛门成形术和尿道成形术。术后患儿小便失禁，需使用尿不湿。

既往史：一般情况尚可，无传染病接触史，无外伤史。

个人史：患儿早产，其母亲孕期未口服叶酸。

【专科检查】

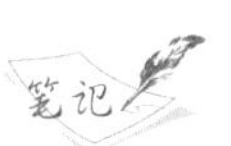

腹部可见造瘘口关闭瘢痕。肛门口黏膜外翻，尿道口位置正常。

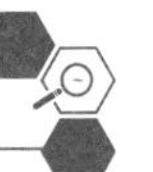

尿流动力学检查尿管置入顺利。

【辅助检查】

1. 肛门直肠测压检查：结果显示无直肠肛管抑制反射，肛管静息压力偏低。

2. 泌尿系统彩超检查：双肾输尿管膀胱未见异常。

3. 影像尿流动力学检查

（1）自由尿流率测定：低平延长间断尿流率曲线（图 3–1），最大尿流率降低，残余尿量约 45mL（如厕排尿 5 分钟后残余尿量约 15 mL）。

（2）压力容积 – 压力流率测定：①平卧位，6 号膀胱测压管，灌注速度约 10 mL/min，充盈期未见逼尿肌无抑制性收缩波，无尿液排出。充盈至约 75 mL 时可见尿液自尿道口不自主流出，逼尿肌漏尿点压为 23 cmH_2O。排尿期长时间等待，未见逼尿肌主动收缩，腹压协助下可见少量尿液缓慢间断排出。②充盈期膀胱感觉敏感性稍降低，顺应性降低，最大膀胱测压容积减小。

（3）同步 X 线影像及排泄性尿路造影：充盈期膀胱容量小，壁毛糙，少量尿液漏出，未见输尿管反流。排尿期腹压排尿可见部分尿液排出。尿道中段及后段可见轻度显影。膀胱安全容量＜ 75 mL，逼尿肌漏尿点压为 23 cmH_2O（图 3–2）。UDS 提示逼尿肌无收缩（排尿期以腹压排尿为主），残余尿量约 45 mL（再次如厕排尿 5 分钟后残余尿量约 15 mL）。

笔记

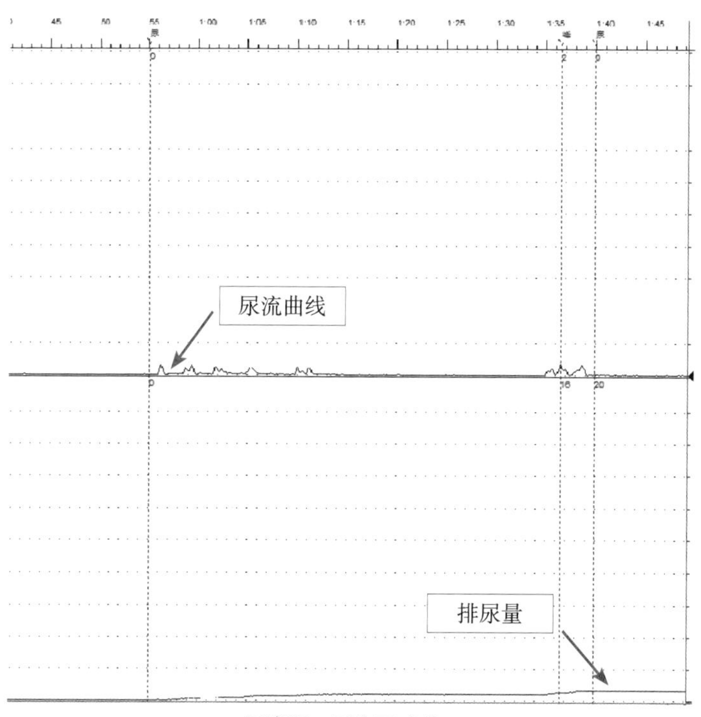

尿滴沥，尿流不成线。

图 3-1 自由尿流率测定

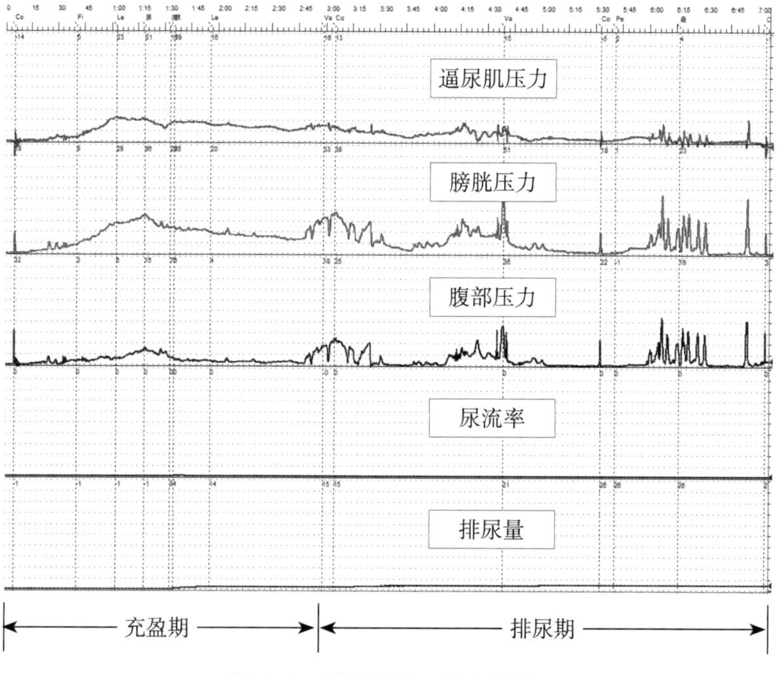

图 3-2 膀胱压力 - 流率测定

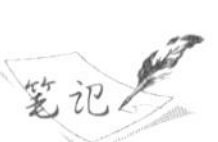

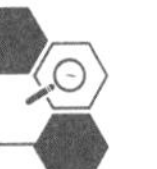

【诊断】

1. 先天性泄殖腔畸形肛门尿道成形术后尿失禁。

2. 神经源性膀胱。

【治疗经过】

考虑患儿两次排尿后残余尿量可以显著减少，遂采用如厕训练、定时排尿及鼓励腹压或按压下腹部等辅助排尿方法进行治疗，小便失禁次数较前逐渐减少。随访 3 个月，基本实现自主控制排尿，白天无须佩戴尿不湿，并无尿失禁情况出现，能进行正常的日常活动。白天继续采用两次排尿法进行排尿。复查超声残余尿量约 10 mL。6 个月后随访，患儿夜间尿失禁情况较前明显改善，但是夜间仍需佩戴尿不湿，白天无须佩戴尿不湿且无尿失禁情况出现，能进行正常的日常活动。

病例分析

患儿出生后发现泄殖腔畸形并行乙状结肠造瘘和尿道肛门成形术，手术后出现小便失禁，推测为手术引起盆神经或支配膀胱和尿道的神经损伤或发育不良引起神经源性膀胱，从而导致了尿失禁。尿流动力学检查提示逼尿肌无收缩、残余尿量增多、膀胱感觉敏感性稍降低，顺应性降低及最大膀胱测压容积减小。同步 X 线影像及排泄性尿路造影提示充盈性尿失禁（膀胱安全容量＜ 75 mL，逼尿肌漏尿点压为 23 cmH_2O），也支持神经源性膀胱的诊断。由于该患儿行泌尿系统彩超检查提示双肾输尿管未见异常，无膀胱输尿管反流，因此可采用辅助排尿法治疗，即按压下腹部（Crede 手法）或屏气增加腹压（Valsalva 动作）辅助排尿、两次排尿法等有效改善排尿、减少残余尿量。同时采用定时排尿疗法，即按规定的排尿间隔时间表进行排尿，达到控制膀胱容量、减少尿失禁的发生、预防膀胱高压导致上尿路损害的目的。残余尿量如持续性增多，考虑患者年龄小、

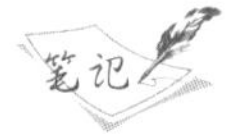

依从性差等原因，必要时给予 CIC 治疗。CIC 是一种安全的膀胱引流方法，简单易行，可有效治疗逼尿肌无反射患儿的排尿困难和尿失禁。同时对该患者应进行定期的泌尿系统彩超检查，了解双肾输尿管情况，预防上尿路损害。

病例点评

先天性肛门直肠畸形在新生儿中的发病率为 1 ：(1500 ~ 5000)，占消化道畸形的首位。其病因和胚胎发病机制目前尚未明确。泄殖腔畸形患者伴发泌尿系统疾病的概率更高，伴发的排尿异常或尿失禁往往存在输尿管反流而导致尿路感染，有发展成为慢性肾功能不全的风险。泄殖腔畸形出现排尿异常通常是由先天性膀胱功能障碍、手术原因引起的膀胱神经功能障碍等重要因素引起。尿流动力学检查通过对膀胱充盈和排尿期间的膀胱压力和尿流率的检测，精准评估逼尿肌和括约肌功能及膀胱尿道功能对上尿路的影响，有助于确定尿潴留和排尿功能障碍的原因。尿流动力学检查已经成为评估泄殖腔畸形患儿下尿路功能的常规检查。同时，应用 VUDS 可对复杂排尿功能障碍的患者进行更加全面的诊断，不仅能显示膀胱和尿道的功能变化，还能显示其形态变化和病变异常部位，为进行更精准的临床诊治提供客观依据。通过尿流动力学检查来指导患儿定期排尿，严禁憋尿，从而达到改善膀胱储尿和排尿功能、保护上尿路和肾脏功能的目的。此外，要求患者进行定期的尿流动力学随访尤为重要，我们可以根据随访结果对治疗方案进行调整，避免患者因上尿路损害最终引起慢性肾衰竭而危及生命安全。

泄殖腔畸形引起的括约肌功能低下也是尿失禁的原因。随着年龄的增加，患者需要加强盆底训练，增加括约肌的收缩力。否则，成年后需要行尿道盆底加强手术。

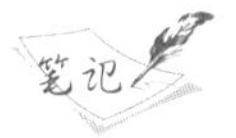

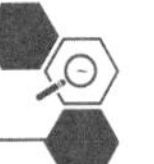

参考文献

1. STRINE A C，VANDERBRINK B A，ALAM Z，et al. Clinical and urodynamic outcomes in children with anorectal malformation subtype of recto–bladder neck fistula[J]. J Pediatr Urol，2017，13（4）：376.e1–376.e6.
2. MACEDO A JR，SILVA MIS，POMPERMAIER JA，et al. The anterior sagittal transrectal approach（ASTRA）for cases associated with rectal implantation of the urethra：A retrospective review of six cases[J]. J Pediatr Urol，2017，13（6）：613. e1–613.e4.
3. STEIN R，HUCK N. Comment on "neurogenic bladder in a girl after surgery forcloacal malformation" [J]. Eur Urol Focus，2017，3（2–3）：160–161.
4. HERNANDEZ–MARTIN S，LOPEZ–PEREIRA P，LOPEZ–FERNANDEZS，et al. Bladder neck closure in children：long–term results and consequences[J]. Eur J Pediatr Surg. 2015，25（1）：100–104.

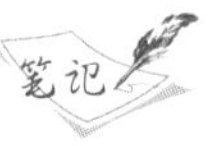

病例 4
男童高位肛门闭锁伴隐形脊柱裂术后尿失禁 1 例

病历摘要

【基本信息】

患儿，男，10 岁。

主诉：肛门闭锁手术后尿失禁 5 年。

现病史：患儿出生后发现高位肛门闭锁伴排便困难，遂就诊于当地医院行肛门成形术。术后因尿瘘行直肠尿道瘘修补术，术后恢复顺利。7 年前间断出现大便污粪，5 年前运动后出现漏尿，尿液经常打湿内裤，无尿频、尿痛等症状。需使用尿不湿。

既往史：无传染病接触史，无外伤史。

个人史：患儿足月顺产，其母亲孕前和孕期前 3 个月正常服用叶酸。母乳喂养，发育尚可。

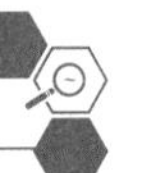

【专科检查】

双肾区无隆起，无压痛、叩击痛，双侧输尿管走行区无压痛、叩击痛，尿道外口及外阴皮肤因长期尿失禁略发红。腰骶部可见潜毛窦。患者行走无障碍，脚踝无畸形。

【辅助检查】

1. 尿常规和肝肾功能检查：无异常发现。

2. 泌尿系统彩超：双肾、输尿管、膀胱未见异常。

3. 自由尿流率测定：低平尿流率曲线（图 4–1），最大尿流率降低，约 6.3 mL/s，残余尿量约 40 mL。再次如厕排尿后残余尿量约 15 mL。最大排尿量约 85 mL。

4. 骶尾部正侧位片：符合骶椎隐形脊柱裂。

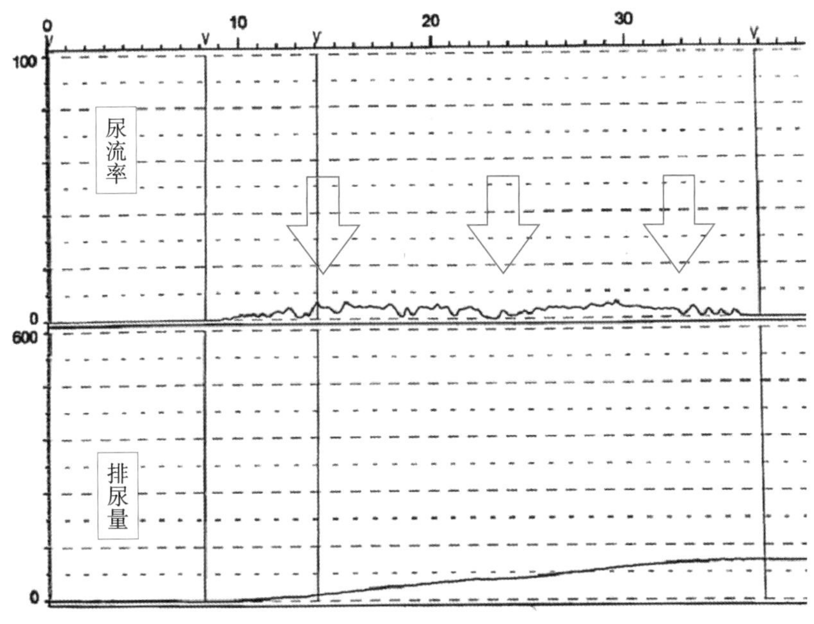

图 4-1　自由尿流率测定

【诊断】

1. 高位肛门闭锁术后尿失禁。

2. 神经源性膀胱。

【治疗经过】

对患儿进行排尿基础治疗，即腹压或 Crede 手法辅助排尿和二次排尿法减少残余尿量，定时排尿避免膀胱过度膨胀，盆低收缩训练和生物反馈法治疗减轻大小便失禁症状。同时使用开塞露或灌肠治疗便秘和污粪。经过治疗，大小便失禁症状较前有所改善，患者由每天遗尿变成 1 周内有 2 ~ 3 个夜晚遗尿。患者白天上学或活动时无须佩戴尿不湿，偶有尿裤子的情况发生。

对该患儿进行了 6 个月的随访，大小便失禁情况继续改善。自由尿流率检查复查指标有所改善，最大尿流率约 11.2 mL/s，残余尿量约 10 mL。

家长缺乏配合，没有完成排尿日记，拒绝做影像尿流动力学检查，无法了解膀胱的形态及逼尿肌有无收缩功能。

病例分析

患儿出生后发现高位肛门闭锁伴排便困难，遂进行肛门成形术，后因排尿位置异常再行直肠尿道瘘修补术。患者 3 岁时仍自主大小便。低平尿流率曲线、最大尿流率降低、残余尿量增多和骶椎隐形脊柱裂支持神经源性膀胱的诊断。根据临床症状及尿流动力学检查结果，多次手术或脊柱裂导致的脊髓栓系综合征是引起大小便失禁的原因。由于该患儿双肾输尿管未见异常，无膀胱输尿管反流，因此可给予辅助排尿法治疗，即按压下腹部（Crede 手法）或屏气增加腹压（Valsalva 动作）辅助排尿、两次排尿法等，有效改善排尿，减少残余尿量。同时采用定时排尿疗法，即按规定的排尿间隔时间表进行排尿，达到控制膀胱容量、减少尿失禁的发生、预防膀胱高压导致上尿路损害的目的。另外采用电子生物反馈治疗加强患儿盆底肌的训练，达到减少污粪次数的同时改善尿失禁的发生。如发现残余尿量进一步增多，考虑到患者年龄小、依从性差等原因，需要考虑给予 CIC 治疗。CIC 是一种安全的膀胱引流方法，简单易行，可有效治疗逼尿肌无反射患儿的排尿困难和尿失禁。同时，应对该患者

进行定期尿流动力学检查及泌尿系统彩超检查，了解双肾输尿管膀胱情况，预防上尿路损害。

病例点评

手术创伤、脊柱发育异常、术后排便功能的影响及盆底结构先天发育异常均是导致肛门闭锁术后排尿异常的因素。高位肛门闭锁本身容易合并脊柱裂，支配下尿路神经支配受损或发育障碍影响膀胱充盈和排空功能。非精准手术可引起术后排尿异常，最常见的原因可能由于新生儿骨盆狭小及手术视野暴露不清导致在操作过程中引起尿道括约肌及骶神经的医源性损伤。另外，部分高位肛门闭锁患者往往存在盆腔肌肉组织先天发育不良，且可能缺失盆腔内脏神经。因此需要重视该疾病术后的尿路功能检测，通过尿流动力学检查来指导患儿排尿训练包括定期排尿等，从而达到改善膀胱储尿和膀胱排尿功能，保护上尿路，提高患者的生存率及生活质量。该患者家长顺应性差，没有完成排尿日记并拒绝做影像尿流动力学检查，无法确定膀胱类型并根据膀胱的形态和逼尿肌有无收缩功能制定更精准的治疗方案。

参考文献

1. 文建国，李云龙，袁继炎，等 . 小儿神经源性膀胱诊断和治疗指南 [J]. 中华小儿外科杂志，2015，36（3）：163-169.
2. RUIZ J，TESSI C，SZKLARZ T，et al. Long-term urological assessment and management of cloaca patients：A single tertiary institution experience[J].J Pediatr Surg，2021，56（5）：984-987.
3. VD MERWE E，COX S，NUMANOGLU A. Anorectal malformations，associated congenital anomalies and their investigation in a South African setting[J]. Pediatr Surg Int，2017，33（8）：875-882.
4. WARNE S A，GODLEY M L，WILCOX D T. Surgical reconstruction of cloacal malformation can alter bladder function：a comparative study with anorectal anomalies[J]. J Urol，2004，172（6 Pt 1）：2377-2381.

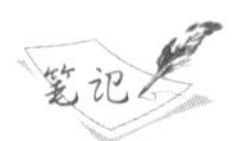

病例 5 青年女性神经源性膀胱合并遗尿 1 例

病历摘要

【基本信息】

患者，女，19 岁。

主诉：自幼排尿困难和尿失禁。

现病史：自幼遗尿，因排尿困难、尿失禁。最近 1 年出现腰背部疼痛。

既往史：自幼常有肠道功能障碍，常便秘。

个人史、家族史：月经周期规律，量少，未婚未育。有家族遗尿史（其舅 9 岁仍遗尿）。

【专科检查】

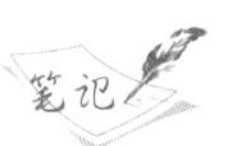

腰骶部未见明显皮肤凹陷和色素沉着等异常外观。

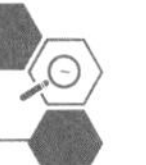

【辅助检查】

1. 尿常规和肝功能检查：无异常发现。

2. 泌尿系统彩超：双肾形态正常，双侧肾脏实质回声正常，双肾肾内肾盂分离 16 cm，显示至第二狭窄处。双肾血流信号呈流线型。膀胱充盈较好，后壁厚 4.6 cm，毛糙，内可见低回声光点漂浮。X 线检查提示隐匿性脊柱裂（图 5–1）。

3. 尿流动力学检查（自由尿流率测定）：低平延长间断尿流率曲线，最大尿流率降低，残余尿量约 806 mL（图 5–2）。压力容积 – 压力流率测定：充盈期未见逼尿肌无抑制性收缩波。产生初始尿意尿量约 595 mL，无强烈尿意。膀胱充盈至 200 mL 时及 600 mL 时分别嘱患者咳嗽并逐渐增加压力行 Valsalva 动作，未见尿液自尿道口排出。膀胱最多充盈至 786 mL 时，患者自感憋胀。嘱患者主动排尿，排尿期长时间等待及坐位改变，腹压协助下最大逼尿肌压力升高 10 ~ 12 cmH_2O，可见极少量尿液排出。充盈期膀胱感觉敏感性降低、顺应性降低，未见逼尿肌无抑制性收缩，最大膀胱测压容积高于正常。腹压排尿为主。同步 X 线影像（图 5–3）提示膀胱壁毛糙，充盈至 613 mL 时可见右侧输尿管开始反流，充盈至 650 mL 时可见右侧输尿管反流至髂血管水平。排尿期膀胱颈口及尿道开放不明显，未见膀胱输尿管反流，可见极少量尿液排出。尿道中段及后段显影不明显。

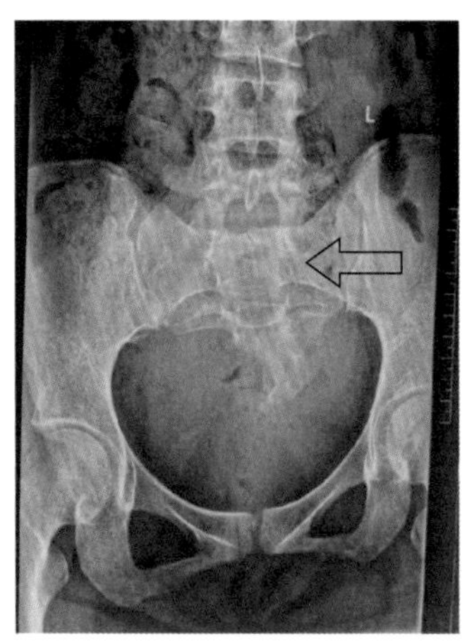

图 5-1 腰骶部正位 X 线影像

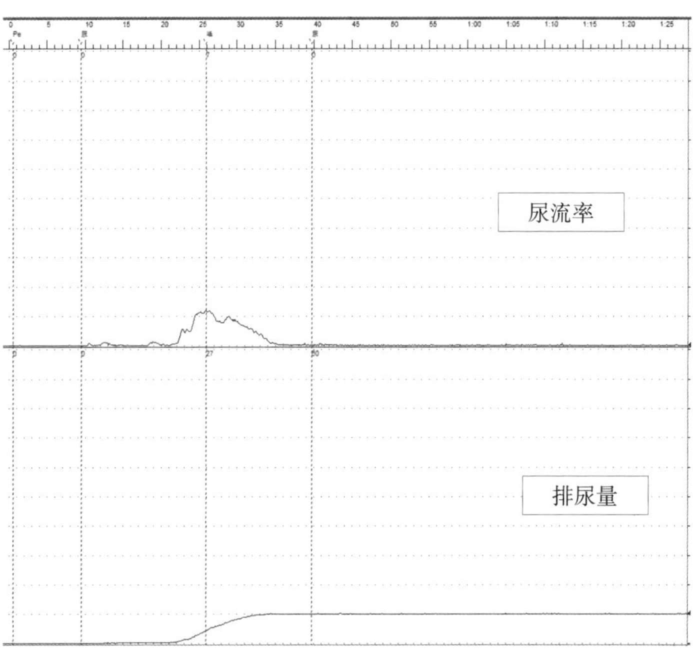

排尿量少，尿流率低，残余尿量显著增加。

图 5-2　自由尿流率曲线

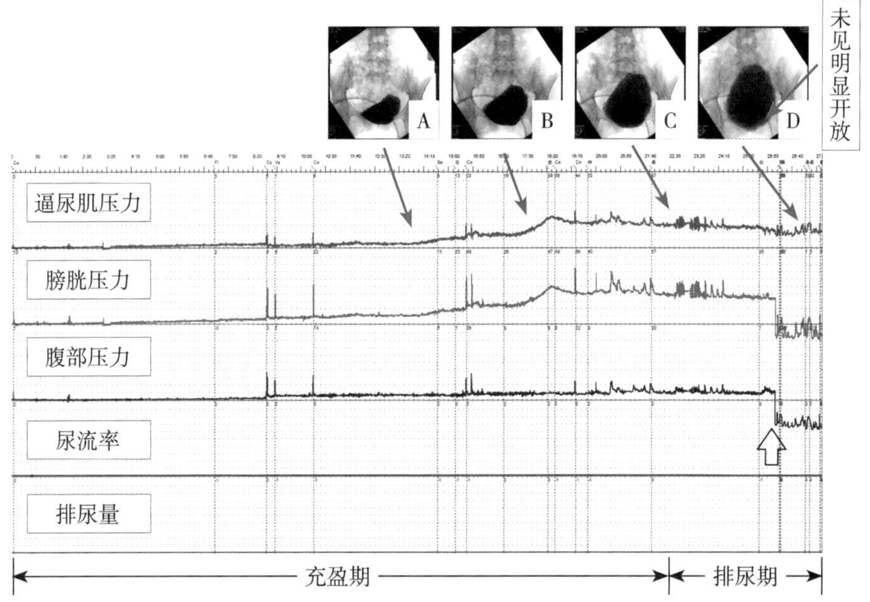

排尿期长时间等待及坐位改变（空心箭头），腹压协助协助排尿，可见少量尿液排出。腹压排尿为主。A、B：排尿前膀胱 X 线影像。C、D：排尿期膀胱 X 线影像显示膀胱颈口及尿道无明显开放。

图 5-3　影像尿流动力学检查

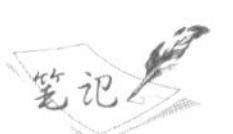

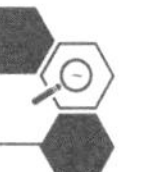

【诊断】

1. 神经源性膀胱。

2. 遗尿。

【治疗经过】

患者自幼遗尿，曾在外院诊断为遗尿，行针灸和药物治疗，治疗效果不理想。13 岁时遗尿每周 2 ~ 3 次，白天无排尿症状；之后，白天逐渐出现尿等待、排尿不畅、排尿时膀胱憋胀感和尿不尽等症状，在多所医院就诊，多按遗尿症进行治疗。1 月余前，患者以排尿困难、尿失禁、腰背部疼痛、便秘等为主诉到我院就诊，超声检查提示肾积水，并发现残余尿量约 390 mL。

建议行 CIC 每天需导尿 4 ~ 6 次。具体操作：每天睡觉前、早上起床后及早、中、晚餐后 1 个小时左右各导尿 1 次。若导出尿量在 600 mL 以上，则增加导尿次数。此外，嘱患者：①定期行尿流动力学评估膀胱功能，记录导尿日记，制定合适的导尿方案；②鼓励自主排尿或尝试自主排尿；③每 2 周行 1 次超声检查残余尿量；④改变大便习惯，建议 1 ~ 2 天至少排大便 1 次；⑤醋酸去氨加压素片治疗遗尿。

3 个月后随访，患者可通过 CIC 规律排空膀胱，晚上遗尿消失，生活质量显著提高。

病例分析

患者 X 线检查显示隐形脊柱裂，提示可能存在脊髓发育不良或脊髓栓系综合征（tethered cord syndrome，TCS）；临床症状包括遗尿、排尿困难、肾积水、腰背部疼痛等，尿流动力学检查显示患者充盈期和排尿期均未见逼尿肌主动收缩，并且存在大量残余尿量。这些都支持 NB 的诊断。NB 是导致下尿路功能障碍的常见原因，不及时治疗可导致肾、输尿管积水及膀胱输尿管反流，造成肾功能损害，

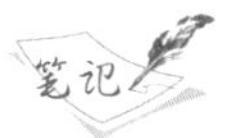

甚至导致肾功能衰竭。本病例残余尿量高达 806 mL，提示功能性膀胱容量很小，夜间遗尿可能是充盈性尿失禁所致。因此，该患者是 CIC 适用对象。每天导尿 5 ～ 6 次，使膀胱定时充盈与排空，有助于改善异常的膀胱尿道功能，达到膀胱低压和可控的要求。随访显示该措施效果不错。注意记录导尿日记，指导导尿频率。

病例点评

此患者被误诊误治十余年，忽略了遗尿可能是 NB 的临床表现之一。这期间，疾病缓慢发展，逐渐从遗尿发展到尿等待、排尿不畅、尿潴留和膀胱输尿管反流（vesicoureteral reflux，VUR）等。如果不采取正确治疗措施，将会不可避免地出现肾脏功能损害。NB 的治疗目标是：①膀胱有相当的容量。②膀胱充盈期和排尿期的压力均在安全范围，避免损害上尿路。③膀胱完全排空，没有残余尿量。④没有尿失禁。患者接受 CIC 后，避免了膀胱高压（UDS 结果提示膀胱容量 600 mL 以下即导尿可以避免膀胱高压），实现了定期排空膀胱，消除了排尿后的残余尿量，实现了正常功能性膀胱最大容量，避免或减轻了肾和输尿管积水及膀胱输尿管反流，保护了肾脏功能，避免了上尿路功能损害。患者自幼遗尿，不能排除遗尿也与夜尿多有关。因此，本病例治疗中加用去氨加压素药物。将来需要记录导尿（排尿）日记，有助于判断遗尿是否与夜尿增多有关。如果证实夜尿不多，则去氨加压素药物停止使用。

参考文献

1. 李延伟，文一博，何翔飞，等. 早期清洁间歇尿在神经源性膀胱患儿中的应用 [J]. 中华泌尿外科杂志，2017，38（4）：295-298.
2. 文建国，李云龙，袁继炎，等. 小儿神经源性膀胱诊断和治疗指南 [J]. 中华小儿外科杂志，2015，36（3）：163-169.
3. 刘奎，文建国. 表现为遗尿的神经源性膀胱影像尿动力学诊断 [J]. 罕少疾病杂志，

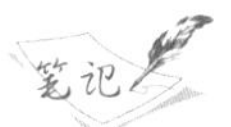

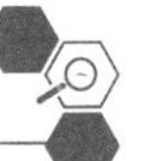

2005，12（5）：4-6.

4. TRUZZI J C，DE ALMEIDA F G，SACOMANI C A，et al. Neurogenic bladder - concepts and treatment recommendations[J]. Int Braz J Urol，2022，48（2）：220-243.

5. STEIN R，BOGAERT G，DOGAN H S，et al. EAU/ESPU guidelines on the management of neurogenic bladder in children and adolescent part II operative management[J]. Neurourol Urodyn，2020，39（2）：498-506.

病例 6 成年男性颈部脊髓外伤致排尿困难 1 例

病历摘要

【基本信息】

患者，男，58 岁。

主诉：颈部外伤后排尿困难 3 年。

现病史：患者 3 年前工地上高空坠落摔伤，遂即出现短暂性昏迷，醒后四肢不能活动，急诊入院，CT 提示：①右侧额骨及右侧眼眶外侧壁骨折；② C1 左侧横突，$C_{3\sim5}$ 棘突骨折，急诊处理行“右眼泪小管断裂吻合术 + 眼睑裂伤缝合 + 筋膜组织瓣成形术”、“颈前路 3/4 椎间盘突出摘除术 + 脊柱椎间融合器植入植骨融合术”。后给予监测生命体征、稳定呼吸循环、抗感染、营养神经等对症治疗。于当地医院治疗 20 天余（具体治疗方案不详），出院后继续留置导尿

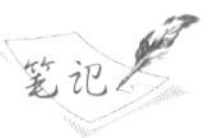

管 1 月余，拔出导尿管后改 CIC 至今。有大便失禁症状。未出现尿路感染等症状。

既往史：一般情况尚可。无疾病史。

个人史：无化学物质、放射物质、有毒物质接触史，无吸烟、饮酒史。

【专科检查】

神志清，精神可，言语流利。感觉平面：C5 平面以下感觉减退。运动平面：右侧肱二头肌肌力 4+ 级，左侧肱二头肌肌力 4+ 级，四肢肌张力稍高。日常生活能力 ADL 评分 45 分（进食 5 分，修饰 5 分，行走 15 分，转移 15 分，如厕 5 分，余 0 分）。双肾区无隆起，无压痛、叩击痛，双侧输尿管走行区无压痛、叩击痛，耻骨上膀胱区无膨隆、压痛。尿道外口无红肿及异常分泌物，无狭窄及赘生物。肛门指检：肛门外括约肌无自主收缩。

【辅助检查】

1. 尿常规：白细胞，其他无异常发现。

2. 泌尿系统彩超：膀胱壁毛糙，残余尿量约 40 mL。

3. 尿流动力学检查（自由尿流率测定）：低平间断尿流率曲线，最大尿流率降低，残余尿量约 41 mL（图 6–1）。自由尿流率测定时，患者自行叩击膀胱区激发尿液间断排出，总排尿量约 39 mL，最大尿流率 4 mL/s，平均流率 1 mL/s，尿流时间 17 秒，排尿时间 128 秒，残余尿量约 41 mL。尿流率为间断低平曲线，提示患者扳（叩）击点反射排尿可能性存在。压力容积 – 压力流率测定：膀胱感觉敏感，膀胱顺行性正常，最大膀胱测压容积减小，充盈期最多充盈至约 260 mL 时可见逼尿肌无抑制收缩波，并引起尿液排出，重复充盈膀胱，排尿期长时间等待未见逼尿肌主动收缩，患者叩击膀胱区，可见逼尿肌压升高约 50 cmH_2O，并伴腹压排尿，有尿液排出（图 6–2）。

尿流动力学诊断：充盈期逼尿肌过度活动，排尿期逼尿肌无收缩，最大膀胱测压容积减小，残余尿量增多。

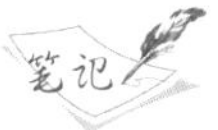

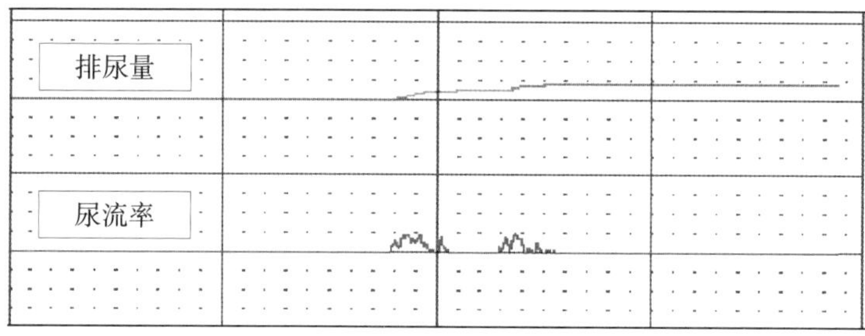

图 6-1　自由尿流率测定

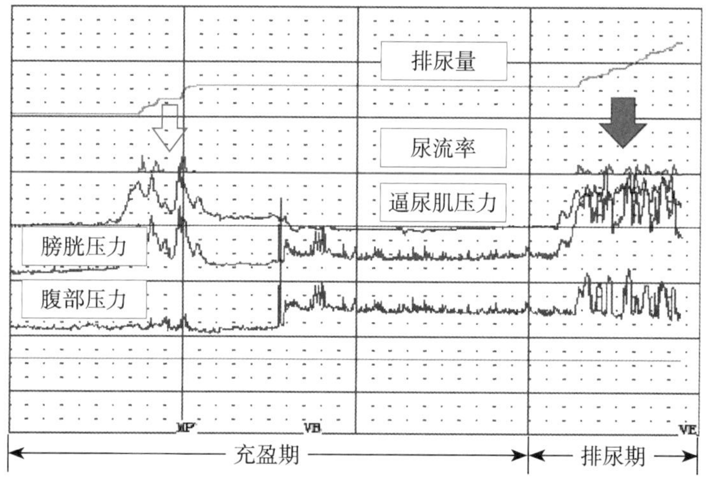

膀胱充盈过程中可见逼尿肌无抑制收缩波，并引起尿液排出（空心箭头）；排尿期长时间等待未见逼尿肌主动收缩，叩击膀胱区后可见逼尿肌无抑制收缩波（实心箭头）。

图 6-2　膀胱压力 - 流率测定

【诊断】

1. 神经源性膀胱。
2. 颈椎外伤后排尿困难。

【治疗经过】

本次就诊后入院进行康复治疗，包括①行电刺激，主要包括外周短暂性电刺激（膀胱区电刺激、盆底电刺激、外周神经电刺激和经皮神经电刺激）治疗，每天 1 次，10 天 1 个疗程，帮助患者重塑膀胱功能。②盆底肌电生物反馈治疗，每天 1 次，10 天 1 个疗程，可增加盆底肌觉醒的同时使肌肉被动收缩。③经颅磁治疗，每天 1 次，4 ~ 6 周 1 个疗程，改善急迫性尿失禁的表现。④传统康复治

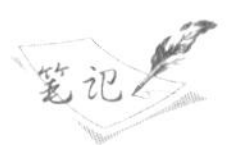

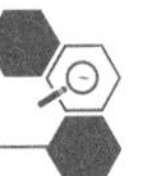

疗，针灸（部位：腧穴、经络、特定穴、足太阳膀胱经、募穴）每天 1 次，10 天 1 个疗程，提高膀胱安全容量，降低残余尿量。患者入院治疗 30 天后复查，残余尿量约 35 mL，膀胱壁毛糙，余无异常。患者自感大小便失禁得到改善，遂要求出院。

患者出院后使用 M 受体阻断剂（索利那新）治疗逼尿肌过度活动，同时继续 CIC。1 个月后复查前记录 3 天导尿日记，发现膀胱容量增加。复查泌尿系统超声显示患者残余尿量约 33 mL，双肾未发现异常，膀胱壁毛糙。排尿和大便情况得到明显改善。遂停用 M 受体阻断剂，CIC 改为部分 CIC，即晚上睡觉前和早上起床后各 1 次。每次 CIC 前，叩击膀胱区（扳机点）排尿，然后再实施导尿。其他时间利用扳机点排尿。半年后随访，患者残余尿量为 30 ~ 40 mL，双肾未发现异常。

病例分析

该患者有摔伤后导致高位颈部脊髓损伤、四肢瘫痪和大小便失禁病史，诊断颈部脊髓损伤后神经源性膀胱和神经源性肠功能障碍并不困难。

按照神经源性膀胱诊断与治疗指南，对该患者行尿流动力学复查很有必要。建议行影像尿流动力学检查，患者因超声检查未发现明显肾积水为由拒绝，遂行普通尿流动力学检查。自由尿流率测定时患者自行叩击膀胱区，可见尿液间断排出，总排尿量少（约 39 mL），最大尿流率低（4 mL/s），残余尿量增多（约 41 mL）。尿流曲线为低平间断尿流率曲线。压力容积 – 压力流率测定显示最大膀胱测压容积为 260 mL，膀胱充盈末期压力明显升高，此时的逼尿肌出现无抑制收缩波（P_{det}=56 cmH_2O）或出现不自主排尿反射，为典型的骶上神经损害引起的逼尿肌过度活动或排尿反射。该患者为 T_7 以上水平受损，脑桥中枢对脊髓排尿反射的抑制活动被阻止，当膀胱充盈至一定容量时能激发逼尿肌反射性收缩。这种反射也可能

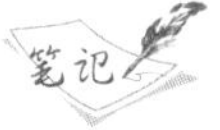

被叩击膀胱区或刺激腰骶部或会阴部激发。该患者自行叩击膀胱区，可见逼尿肌收缩压升高约 50 cmH_2O，并伴有排尿。证实该患者使用扳（叩）机点叩击下腹部膀胱区能刺激诱发骶反射排尿，支持利用扳机点排尿协助患者排空膀胱的方法有可行性。

病例点评

颈髓损伤属于高位脊髓损伤，急性期逼尿肌完全瘫痪，恢复期尿流动力学检查常见逼尿肌过度活动（包括期相性逼尿肌过度活动和终末性逼尿肌过度活动）。本案例 UDS 提示患者有明显的充盈期期相性逼尿肌过度活动。故采取 M 受体阻滞剂治疗可以消除逼尿肌过度活动引起的排尿症状和扩大膀胱容量。但是该治疗方法的不良反应是引起残余尿量增多。因此，本案例配合部分 CIC，取得了较好的疗效。

该患者为典型的骶上脊髓损伤引起的 NB。患者通过扳（叩）机点反射排尿可以有效排出尿液。扳机点排尿的本质是刺激诱发骶反射排尿，其前提是具备完整的骶反射弧（膀胱—骶髓排尿中枢—膀胱）。扳（叩）机点排尿对于大多数患者并不是一种安全的排尿模式，仅适用于极少数经过严格筛选的骶上脊髓损伤的患者，方案实施前需要影像尿流动力学检查来确定膀胱 / 尿道的协同性，并在尿流动力学检查指导下进行，以确保上尿路安全。绝大部分病例中，扳（叩）机点反射性排尿并不能完全排空膀胱，大量残余尿意味着实际功能性膀胱容量减小，因此需要更频繁地排空膀胱。对于病程较长的患者，随访是很有必要的。定期泌尿系统检查和常规尿流动力学检查可以指导治疗方案的调整。

神经源性膀胱随访推荐行影像尿流动力学检查。但是，患者行超声检查发现无肾积水后拒绝行影像尿流动力学检查，是否有 VUR 不清楚。超声检查发现无肾积水提示没有严重的 VUR。对于高位脊髓损伤患者，检查过程可能诱发自主神经反射亢进，建议在尿流动力学检查中监测血压。

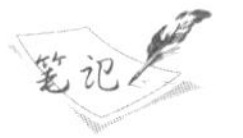

参考文献

1. CORCOS J，SCHICK E. 神经源性膀胱的评估与治疗 [M]. 文建国主译 . 北京：人民卫生出版社，2010.
2. 文建国 . 清洁间歇性导尿术文建国 2021 观点 [M]. 北京：科学技术文献出版社，2021.
3. 韩鹏，付渊博，杨友信，等 . 基于数据挖掘技术探究针灸治疗脊髓损伤后神经源性膀胱选穴规律 [J]. 中国中医药信息杂志，2022，29（2）：10–14.
4. 刘畅，黄开秀 . 间歇性清洁导尿结合重复经颅磁刺激治疗对神经源性膀胱的治疗作用研究 [J]. 重庆医科大学学报，2020，45（8）：1240–1242.
5. 孟祥志，崔慎红，侯晓倩，等 . 国际国内神经源性膀胱相关研究的可视化分析 [J]. 中国康复理论与实践，2022，28（4）：439–446.

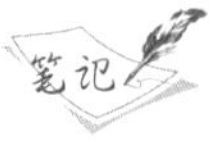

病例 7 成年男性颈椎外伤致神经源性膀胱并发反复尿路感染 1 例

病历摘要

【基本信息】

患者，男，54 岁。

主诉： 颈椎外伤手术后排尿不畅 6 个月，症状加重 3 个月。

现病史： 患者 7 个月前因车祸致全身多发伤，当时意识丧失，于外地医院就诊。头颈部颅 CT 提示颈髓损伤；MRI 检查提示 $C_{3\sim7}$ 椎间盘突出，压迫同水平硬膜囊，$C_3 \sim T_3$ 脊间软组织肿胀。行椎体后路减压融合内固定术，术后患者病情平稳，保留尿管，遂出院做针灸康复治疗。出院后 1 个月尿管拔除，可自主排尿，但常有排尿不畅感、尿痛、尿频、尿液浑浊等症状。3 个月前患者排尿困难和排尿不畅加重并伴有低烧及遗尿来我院就诊。

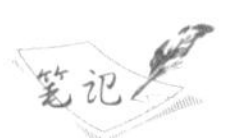

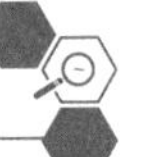

【辅助检查】

尿常规提示尿路感染，尿流动力学检查提示膀胱感觉迟钝，膀胱顺应性差，充盈期未见逼尿肌无抑制性收缩波，排尿期未见逼尿肌主动收缩波，为腹压排尿。残余尿量约 150 mL，泌尿系统超声检查双肾无积水，膀胱壁毛糙、增厚，肝肾功能检查无异常发现。

【诊断】

1. 神经源性膀胱。

2. 复发性尿路感染（recurrent urinary tract infection，RUTI）。

【治疗经过】

持续导尿 1 周，同时抗生素控制 RUTI。以后可采用 CIC 除早晚各导尿 1 次外，其他时间鼓励多喝水，多排尿，Crede 手法或腹压辅助排尿，规律性排空膀胱。同时注意记录导尿（排尿）日记，为调整导尿次数提供依据。每 1 ~ 3 个月复查泌尿系统超声，了解残余尿量及肾脏和膀胱形态变化。随访 3 个月，患者排尿症状逐步改善，未再出现遗尿和发烧等症状。肾脏超声提示肾脏形态正常，膀胱残余尿量在 100 mL 以内。

病例分析

患者有明显的脊髓损伤、排尿困难及尿路感染症状，据此诊断为脊髓损伤后 NB 并发 RUTI。脊髓损伤后 NB 常由外伤损伤脑干以下脊髓造成的膀胱尿道功能障碍引起，临床表现为尿失禁或尿潴留伴尿失禁。长时间的尿潴留会出现尿路感染和尿路结石等并发症，严重时可导致慢性肾衰竭而危及生命。因此，外伤后除了积极治疗脊髓损伤，早期及时地采取有效措施治疗脊髓损伤后 NB 非常重要，对患者的生存质量和预后都具有重要的意义。本病例因膀胱排空障

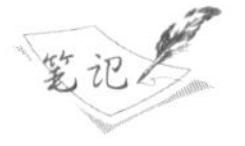

碍就诊，尿流动力学检查结果显示残余尿量增多，采用部分 CIC 后，有效控制了排尿异常症状和 RUTI。

病例点评

脊髓损伤后 NB 常由外伤损伤脑干以下脊髓造成的膀胱尿道功能障碍引起，临床表现为尿失禁或尿潴留伴尿失禁。脊髓损伤每年的发生率为 12 ~ 65 例 / 百万，其中 70% ~ 84% 病例并发 NB。RUTI 属于脊髓损伤后 NB 的常见并发症，以膀胱刺激征、发热为主要症状。

目前国内外治疗脊髓损伤后 NB 的方法主要有保守治疗、留置导尿管和间歇性导尿、营养神经药物治疗及外科手术等。对于脊髓损伤后 NB 排尿异常的治疗，优先考虑保守治疗，如果疗效不佳，可考虑进行手术治疗。持续导尿是治疗脊髓损伤后尿潴留常用的方法。但长期留置尿管会给患者带来许多不利影响，如膀胱失用性萎缩、膀胱输尿管反流（vesicoureteral reflux，VUR）、肾积水、尿路感染等。长期留置导尿管容易形成易于微生物附着的生物膜，有利于微生物的生存与繁殖，进一步促进 RUTI 的形成。CIC 可使膀胱规律性地充盈与排空，有利于恢复膀胱功能，是目前公认的膀胱排空方法。该方法可大大缩短患者的置管时间，降低尿路感染的发生率。多项研究发现，对 NB 患者进行 CIC 可改善排尿功能，降低肾积水、尿路感染的发生率，提高其生活质量。研究表明，脊髓损伤后 NB 患者发生尿路感染的相关风险因素包括长期留置导尿管、膀胱容量＜ 200 mL、残余尿量增多和膀胱充盈末期压力增高等。本病例长期排尿困难，残余尿量增多，是发生 RUTI 的主要原因。因此，临床应针对上述相关危险因素采取相应的针对措施，降低尿路感染发生率，提高患者的生活质量，促进患者早日康复。

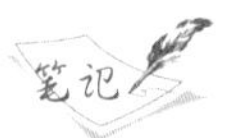

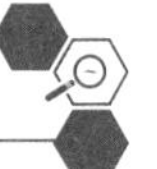

参考文献

1. 贾亮花，文建国，张松，等 . 幼鼠脊髓损伤神经源性膀胱模型的建立及尿动力学评估 [J]. 中华小儿外科杂志，2013，34（8）：618-621.
2. 周慧宇，邓欣，双卫兵 . 脊髓损伤后神经源性膀胱治疗的研究进展 [J]. 泌尿外科杂志（电子版），2020，12（3）：6-12.
3. 何莺娟，李宗康 . 间歇性导尿在脊髓损伤患者神经源性膀胱护理中的应用研究进展 [J]. 中国医药科学，2022，12（3）：59-62.

病例 8 男童 M 受体阻滞剂联合扳机点排尿治疗神经源性膀胱 1 例

病历摘要

【基本信息】

患儿，男，6 岁。

主诉： 自幼排尿困难、尿失禁。

既往史： 一般情况尚可。患儿出生时即行脊髓脊膜膨出术，2 岁时再次行脊髓脊膜膨出修补术。曾行包皮环切术。无外伤史。

个人史： 患儿足月顺产，其母亲孕期无叶酸服用史。母乳喂养，发育尚可。

【专科检查】

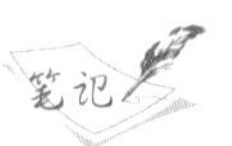

双肾区无隆起，无压痛、叩击痛，双侧输尿管走行区无压痛、叩击痛，耻骨上膀胱区无膨隆、压痛。尿道外口无红肿及异常分泌

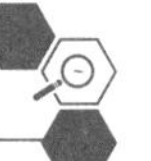

物，无狭窄及赘生物。

【辅助检查】

1. 尿常规：白细胞 ±，其他无异常发现。

2. 3 年前（3 岁）MRI 检查：腰骶椎术后改变、膀胱壁凹凸不平，神经源性膀胱可能；双侧肾盏肾盂未见扩大。

3. 2 年前（4 岁）彩超：左肾积水，分离程度 43 mm × 12 mm；膀胱壁毛糙，残余尿量约 34 mL。2019 年行影像尿流动力学检查示膀胱顺应性约 5 mL/cmH_2O，最大膀胱测压容积约 102 mL；逼尿肌过度活动，逼尿肌无收缩；家属刺激患儿肛周 12 点及 5 ～ 7 点处（扳机点），可见逼尿肌收缩波，最大逼尿肌压力升高 33 cmH_2O，有尿液排出（图 8-1）。

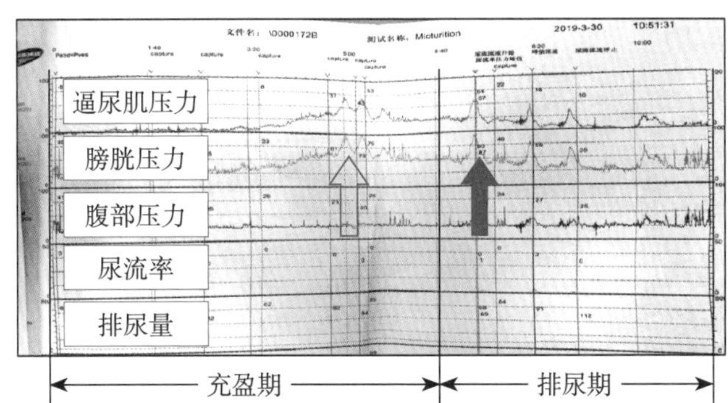

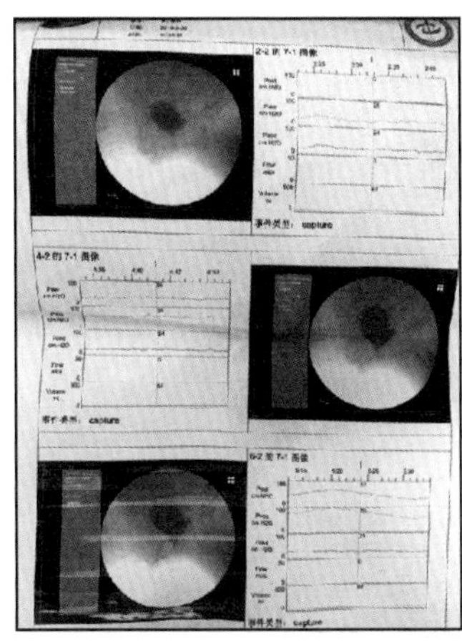

充盈期出现逼尿肌过度活动（空心箭头）；排尿期家属刺激患儿肛周 12 点及 5 ～ 7 点处，可见逼尿肌收缩波，最大逼尿肌压力升高 33 cmH_2O（实心箭头），有尿液排出。同步 X 线影像提示膀胱形态欠佳，膀胱壁毛糙，未见双侧输尿管反流。

图 8-1　脊髓脊膜膨出术后影像尿流动力学检查（2019 年）

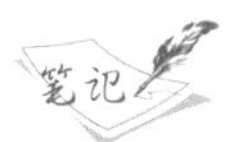

【诊断】

1. 神经源性膀胱。

2. 脊髓脊膜膨出修补术后。

【治疗经过】

患儿 3 岁时开始间断服用 M 受体阻滞剂山莨菪碱抑制逼尿肌无抑制性收缩波，改善尿失禁，并开始扳机点排尿。具体操作为：患儿先自行排尿，然后家属按摩肛周进行二次排尿（图 8–2）。2021 年患儿复查彩超示右肾分离 22 mm，排尿后分离 14 mm；膀胱壁明显增厚、毛糙；残余尿量约 26 mL。2021 年复查 VUDS 示膀胱顺应性约 5 mL/cmH_2O，最大膀胱测压容积约 122 mL；充盈至 78 mL（P_{det}=19 cmH_2O）时出现右侧输尿管反流（Ⅳ级）；排尿期未见明显逼尿肌主动收缩波（图 8–3）。

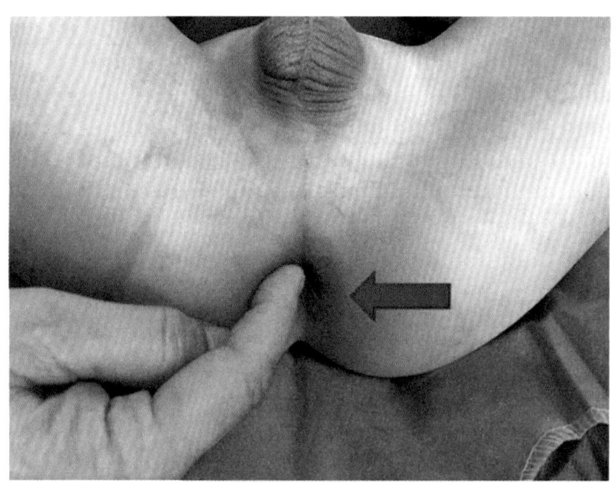

图 8-2　患儿家属按摩患儿肛周进行扳机点排尿（箭头）

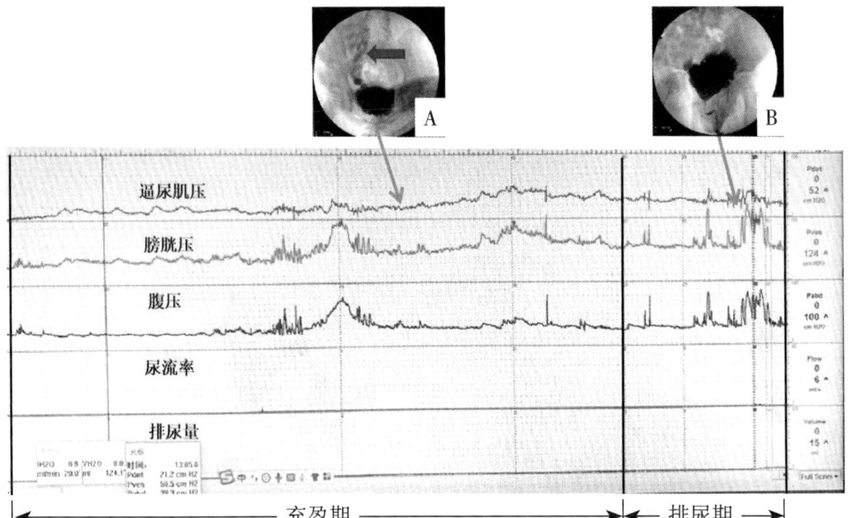

A. 充盈至 78 mL（P_{det}=19 cmH_2O）时出现右侧输尿管反流（Ⅳ级）；B. 排尿期患儿为腹压排尿。

图 8-3　脊髓脊膜膨出术后复查影像尿流动力学检查（2021 年）

考虑到患儿膀胱容量小、顺应性差，以及膀胱充盈至 78 mL（P_{det}=19 cmH_2O）时出现右侧输尿管反流（Ⅳ级），建议患者记录排尿日记，进一步了解饮食（水）和排尿规律，定期排尿和扳机点排尿（膀胱容量 100 mL 左右时排尿），严禁憋尿。实施部分 CIC（晚上睡前排尿后导尿 1 次，彻底排空膀胱），监测功能性膀胱容量。

半年后随访，患儿行 CIC 依从性差，能坚持扳机点排尿，超声显示膀胱残余尿量能控制在 30 mL 以内。排尿日记显示最大膀胱排尿量为 200 mL。

病例分析

不同原因导致的神经源性膀胱患儿的下尿路功能障碍表现可能不同。早期可出现各种膀胱功能异常的症状，以尿失禁最为常见。晚期则出现膀胱壁肥厚、纤维组织增生、膀胱输尿管反流和肾脏萎缩。主要原因为逼尿肌反射亢进、逼尿肌－括约肌协同失调、逼尿肌无收缩及膀胱顺应性下降所导致的膀胱内高压。

该病例 2 岁时曾行脊膜膨出修补术，4 岁时彩超显示左肾积水，

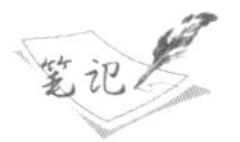

VUDS 显示逼尿肌过度活动，膀胱顺应性差，双侧输尿管未见反流。膀胱和尿道括约肌功能分类属于膀胱功能亢进，尿道括约肌表现为逼尿肌－括约肌协同失调。

扳机点排尿为 NB 患儿进行膀胱训练的一种方法，可改善骶上神经病变等引起的排尿困难，诱发膀胱逼尿肌收缩。通过反复挤捏阴茎或会阴部、耻骨上区，持续有节律地轻敲、肛门指诊等对腰骶感觉神经施以刺激，以诱发逼尿肌收缩、尿道外括约肌松弛。这种反射有时足以排空膀胱，但一般还需药物或手术降低膀胱出口阻力才能排空膀胱。患儿服用 M 受体阻滞剂以减轻尿失禁症状，同时进行扳机点排尿以减少残余尿量。6 岁时随访超声显示右肾分离 22 mm，排尿后分离 14 mm，膀胱壁增厚毛糙，残余尿量 26 mL，说明该方法可以有效排空膀胱。

病例点评

该患儿为典型的脊柱裂引起的神经源性膀胱。患儿 2 岁时行脊髓膨出修补术，3 岁时 MRI 检查提示脊膜膨出修补术后改变、神经源性膀胱改变。其病因明确，尿流动力学检查显示典型的神经源性膀胱改变（逼尿肌过度活动，逼尿肌顺应性差、无收缩等），符合 NB 的诊断标准。

患儿自幼有频繁尿失禁的症状，脊髓脊膜膨出修补术并没有改变病程的进展。患者 4 岁时发现左肾积水，肾盂分离达 43 mm × 12 mm，残余尿量约 34 mL。患儿的主要治疗方式是间断服用 M 受体阻滞剂，同时进行扳机点排尿。

服用 M 受体阻滞剂可改善尿失禁症状，进行扳机点排尿可改善排尿困难症状，减少残余尿量。但上述治疗却忽视了膀胱本身已经发生纤维化的改变，膀胱壁毛糙增厚，膀胱顺应性差，膀胱内压力增高。扳机点排尿在膀胱本身内高压的情况下诱发逼尿肌收缩波，导致膀胱内压力进一步增高，有可能加重上尿路损伤。儿童 NB 诊断

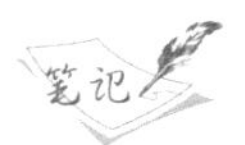

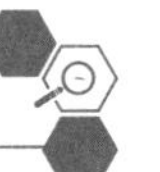

和治疗指南显示，NB 治疗的目的在于预防上尿路的损害，确保其能参加正常的社会活动。膀胱扩大术是增加膀胱顺应性和降低膀胱压力的有效方法。但是，儿童膀胱处于发育阶段，选择膀胱扩大术要慎重。本病例首选了保守治疗。半年后随访，该患者排尿日记显示最大膀胱排尿量增加到 200 mL，说明膀胱容量的确随着年龄的增加在增加。

参考文献

1. 文建国，李云龙，袁继炎，等 . 小儿神经源性膀胱诊断和治疗指南 [J]. 中华小儿外科杂志，2015，36（3）：163-169.
2. WEN J G，DJURHUUS J C，ROSIER P，et al. ICS educational module：cystometry in children [J]. Neurourol Urodyn，2018，37（8）：2306-2310.
3. LYU L，YAO Y X，LIU E P，et al. A study of urodynamic parameters at different bladder filling stages for predicting upper urinary tract dilatation [J]. Int Neurourol J，2022，26（1）：52-59.
4. 文建国，黄书满，吕宇涛 . 小儿膀胱功能的发育及排尿特点研究进展 [J]. 中华小儿外科杂志，2014，35（3）：224-227.

笔记

病例 9 青少年男性脊髓栓系松解术后肾积水 1 例

病历摘要

【基本信息】

患儿，男，14 岁。

主诉： 脊髓栓系松解术后 1 年，发现左肾积水 1 周。

现病史： 患儿 8 岁时因头部疼痛行 MRI 检查，发现小脑扁桃体稍下疝，外院建议观察。11 岁患儿自诉腿部不适感、刺痛，外院再次建议每年复诊，观察治疗。患者 13 岁时在校期间右下肢突然无力，跌倒数次，于外院诊疗，行肌电图、超声检查无异常，经各项评估后诊断为“先天性疾病”。后辗转多地治疗，患者因下肢疼痛于外院行 MRI 检查，提示脊髓中央管扩张、小脑下疝、脊髓栓系综合征（tethered cord syndrome，TCS）。经术前评估后行终丝松解术，术前患儿无尿急、尿频、尿床等排尿症状。术后 3 天患者全身刺痛感，

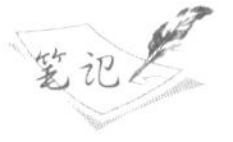

症状持续 2 月余后好转。术后 1 周下肢力量恢复，外院医生建议每 3 ~ 6 个月复查泌尿系统彩超、残余尿量。术后半年复查无异常，术后 1 年复查泌尿系统彩超提示左肾肾盂分离，肾盂前后径分离 9 mm。

既往史：无高血压、心脏病等病史，无肝炎、结核、疟疾病史，预防接种史随社会计划免疫接种，无食物、药物过敏史。

个人史：自诉上学期间曾有过排尿困难的症状。无疫区、疫情、疫水接触史，无牧区、矿山、高氟区、低碘区居住史。

【辅助检查】

术后尿流动力学检查：自由尿流率测定发现最大尿流率正常，残余尿量约 10 mL。压力 - 流率测定发现充盈期可见少量逼尿肌无抑制性收缩波，无尿液排出。产生初始尿意的膀胱充盈尿量约 195 mL，产生强烈尿意的尿量约 376 mL。充盈至 200 mL 时嘱患者咳嗽并逐渐增加压力行 Valsalva 动作，未见尿液从尿道口漏出。最多充盈至 393 mL 时，患者自诉憋胀。嘱患者主动排尿，排尿期长时间等待及改变坐位，可见逼尿肌间断收缩，最大逼尿肌压力升高 41 ~ 83 cmH_2O，可见尿液间断排出，腹压协助排尿（图 9-1，图 9-2）。同步 X 线影像显示膀胱壁增厚、毛糙。排尿期膀胱颈口及尿道部分开放，尿道中段及后段可见间断显影，可见部分尿液排出，未见输尿管反流。

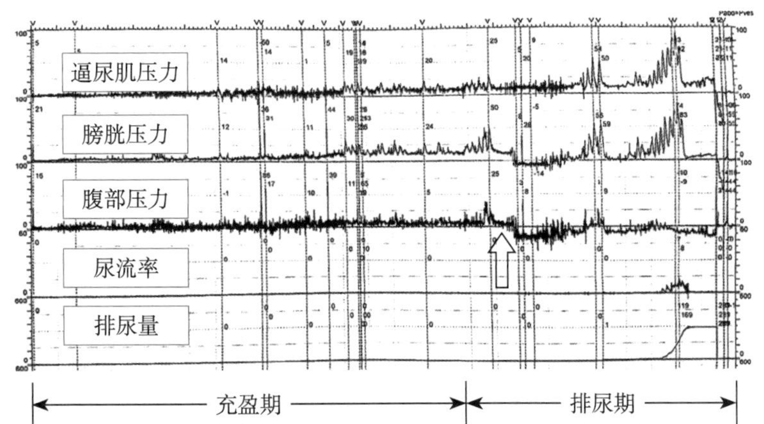

充盈期可见少量逼尿肌无抑制性收缩波，无尿液排出。嘱患者主动排尿，排尿期长时间等待及改坐位（空心箭头），可见逼尿肌间断收缩。

图 9-1　患儿压力 - 流率曲线

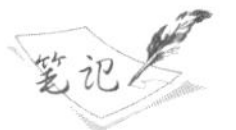

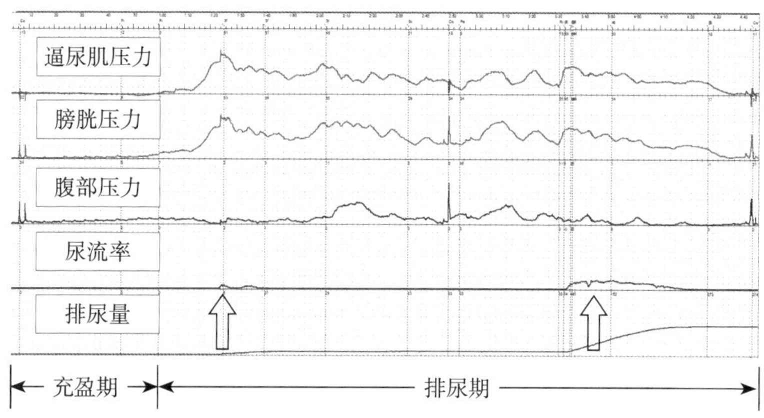

可见逼尿肌间断收缩，尿液间断排出（空心箭头），腹压协助排尿。

图 9-2　患儿排尿期局部压力 - 流率曲线

【诊断】

1. 神经源性膀胱（逼尿肌括约肌协同失调、左肾轻度积水）。

2. 脊髓栓系松解术后。

【治疗经过】

患者有残余尿且存在逼尿肌－括约肌协同失调（detrusor-sphincter dyssynergia，DSD），膀胱功能已经受到损害，建议患者进行排尿基础训练，定期排尿，不憋尿。患者较为关注 TCS 是否会导致排尿问题，遂嘱患者定期复查泌尿系统超声、尿常规和残余尿量。如果残余尿量进行性增加并引起临床症状，可以考虑行 CIC 或部分 CIC。

病例分析

患儿存在脊髓栓系松解术手术史；术后尿流动力学检查提示逼尿肌不稳定，最大膀胱压稍高，存在残余尿量；同步 X 线影像及排泄性尿路造影提示逼尿肌间断收缩排尿，膀胱壁毛糙。这些检查结果提示 NB 存在，但单侧肾盂轻度分离、少量残余尿及 DSD 仍需要进行治疗。该阶段以排尿基础训练为主是正确的选择。患儿需定

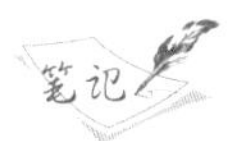

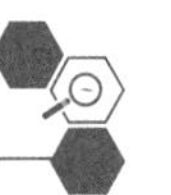

期复查泌尿系统彩超和残余尿量。早期行脊髓栓系松解术可以逆转或阻止神经系统和泌尿系统损害，使患儿的部分临床症状消失。此患者脊髓栓系松解术后下肢功能和感觉完全恢复，提示脊髓栓系松解术的必要性。此患者手术前无下尿路症状（lower urinary tract symptoms，LUTS），松解术后1年出现残余尿量增多和轻度肾盂分离，提示该手术后常规检查泌尿系统功能是有必要的。

病例点评

脊髓的正常结构为自颈下骨骼机构逐渐变细，脊髓下端呈现出圆锥状，该处可在特定范围内移动，终丝或马尾不与硬脊膜间相互粘连。TCS 患者脊椎的圆锥部位明显下移，使椎管后壁与脊椎的马尾神经丛之间发生粘连，脊椎圆锥被过度牵拉。TCS 多发于儿童，临床表现多样，可出现大小便异常、双下肢运动 / 感觉功能障碍、足部皮肤溃烂等症状，残疾率及并发症发生率均较高，根治难度大。患儿查体一般可见皮肤凹陷、后背部生出毛发和皮下有肿块，但部分患儿无明显症状，因此漏诊情况较常见。脊髓栓系松解术后神经源性膀胱患者尿道功能障碍的尿流动力学类型主要为膀胱低顺应性和逼尿肌无力，其次为逼尿肌反射亢进和 DSD。国外研究发现脊髓发育不良 TCS 患者的低顺应性膀胱、高最大尿道闭合压及 DSD 是发生膀胱输尿管反流和肾积水的重要因素。

本患者因右下肢突然无力，行 MRI 检查提示 TCS 而行松解术。TCS 早期常影响膀胱功能，但是术前患者膀胱功能代偿而无明显的 LUTS。患者术后 1 年泌尿系统彩超显示左肾肾盂分离，提示可能由于脊髓栓系松解术损害了支配膀胱功能的神经，造成了膀胱功能的损害。国外研究表明脊髓栓系松解术可能造成患者脊髓损伤，存在术后并发症和较高的再栓率，对膀胱功能的影响难以预测。该病例松解术前未做 UDS，为判断是否为松解术引起 LUTS 增加了难度。脊髓栓系松解术前应该常规做 UDS 评估。患者非常关注排尿问题是否

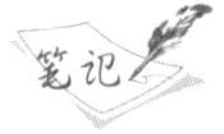

为 TCS 引起，也担心 LUTS 会进行性加重。需要按照 NB 专家共识制定合理的随访计划和治疗方案。如果残余尿量进行性增加，可以考虑 CIC 或部分 CIC（适用于能自主排尿但不能完全排空膀胱患者）。此外，对该患儿的神经系统、下肢运动和肠道功能也需进行随访评估。

参考文献

1. 凌成明，林江凯，袁继超，等 . 脊髓栓系松解术治疗儿童和成人脊髓栓系综合征的疗效 [J]. 江苏医药，2022，48（6）：602-605.
2. MCVEIGH L G，ANOKWUTE M C，CHEN S，et al. Spinal column shortening for tethered cord syndrome：a systematic review and individual patient data meta-analysis[J]. J Neurosurg Pediatr，2022，29（6）：624-633.
3. 文建国，李云龙，袁继炎，等 . 小儿神经源性膀胱诊断和治疗指南 [J]. 中华小儿外科杂志，2015，36（3）：163-169.
4. BLOUNT J P，BOWMAN R，DIAS M S，et al. Neurosurgery guidelines for the care of people with spina bifida[J]. J Pediatr Rehabil Med，2020，13（4）：467-477.

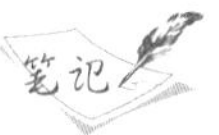

病例 10 男童盆腔和尿道下裂手术后尿失禁 1 例

病历摘要

【基本信息】

患儿，男，3 岁。

主诉：尿失禁 2 年余。

现病史：出生 4 个月行左侧性腺残迹和苗勒氏管残件切除术，1 岁和 2 岁分期行尿道下裂修补手术。

既往史：有先天性心脏病史，无出生时窒息病史，无感染性疾病、脑血管疾病、神经系统疾病等病史，无外伤、输血史。

个人史：孕期发现胎儿盆腔囊肿、尿道下裂、巨大膀胱。

【专科检查】

双肾区无压痛、叩击痛，无耻骨上包块，腰骶部未见肿块、皮

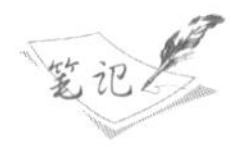

肤异常，无脊柱畸形、异常步态，无下肢畸形和功能障碍。

【辅助检查】

1. 出生后 1 天，超声：右肾大小 5 cm × 3 cm，集合系统分离 2.1 cm。左肾未见异常。左下方巨大囊性回声，内未见分隔。

2. 出生后 3 个月，超声：右肾集合系统分离 0.6 cm。右下腹可见大小约 8.1 cm × 3.5 cm × 4.0 cm 无回声团，与右肾紧贴。

3. 出生后 4 个月，CT 显示盆腔囊肿，盆腔手术囊肿部分切除后病理报告显示左侧性腺残迹和苗勒氏管残件。（图 10–1）。

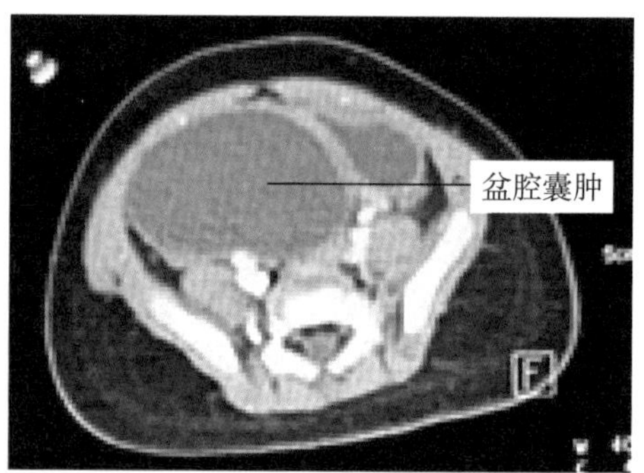

图 10-1　4 个月月龄 CT 检查

4. 出生后 5 个月，盆腔囊肿切除手术后超声：右肾大小 5.9 cm × 3.1 cm，集合系统分离 1.5 cm。左肾未见异常。腰椎骶尾椎 MRI 平扫示腰骶椎正常，脊髓圆锥、马尾神经无明显异常。

5. 出生后 1 年半，超声：排尿后残余尿量约 12 mL。膀胱尿道造影提示膀胱边缘稍毛糙，排尿期尿道粗细不均，局部稍窄，排尿后可见残余尿（图 10–2）。

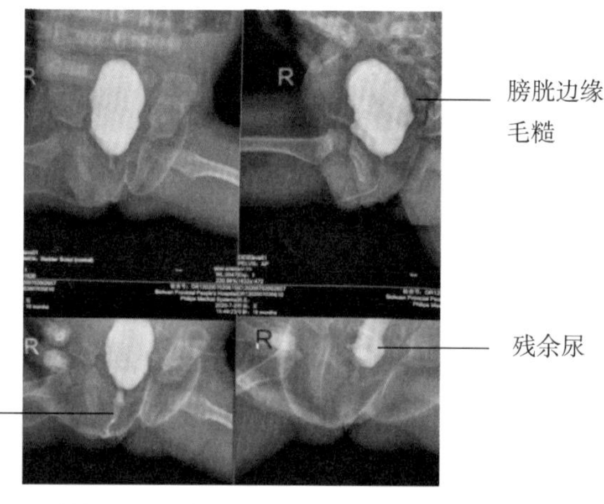

图 10-2　膀胱尿道造影

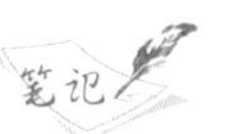

6. 出生后 2 年 UDS（本次就诊时检查）：自由尿流率测定显示低平延长间断尿流率曲线；充盈期膀胱感觉敏感性和顺应性降低，排尿期逼尿肌收缩稍迟缓，可见尿液缓慢间断排出，排尿时间延长，腹压参与排尿；VUDS 示间断排尿及后尿道扩张（图 10–3）。

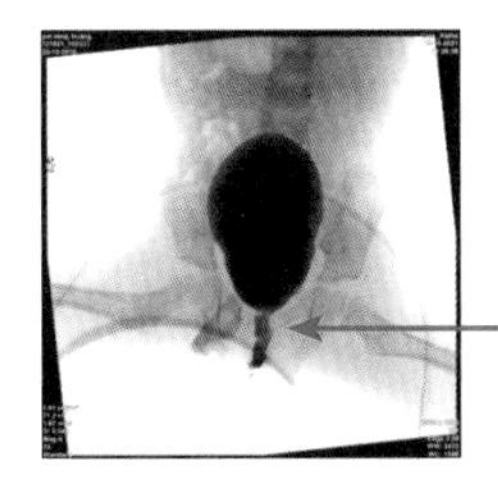

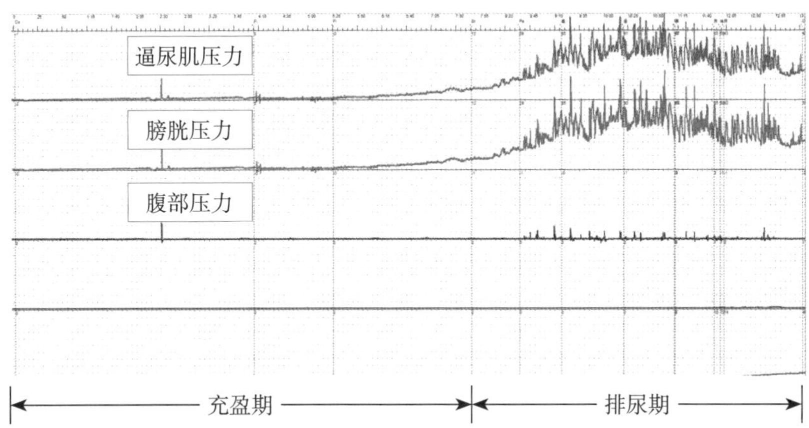

盆腔和尿道下裂手术后尿流动力学检查提示排尿期逼尿肌收缩稍迟缓，排尿时间延长；VUDS 显示排尿期后尿道开放（增宽），前尿道闭合（狭窄）。

图 10-3 尿流动力学检查

7. 膀胱镜检查提示膀胱壁毛糙、前尿道狭窄。膀胱镜检查提示前尿道瘢痕狭窄。

【诊断】

1. 神经源性膀胱。

2. 盆腔囊肿切除术后尿失禁。

3. 尿道下裂尿道成形术后尿道狭窄。

【治疗经过】

患者出生后 4 个月因盆腔囊肿于外院行盆腔囊性不全切除，1 岁半行机器人盆腔残余囊肿（前列腺囊）切除术和尿道下裂阴茎下

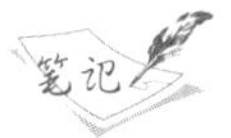

弯纠正和尿道成形手术，术后间断尿失禁，超声提示膀胱残余尿量增多。

本次就诊后首先治疗尿道狭窄，尿道镜行前尿道狭窄瘢痕切开。术后留置导尿管半月余，尿液引流通畅，拔管后排尿困难缓解，但是仍有尿失禁和残余尿。

出院继续进行排尿基础治疗，包括定期排尿、辅助排尿，减少残余尿量和保持膀胱处于安全压力和安全容量状态。鼓励多饮水。嘱每两周记录 1 次连续 3 天排尿日记，每 3 个月超声测量残余尿量，了解排尿功能状态，及时调整排尿训练计划。

随访 8 个月后，患儿排尿困难症状消失，尿失禁症状进一步减轻。建议患者每年进行 VUDS。如果排尿功能继续改善或稳定，以后可以每 2 年做 1 次 VUDS。

病例分析

根据多次盆腔手术史、尿道手术史、尿流动力学检查、尿道镜检查及尿道狭窄切开手术后仍尿失禁和残余尿量增多，考虑患者诊断为盆腔囊肿切除术后 NB 和尿道下裂尿道成形术后尿道狭窄，尿失禁是其临床症状。

NB 是由神经本身的病变或外伤、手术等对神经损害所引起，特征为膀胱逼尿肌或（和）尿道括约肌的功能障碍导致储尿和排尿异常，最后引起双肾功能的损害。本病例比较复杂，就诊时的主诉为尿失禁。MRI 检查显示腰骶椎正常，脊髓圆锥、马尾神经无明显异常。排除了脊髓发育不良引起排尿异常的可能。但是患者有盆腔手术的病史。从病史和尿流动力学检查可以看出，引起患者尿失禁的主要原因可能是盆腔手术导致盆底神经损害引起的 NB。临床上常见盆腔手术损伤盆神经引起膀胱尿道功能异常，可以导致膀胱感觉敏感性及顺应性降低，逼尿肌反射及收缩力减弱，尿道内外括约肌控尿能力降低，出现排尿困难、尿失禁等症状。另外，VUDS 显示后尿道扩

张，提示尿道下裂手术后前尿道狭窄，后经尿道镜检查证实。这也是引起排尿困难和残余尿量增多的原因。

患儿尿道狭窄解除后进行随访，其尿失禁逐渐减轻，残余尿量减少，提示治疗方案有效。患儿正处于生长发育阶段，应重视排尿训练，定时排尿训练并连续记录排尿日记。定时排尿是指按照规定的时间间隔排尿，养成定时排尿习惯。训练应在特定的时间进行，如餐前3分钟、晨起或睡前，鼓励患者如厕排尿。一般情况下，日间每2小时排尿1次，夜间每4小时排尿1次，每次尿量小于350 mL。

病例点评

NB的治疗原则是预防上尿路损害，确保患者能参加正常的社会活动。NB的治疗方式首选保守治疗，如膀胱或盆底肌训练、生物反馈训练，对于上运动神经元损害和部分下运动神经元损害导致的NB有一定疗效。残余尿量增多、膀胱顺应性下降且充盈期压力升高（$>$ 30 cmH_2O）时需行CIC辅助膀胱排空，防止上尿路损害。NB患儿手术治疗没有年龄限制，手术治疗的目的是使膀胱安全储尿和控制排尿。总之，在保护上尿路的情况下，NB的治疗要确保膀胱排空、容量改善和增加尿道括约肌阻力。

此外，行尿道下裂术后出现尿失禁症状还应考虑尿道憩室形成的可能，在本院行VUDS排除了尿道憩室对病情的影响。VUDS是在普通尿流动力学检查显示和记录尿流动力学参数的同时，通过X线或超声影像显示和摄录相结合的手段来诊断与研究下尿路功能障碍的一种尿流动力学检查方法。它是唯一一种能同时准确评价膀胱尿道功能和形态的方法，并能显示下尿路状况对上尿路功能变化的潜在影响，是目前国际上应用最为广泛的尿流动力学检查手段。

参考文献

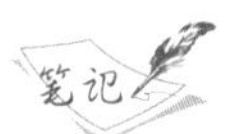

1. NIEUWHOF-LEPPINK A J，SCHROEDER R P J，VANDE PUTTE E M，et al.

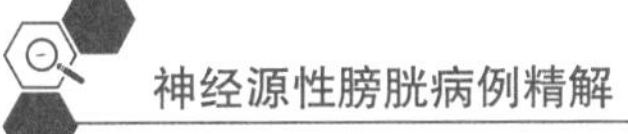

Daytime urinary incontinence in children and adolescents[J]. Lancet Child Adolesc Health，2019，3（7）：492–501.

2. KHANDELWAL C，KISTLER C. Diagnosis of urinary incontinence[J]. Am Fam Physician，2013，87（8）：543–550.
3. 于同，孟宪荣，刘钦毅 . 尿动力学在神经源性膀胱诊断中的研究进展 [J]. 中国实验诊断学，2020，24（8）：1395–1399.
4. 文建国，李云龙，袁继炎，等 . 小儿神经源性膀胱诊断和治疗指南 [J]. 中华小儿外科杂志，2015，36（3）：163–169.

笔记

病例 11
男童肛门闭锁术后神经源性膀胱致肾功能损害 1 例

病历摘要

【基本信息】

患儿，男，8 岁。

主诉：2 年前肛门闭锁术后膀胱功能障碍，2 天前出现眼睑水肿。

现病史：出生后因肛门闭锁行肛门成形术，手术后恢复顺利。2 年前因肛门狭窄行肛门狭窄松解术。术后间断出现尿频、尿急、尿滴沥和“尿床”。多次就诊于当地诊所，按“遗尿”给予口服药物治疗，效果差。半年前患儿出现尿痛，表现为排尿初始出现疼痛，伴腹痛、尿急、尿液浑浊、发热，给予口服退热药物及头孢类抗菌药物治疗后，上述症状无缓解。

既往史：无传染病接触史，无外伤史。

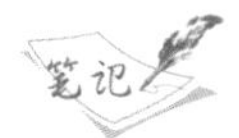

个人史：患儿足月顺产，其母亲孕前和孕期前3个月正常服用叶酸。母乳喂养，发育尚可。

【专科检查】

左中腹部可见一长约6 cm的手术瘢痕。左肾区有叩击痛，右肾区无叩击痛。尿道外口及外阴皮肤因长期尿失禁略发红。肛门周围可见瘢痕增生。患者行走无障碍，脚踝无畸形。

【辅助检查】

1. 尿常规：尿蛋白弱阳性。

2. 肾功能检查：肌酐128.0 μmol/L，肾小球滤过率47.3 mL/min。

3. 泌尿系统彩超：左肾积水，输尿管扩张。左肾实质回声增强，肾实质弥漫性损伤。未探及右肾。膀胱壁炎性改变，小梁增生，膀胱形态异常。泌尿系统MRI成像显示左侧巨输尿管畸形并左肾盂重度积水，输尿管开口未见明显异常；膀胱右后方异常信号，考虑右肾发育畸形。

4. 逆行泌尿系统造影：膀胱体积较大，边缘欠光滑，膀胱上缘可见膀胱小梁及假憩室形成，未见明显膀胱输尿管反流，提示神经源性膀胱改变。

5. 自由尿流率测定：低平尿流率曲线，最大尿流率降低，约2.4 mL/s，残余尿量约90 mL；二次如厕排尿5分钟后残余尿量约80 mL。

6. 腰骶椎MRI未见明显异常。

【诊断】

肛门闭锁成形术后；左侧肾输尿管积水；右肾异位并发育不良；肾功能不全Ⅲa期；神经源性膀胱不能排除。

【治疗经过】

住院给予患儿留置尿管、抗感染治疗后肾功能恢复正常。结合患儿情况，出院后建议继续保留尿管2周，以保守治疗为主。2周后

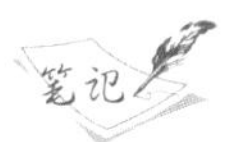

拔除尿管改为 CIC，每天 4 ~ 6 次。具体操作：每天睡觉前，早上起床后，早、中、晚餐后或大量饮水后 1 小时左右各导尿 1 次。每周记录 3 天导尿日记，为调整导尿次数提供依据。3 个月后，患儿可以自主排尿，但是残余尿量仍多，改为部分 CIC。

对该患儿进行了 6 个月的随访调查，患儿可以自主排尿后未再出现排尿困难，最近一次尿流动力学检查时最大尿流率为 12 mL/s，残余尿量约 8 mL。污粪较前明显改善。

病例分析

患者出生后发现低位肛门闭锁伴排便困难，遂行肛门成形术。后因肛门狭窄行肛门狭窄松解术。后出现各种下尿路症状，但是未进行尿流动力学检查及正规治疗。结合辅助检查、肾功能检查，肛门闭锁肛门成形术后神经源性膀胱的可能性大，推测尿失禁等是由手术或先天性盆底肌发育不良导致。该患者就诊时已经出现肾衰竭。患儿存在单肾畸形，因此容易出现肾衰竭。根据患儿病情，残余尿大量增多，给予 CIC 治疗，取得了显著效果。

病例点评

先天性肛门直肠畸形是消化道畸形最常见的疾病，其中泌尿生殖系畸形最多见，发生率为 26% ~ 55%，这可能是因为发育中的胃肠畸形与泌尿系统有密切关系。膀胱和直肠具有共同的胚胎起源，它们的自主神经支配和躯体神经支配有密切的相关性。泌尿系统异常的发病率与先天性肛门直肠畸形分型的严重程度有关，并且会随着疾病分型严重程度的增加而增加。输尿管反流的发病率也随着先天性肛门直肠畸形复杂性的增加而增加。肛门闭锁合并神经源性膀胱并且存在泌尿系统畸形的患者应进行早期规范的尿流动力学检查。

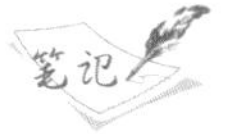

早期的尿流动力学检查不仅可以发现排尿异常，而且可给予相应的对症治疗来避免或改善上尿路损害。CIC 是一种安全的膀胱引流方法，简单易行，可有效治疗逼尿肌无反射患儿的排尿困难和尿失禁。另外可以给予电子生物反馈治疗，加强患儿盆底肌的训练，达到减少污粪次数的同时改善尿失禁的症状。对该类患者应进行定期尿流动力学检查及泌尿系统彩超检查，了解双肾、输尿管和膀胱的情况，预防再次出现肾衰竭。另外，在对肛门闭锁合并神经源性膀胱患者的后续治疗中，尿流动力学检查不仅有助于监测患者的治疗效果，而且可以为治疗方案的调整提供参考。

参考文献

1. 文建国，李云龙，袁继炎，等 . 小儿神经源性膀胱诊断和治疗指南 [J]. 中华小儿外科杂志，2015，36（3）：163-169.
2. 贾茹，胡绘杰，宋翠萍，等 . 先天性肛门直肠畸形相关排尿异常的尿动力学评估 [J]. 中华实用儿科临床杂志，2022，37（3）：237-240.
3. FUCHS M E，HALLERAN D R，BOURGEOIS T，et al. Correlation of anorectal malformation complexity and associated urologic abnormalities[J]. J Pediatr Surg，2021，56（11）：1988-1992.
4. OH C，YOUN J K，HAN J W，et al. Analysis of associated anomalies in anorectal malformation：major and minor anomalies[J]. J Korean Med Sci，2020，35（14）：e98.
5. WU CW，WEI CC，LIN CL，et al. Risk factors of vesicoureteral reflux and urinary tract infections in children with imperforate anus：a population-based case-control study in Taiwan[J]. Medicine（Baltimore），2021，100（44）：e27499.

笔记

病例 12 青少年女性脊髓栓系松解术后尿失禁保守治疗 1 例

病历摘要

【基本信息】

患者，女，15 岁。

主诉： 脊髓栓系松解术后尿失禁 1 年余。

现病史： 患者自幼存在骶尾部包块。1 年前因右侧腰背部、会阴区疼痛，向下肢放射，症状逐渐加重于外院就诊；超声检查提示双肾集合系统分离，CT 检查示硬膜囊低位，骶椎隐性脊柱裂；MRI 检查示脊髓圆锥位置偏低，右侧腰骶部伴有脂肪沉积且蔓延至脊髓椎管内部，双肾轻度积水。诊断为脊髓栓系综合征（tethered cord syndrome，TCS）、小肠梗阻，遂行脊髓栓系松解术，术后右侧腰背部、会阴区疼痛症状明显改善，但仍有尿失禁，且尿失禁症状近期逐渐加重。

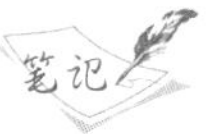

既往史： 无高血压、心脏病、糖尿病、脑血管疾病等病史，无外伤、输血史，无食物、药物过敏史。

个人史： 自诉上学期间不爱饮水，有憋尿史，曾有轻微漏尿，排便正常。

【专科检查】

腰骶部皮肤隆起、色素沉着、毛发增多，尾椎部凹陷。双肾区无明显压痛、叩击痛，双侧输尿管走行区无压痛、叩击痛，耻骨上膀胱区无膨隆、压痛，尿道外口无红肿、异常分泌物、狭窄及赘生物，无脊柱畸形、异常步态，无下肢畸形和功能障碍。

【辅助检查】

尿流动力学检查提示排尿时间延长，最大尿流率偏低，残余尿量约 35 mL，充盈期膀胱感觉敏感性降低，顺应性可，排尿期长时间等待。改坐位后腹压协助排尿，最大逼尿肌压力升高 15 ~ 23 cmH_2O，可见少量尿液排出，部分为腹压协助排尿。VUDS 提示充盈期膀胱形态稍改变，膀胱充盈尚可，壁毛糙，充盈期未见输尿管反流；排尿期膀胱颈口及尿道部分开放，未见输尿管反流，可见部分尿液排出，排尿期尿道间断开放和关闭，提示逼尿肌 – 括约肌协同失调（detrusor–sphincter dyssynergia，DSD）（图 12–1）。

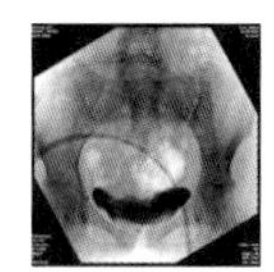

尿道关闭

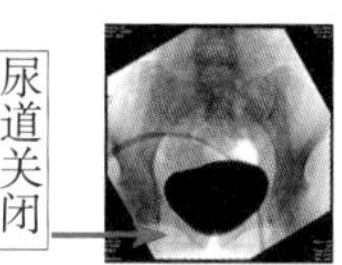

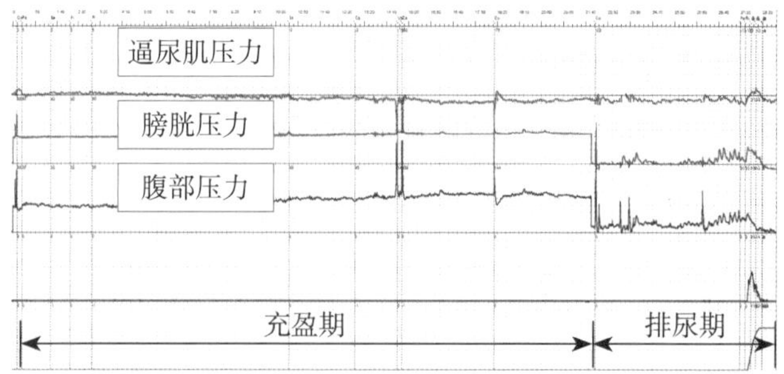

脊髓栓系松解术后影像尿流动力学检查提示逼尿肌收缩力减弱，排尿期长时间等待（> 3 分钟）。患者排尿期仰卧位改坐位，可见腹压和膀胱内压变化，逼尿肌压力保持稳定。

图 12-1　尿流动力学检查

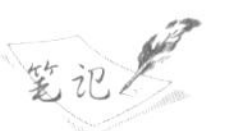

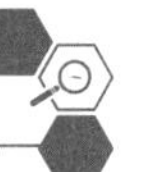

【诊断】

脊髓栓系松解术后神经源性膀胱。

【治疗经过】

本次就诊后，根据 UDS 结果，患者残余尿量轻度增多，最大逼尿肌排尿压降低、DSD，建议进行排尿基础疗法，进行盆底肌训练和膀胱功能训练（如盆底收缩放松锻炼和定时排尿训练等），治疗便秘，保持良好排便习惯（建议每天 1 次）。定时记录排尿日记和复查尿常规；泌尿系统超声及残余尿量测定每 3 个月 1 次。半年后随访，患儿尿失禁症状减轻，超声检查显示残余尿量明显减少、肾积水无变化。

病例分析

TCS 是由各种先天或后天因素导致的脊髓纵向牵拉、圆锥低位、脊髓缺血缺氧和神经组织变性引起一系列神经功能障碍的综合征。其主要临床表现为腰腿部和会阴区疼痛、下肢感觉运动功能障碍、膀胱和直肠功能障碍（如便秘、排尿困难、尿潴留、尿失禁等）及腰骶部特征性皮肤表现（如毛窦、毛发增多、包块、血管瘤）。本病例患儿自幼存在腰骶部包块，根据影像学检查结果显示硬膜囊低位、骶椎隐性脊柱裂、脊髓圆锥低位，结合临床症状，可确诊 TCS。

目前对于 TCS 的治疗以手术治疗为主，将粘连、牵拉的终丝分离，使其恢复血液供应，继而使得脊髓末端恢复正常的生长发育空间。手术能消除脊髓张力，以避免或减轻神经功能的继续损害。手术过程中最重要的是完整缝合硬膜并防止脊髓再栓系。手术的原则是在保证重要脊髓神经功能的前提下，最大限度地松解脊髓栓系，降低腰骶段脊髓和神经张力。

术中需要特别注意仔细操作，手术激惹也可导致术后出现大小便功能障碍、会阴区感觉异常等并发症，足够且适当的松解是手术

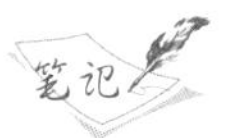

成功的关键。受患者病理类型及神经损害程度不同，其预后也不完全相同。通常出现大小便功能障碍提示预后欠佳。手术可以使疼痛和肌力下降得到一定程度的改善，但不能使大小便功能障碍、下肢和足部的变形得到改善。本病例患儿术后尿失禁加重不能排除手术的影响。根据 UDS 结果，分析残余尿量增多可能是由于逼尿肌功能低下和存在 DSD。因此，进行盆底肌训练和膀胱功能训练有助于消除 DSD，使患者排尿功能改善，减少残余尿量。

病例点评

该病例家属对患儿自幼存在的骶尾部包块不够重视，未能及时到医院进行相关检查，直至出现腰背部疼痛及尿失禁症状才到医院就诊，此阶段已有轻度肾积水，对肾脏功能产生了一定的影响。腰骶部特征性的皮肤表现（如毛窦、毛发增多、包块、血管瘤等）应引起该类患者家属的高度重视，早就医、早诊断、早治疗，以免影响患儿正常的生长发育和肾脏功能。

患儿本次就诊时发现残余尿量轻度增加，膀胱顺应性尚可，但存在 DSD。因此，首先考虑排尿基础疗法，符合 NB 的治疗原则。但外院治疗时，由于条件限制，脊髓栓系松解术前没有进行 UDS 评估膀胱功能，手术后出现排尿症状加重时，UDS 结果无法和手术前对比分析。

参考文献

1. 文建国，李云龙，袁继炎，等 . 小儿神经源性膀胱诊断和治疗指南 [J]. 中华小儿外科杂志，2015，36（3）：163-169.

2. STEIN R，BOGAERT G，DOGAN H S，et al. EAU/ESPU guidelines on the management of neurogenic bladder in children and adolescent part I diagnostics and conservative treatment [J]. Neurourol Urodyn，2020，39（1）：45-57.

3. MICHAEL M M，GARTON A L A，KUZAN-FISCHER C M，et al. Acritical analysis

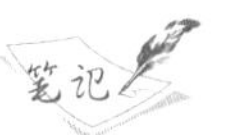

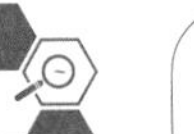

of surgery for occult tethered cord syndrome[J]. Childs Nerv Syst，2021，37（10）：3003-3011.

4. HOWELLS M，HAMBY T，HONEYCUTT J，et al. Detethering of MRI-demonstrated tethered cord syndrome[J]. Pediatr Neurosurg，2022，57（2）：85-92.

5. TUITE G F，THOMPSON D N P，AUSTIN P F，et al. Evaluation and management oftethered cord syndrome in occult spinal dysraphism：recommendations from theinternational children's continence society[J]. Neurourol Urodyn，2018，37（3）：890-903.

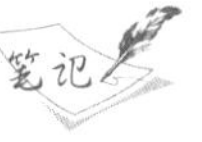

病例 13 青少年女性先天性骶椎裂并发双肾积水和腰骶部疼痛 1 例

病历摘要

【基本信息】

患儿，女，12 岁。

主诉：1 个月前因排尿费力、腰骶部疼痛、泌尿系统彩超发现双肾积水被当地医院诊断为脊髓栓系综合征。

既往史：患儿出生后发现腰部膨隆，就诊于当地医院，CT 显示先天性脊柱裂，未治疗。

既往史：无传染病接触史，无外伤史。

个人史：患儿足月顺产，其母亲孕前和孕期前 3 个月正常服用叶酸。母乳喂养，发育尚可。

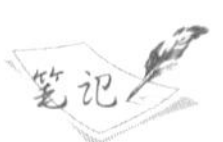

【专科检查】

双肾区无隆起，无压痛、叩击痛，双侧输尿管走行区无压痛、叩击痛，耻骨联合上膀胱区稍膨隆。腰骶部皮肤膨隆、疼痛。无双下肢感觉和运动功能异常，脚踝无畸形。

【辅助检查】

当地医院 X 线检查（2009-07-26）：L_5 及 S_1 椎弓骨质密度不均，提示 L_5-S_1 脊柱裂。

当地医院 X 线检查（2020-03-16）：L_5 椎弓间距增宽。

当地医院 CT 检查（2020-03-16）：$S_{2\sim3}$ 脊柱裂伴有脊膜膨出（图 13-1），脊髓栓系综合征，双肾输尿管积水，膀胱壁增厚、憩室形成。

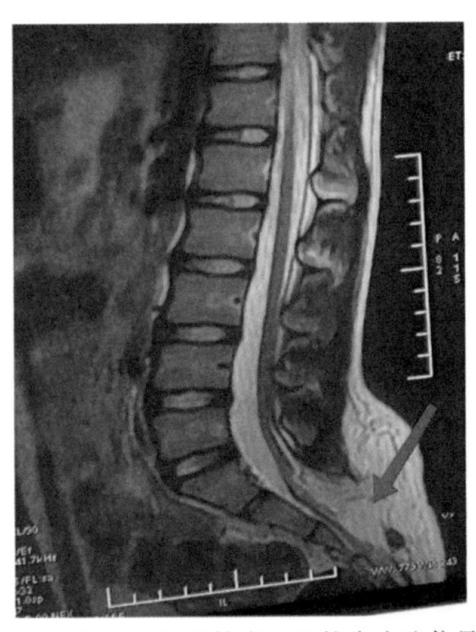

S_2、S_3 椎体附件骨质显示部分缺如，骶椎管内可见较多脂肪信号影，并可见与皮下脂肪相连（箭头）。

图 13-1 腰骶部 CT 检查

超声检查（2020-09-22）：双肾、双输尿管无明显异常，膀胱壁增厚、小梁增生，残余尿量约 9 mL，右髂窝可见 2.8 cm 液性暗区，左髂窝可见 1.4 cm 液性暗区（估计为输尿管反流或憩室）。

超声检查（2020-11-05）：膀胱壁增厚、小梁增生和憩室形成，残余尿量约 13.8 mL；体检发现腰骶部骶骨三角和臀沟变形。

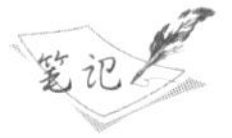

影像尿流动力学检查（2020–11–09）：排尿时间延长，尿流率曲线低平，残余尿量增多（59 mL），充盈期膀胱感觉敏感性稍降低，顺应性降低，逼尿肌收缩乏力（腹压排尿，接近逼尿肌无收缩），提示压力性尿失禁。充盈期膀胱形态稍改变，体积大致正常，壁毛糙；充盈至约 128 mL 时，左侧输尿管开始反流；充盈至约 175 mL 时，双侧输尿管反流至髂血管水平；充盈至约 315 mL 时，可见双侧输尿管反流至肾盂水平；充盈至约 432 mL 时，排尿开始。排尿期膀胱颈口及尿道部分开放，可见双侧输尿管反流至肾盂水平，可见部分尿液排出，尿道中段及后段可见显影。膀胱输尿管反流时逼尿肌压为 8 cmH_2O（图 13–2）。

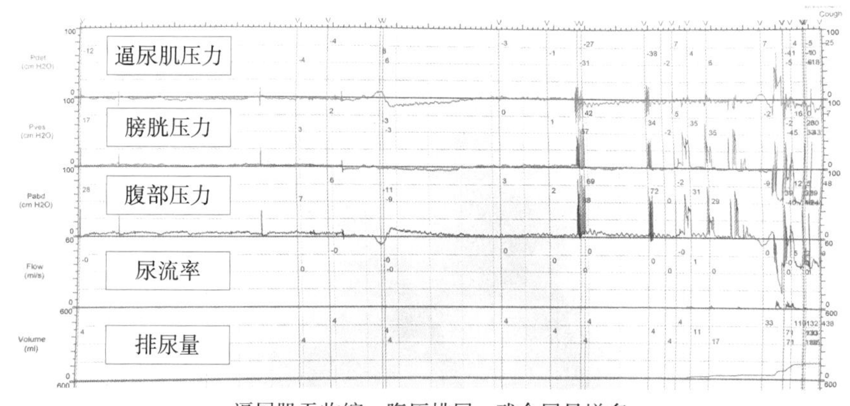

逼尿肌无收缩，腹压排尿，残余尿量增多。

图 13-2 膀胱压力 - 流率曲线

【诊断】

1. 先天性脊柱裂。

2. 神经源性膀胱（双侧输尿管反流和双肾积水）。

【治疗经过】

患儿出生后发现腰骶部膨隆，就诊于当地医院，CT 显示先天性脊柱裂，因未发现异常症状未进行治疗。2020 年因排尿费力、腰骶部疼痛再次就诊于当地医院，泌尿系统彩超及腰骶部 CT 提示膀胱壁增厚、毛糙，双肾积水，未进行治疗。来我院就诊后，VUDS 结果显

示患者残余尿量增多、最大逼尿肌排尿压降低，遂开始进行盆底肌训练和膀胱功能训练（如盆底收缩放松锻炼和定时排尿训练等），以及部分 CIC。早晚间歇导尿，白天鼓励多排尿，禁止憋尿。定时记录导尿日记和复查尿常规，随时调整导尿方案；泌尿系统超声及残余尿量测定每 6 个月 1 次。

半年后随访，患儿腰骶部疼痛及排尿费力症状明显减轻，超声检查显示残余尿量显著减少，肾积水基本消失。逐渐减少 CIC 次数，早晚导尿隔天 1 次。继续随访中。

病例分析

本病例诊断 NB 主要依据为①临床体征和症状：患儿出生后发现腰骶部皮肤膨隆，后出现排尿费力、腰骶部轻度疼痛。②腰骶部 CT 显示 S_2、S_3 椎体附件骨质显示部分缺如，骶椎管内可见较多脂肪信号影，并可见与皮下脂肪相连；膀胱形态显示不规则，边缘显示不光滑，并可见多发结节状突出影；两侧肾盂、输尿管显示较扩张，提示先天性脊柱裂、双肾积水。③ VUDS 显示排尿时间延长、尿流率曲线低平，残余尿量约 59 mL；充盈期膀胱感觉敏感性稍降低，顺应性降低，逼尿肌收缩乏力（腹压排尿，接近逼尿肌无收缩）；排尿期膀胱颈口及尿道部分开放，可见双侧输尿管反流至肾盂水平减弱，可见部分尿液排出，尿道中段及后段可见显影；膀胱输尿管反流时逼尿肌压为 8 cmH_2O。

根据脊髓栓系综合征（tethered cord syndrome，TCS）的诊断标准，患者目前仅有小便异常，并无大便异常、双下肢感觉和运动功能异常、足部畸形或皮肤溃烂等症状，CT 和 MRI 检查提示脊髓圆锥位于正常位置，尚不能确定存在 TCS，因此不建议行脊髓栓系松解手术。按照 NB 的治疗原则，首先推荐患者行部分 CIC，即睡觉前排尿后导出残余尿，早上起床后排尿后导出残余尿，其他时间，鼓励自己排尿，不憋尿。同时定时记录导尿日记，定期复查泌尿系

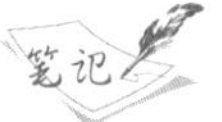

统彩超及残余尿，并根据检查结果调整治疗方案，取得了较好的治疗效果。

病例点评

小儿 NB 的病因以脊髓发育不良最为多见，脊柱裂也为其常见病因。脊柱裂常提示脊髓发育不良，特别是较低节段部分发育缺陷，主要是由于神经管闭合障碍导致的发育畸形，如隐匿性脊柱裂、脑脊膜膨出和脊髓脊膜膨出等。脑瘫和脑膜炎、中枢和周围神经系统损伤、神经系统肿瘤及盆腔手术（如巨结肠、高位肛门直肠畸形和骶尾部畸胎瘤等）损害支配膀胱和尿道的神经，也可引起 NB。目前对于 NB 仍治疗困难，尚无根治方法。现存的治疗方法的目的在于预防上尿路的损害，确保其能参加正常的社会活动。为此，对于残余尿量增多且引起症状者可考虑 CIC 等措施来减轻症状和保护肾脏。CIC 是一种安全的膀胱引流方法，适用于不能自主排尿、残余尿量持续增多的患儿。

该患儿残余尿量不多，但是膀胱输尿管反流和腰骶部疼痛症状明显。因患儿仍能自主排尿，遂行部分 CIC 治疗。导尿时机的选择注意与饮食时间关联。因为 UDS 提示膀胱充盈至约 315 mL 时引起双侧输尿管反流至肾盂水平减弱，故鼓励患者多排尿和禁止憋尿，尽量在膀胱充盈至 315 mL 前排尿。因此，家长定期详细记录导尿日记非常重要，有利于了解何时导尿及预防反流引起肾脏损害。

参考文献

1. 文建国，李云龙，袁继炎，等 . 小儿神经源性膀胱诊断和治疗指南 [J]. 中华小儿外科杂志，2015，36（3）：163-169。
2. 中华医学会小儿外科学分会小儿尿动力和盆底学组 . 儿童清洁间歇导尿术中国专家共识 [J]. 中华医学杂志，2022，102（34）：2669-2678。
3. 文建国 . 清洁间歇性导尿术文建国 2021 观点 [M]. 北京：科学技术文献出版社，2021.

4. STEIN R, BOGAERT G, DOGAN H S, et al. EAU/ESPU guidelines on the management of neurogenic bladder in children and adolescent part I diagnostics and conservative treatment [J]. Neurourol Urodyn, 2020, 39 (1): 45–57.

5. TUITE G F, THOMPSON D N P, AUSTIN P F, et al Evaluation and management of tethered cord syndrome in occult spinal dysraphism: recommendations from the international children's continence society[J].Neurourol Urodyn, 2018, 37 (3): 890–903.

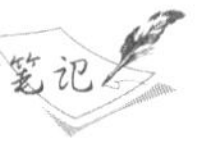

病例 14 老年女性宫颈癌根治术后神经源性膀胱 1 例

病历摘要

【基本信息】

患者，女，63 岁。

主诉：宫颈癌根治术后膀胱功能障碍半年。

现病史：半年前因宫颈癌在本院行宫颈癌根治术，术后持续留置尿管 2 周，期间复查泌尿系统超声无异常，拔除尿管后自解小便通畅，予以办理出院。出院 3 天后出现腹胀、腹痛伴排尿困难，超声提示膀胱内残余尿量约 430 mL，双侧输尿管及肾盂轻度扩张。

既往史：患高血压 10 年余，口服苯磺酸氨氯地平片（5 mg，每日 1 次）联合厄贝沙坦片（0.15 g，每日 1 次），血压控制尚可。

个人史：无化学物质、放射物质、有毒物质、疫区、疫情、疫水接触史，无吸烟、饮酒史及外伤史。

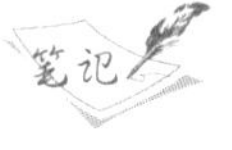

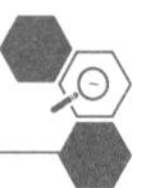

【专科检查】

双肾区无隆起，无压痛、叩击痛，双侧输尿管走形区无压痛、叩击痛，下腹部可见一手术瘢痕切口，长约 15cm，无红肿渗液。耻骨上膀胱膨隆，叩诊呈浊音，轻压痛，无反跳痛，阴毛呈女性分布，尿道口及阴道无红肿及异常分泌物。

【辅助检查】

尿常规无异常。超声显示残余尿量约 430 mL（图 14–1A）。

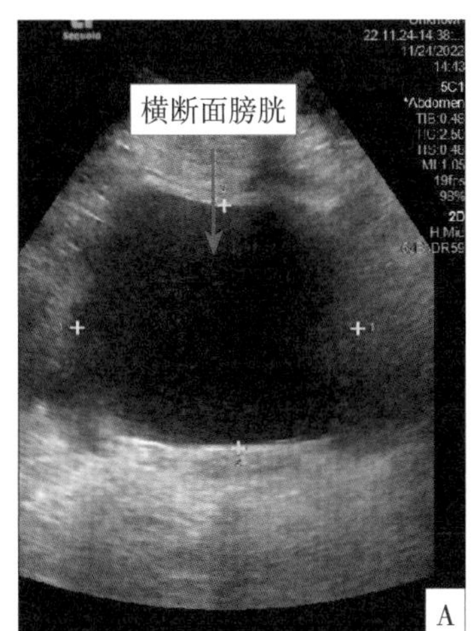

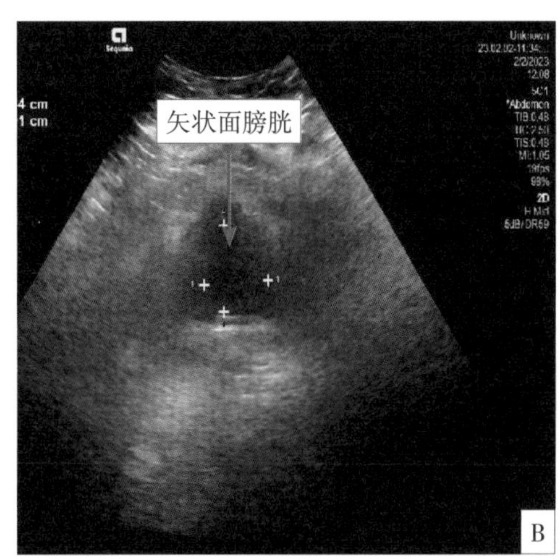

A. 子宫颈癌根治术后排尿困难，超声检查显示膀胱残余尿量增多（430 mL）；B. 部分 CIC 治疗 2 个月后膀胱功能逐渐恢复，排尿膀胱残余尿量＜ 100 mL。

图 14-1　超声检查

【诊断】

1. 神经源性膀胱。

2. 宫颈癌根治术后。

【治疗经过】

再次住院后给予留置尿管 2 周，拔出后患者仍感尿意感觉减退，排尿费力，每次排尿量为 100 ~ 200 mL，伴尿频及尿不尽感，超声提示膀胱内残余尿量 347 mL。诊断为 NB，遂给予部分 CIC 为主的综合治疗，即早晨第 1 次排尿后和晚上睡觉前排尿后各导尿 1 次，其他时间鼓励自主排尿，不憋尿和多排尿。每次排尿采用二次排尿法，

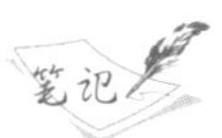

尽可能排空排尿。加强排尿基础训练和治疗，包括会阴部电刺激和生物反馈治疗。口服 α 受体阻滞剂（坦索罗辛）、抗胆碱酯酶药（溴吡斯的明）。注意患者的宣教：①有意识的会阴部、盆底肌肉及腹壁肌肉的舒缩锻炼；②使患者了解宫颈癌术后 NB 的原因，CIC 的定义、目的及操作方法等，使患者规范执行 CIC；③嘱患者详细记录饮水计划、排尿及导尿日记；④向患者普及 CIC 的常见并发症，调整 CIC 频率。导尿记录示残余尿量较前持续下降，排尿症状如尿频、尿不尽较前恢复好转后出院。

治疗 2 个月后随访，2 个月导尿日记显示患者连续 3 天残余尿量＜ 100 mL（图 14-1B），尿频、尿不尽及腹胀等症状消失，遂停止 CIC 及口服药物，鼓励自主腹压排尿和保持每次排尿时采用两次排尿法排尿。半年后复查泌尿系统超声显示患者残余尿量约 8 mL，膀胱壁仍毛糙，余无异常。排尿情况得到明显改善。

病例分析

患者存在宫颈癌根治手术史，术后留置尿管 2 周，拔出尿管后出现排尿困难，超声检查提示膀胱残余尿量约 430 mL，给予重新留置尿管 2 周，拔出后患者仍感尿意感觉减退，排尿费力，每次排尿量为 100 ～ 200 mL，伴尿频及尿不尽感，超声提示膀胱内残余尿量约 347 mL。一般认为，宫颈癌根治术后留置尿管 2 周以上，拔出尿管仍不能自行排尿，或虽能自行排尿，但残余尿量≥ 100 mL，提示 NB。因患者尚未完全丧失膀胱排尿功能，每次排尿后膀胱仍有较多的残余尿，同时伴有顽固性排尿症状，如尿频、尿不尽等，遂给予部分 CIC 为主的综合治疗。治疗后患者排尿情况得到明显改善，且泌尿系统超声显示患者残余尿量约 8 mL，膀胱壁毛糙，余无异常。证实此类具有宫颈癌根治手术史的 NB 患者使用 CIC 治疗宫颈癌根治术后 NB 这一常见并发症是可行的。

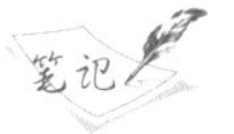

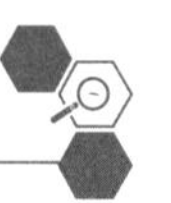

病例点评

目前，子宫颈癌是常见妇科恶性肿瘤之一。广泛子宫切除手术是早期宫颈癌治疗的主要手段。国外学者报道根治性子宫切除术后尿潴留的发生率为 3.8% ～ 21%，而国内学者报道为 7.5% ～ 44.9%。因手术损伤支配膀胱和尿道的神经，导致术后各种下尿路症状发生。而且宫颈癌根治术后，由于患者膀胱的敏感性下降，缺乏憋胀感，很多患者虽无排尿相关症状，但需借助腹压排尿，甚至发生尿潴留。如果忽略超声残余尿检查及尿流动力学等检查，容易造成隐匿性 NB，引起一系列泌尿系统并发症，如尿路感染、膀胱及上尿路损害甚至肾衰竭等。宫颈癌根治术后常见并发症 NB 的主要表现——尿潴留，已极大地威胁患者的生命安全。因此，预防和治疗根治术后尿潴留有非常重要的意义。

针对根治术后 NB 尿潴留，目前妇科医师常规处理方式为留置尿管 2 ～ 3 周。随着留置尿管时间的延长，尿路感染的风险逐渐增加。而世界公认的治疗 NB 膀胱排空障碍的金标准及首选治疗方法是 CIC。国内外有学者报道，根治术后尽早采用 CIC 的患者与留置尿管患者相比，相关并发症少且膀胱功能恢复快。

该病例手术后采取妇科医师常规处理方式，留置尿管 2 周，没有及时采用 CIC，且在患者拔出留置尿管后未完善尿流动力学检查评估膀胱功能，及时做出诊断。患者发生急性尿潴留后选择继续留置尿管 2 周，再次拔出尿管后患者残余尿量仍多。随后，采用部分 CIC 为主的综合治疗，患者排尿情况得到明显改善，残余尿量明显减少。但目前临床上很少有妇科医师会推荐此类患者尽早采用 CIC，原因可能是妇科医师缺乏重视及缺乏尿流动力学、CIC 等尿控相关知识储备，改变传统长期留置尿管观念困难。留置尿管减少了部分患者手术创伤后排尿带来的不便和疼痛，患者对留置尿管产生依赖，从而导致对 CIC 接受度低及护理工作量的增加等。

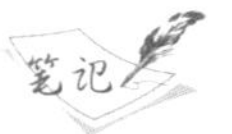

此病例诊治不足之处还包括术后及随访时未完善尿流动力学检

查。根治性术后排尿功能障碍主要受排尿动力及阻力的影响，逼尿肌功能受损或者尿道阻力增加是影响排尿功能的主要原因。尿流动力学检查可以协助医师对各类膀胱尿道功能异常进行鉴别诊断，帮助指导选择治疗方法及判断治疗效果。目前妇科医师更关注对患者主观症状的评价，如排尿困难、尿失禁、尿急、尿频等，仅完善超声残余尿量等检查。这些症状指标不易将根治术后 NB 与尿路感染等其他原因导致的排尿功能障碍相鉴别。反映膀胱功能的尿流动力学检查可以更客观地反映膀胱功能受损的类型和程度，指导后续治疗，是诊断术后下尿路障碍的必要手段和精确方法，因此推荐选择尿动力学检查评估术后的膀胱功能。针对宫颈癌根治术后 NB，尽早采用 CIC 并及时完善尿流动力学检查，需引起妇科医师更多的关注和重视。

国内外专家学者认为，保留盆腔自主神经的根治手术可以减少术后膀胱排尿及储尿功能障碍的发生，提高患者生活质量。因此对于符合保留宫颈神经指征的患者，建议采用保留神经术式，以降低宫颈癌根治术后 NB 的发生率。

参考文献

1. 文建国 . 清洁间歇性导尿术文建国 2021 观点 [M]. 北京：科学技术文献出版社，2021.
2. 王健健，张艳平，刘二鹏，等 . 子宫颈癌根治术后伴排尿异常患者膀胱功能的尿动力学研究 [J]. 中华老年医学杂志，2022，41（3）：302-306.
3. 中国医师协会妇产科医师分会妇科肿瘤学组 . 保留盆腔自主神经的子宫颈癌根治性手术中国专家共识 [J]. 中华肿瘤杂志，2021，43（7）：736-742.
4. CAO T T，WEN H W，GAO Y N，et al. Urodynamic assessment ofbladder storage function after radical hysterectomy for cervicalcancer[J]. Chin Med J（Engl），2020，133（19）：2274-2280.
5. NOVACKOVA M，PASTOR Z，CHMEL R JR，et al. Urinary tract morbidity after nerve-sparing radical hysterectomy in women withcervical cancer[J]. Int Urogynecol J，2020，31（5）：981-987.

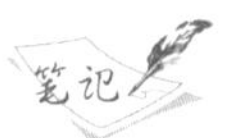

病例 15 青少年男性前尿道瓣膜合并椎管内占位和排尿障碍 1 例

病历摘要

【基本信息】

患者，男，12 岁。

主诉：排尿困难伴反复尿路感染 10 余年。

既往史：无外伤、输血史，无食物、药物过敏史。

个人史、家族史：无疫区接触史，无冶游史。无吸烟、饮酒史。无家族遗传病史。

【专科检查】

双肾区无隆起，无压痛，轻微叩击痛，双侧输尿管走行区无压痛、叩击痛，耻骨上膀胱区轻度膨隆、压痛。双侧睾丸、附睾未触及明显异常。双侧精索静脉未触及明显异常。尿道外口无分泌物，

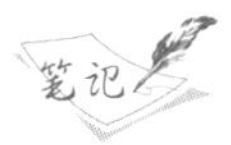

无赘生物。

【辅助检查】

1. 超声检查：泌尿系统超声发现双肾集合系统分离，膀胱壁毛糙，残余尿量约 176 mL。排尿时超声发现前尿道内可见一菲薄膜状高回声，距尿道膜部 29 mm，提示前尿道瓣膜。

2. MRI 和尿流动力学检查：骶尾椎 MRI 发现 T_{12} ～ L_2 椎体水平椎管内占位性病变，考虑胚胎源性肿瘤可能性大；腰骶段硬膜囊显示稍宽，硬膜囊末端约止于 S_2 水平。$S_{3～4}$ 水平椎管内见椭圆形长 T_2 信号，提示骶管囊肿（图 15-1A）。尿流动力学检查显示排尿期逼尿肌无收缩，试图腹压排尿不成功，后改为叩压下腹部排尿（扳机点排尿），可见膀胱收缩（65 cmH_2O），少许尿液排出（图 15-1B）。

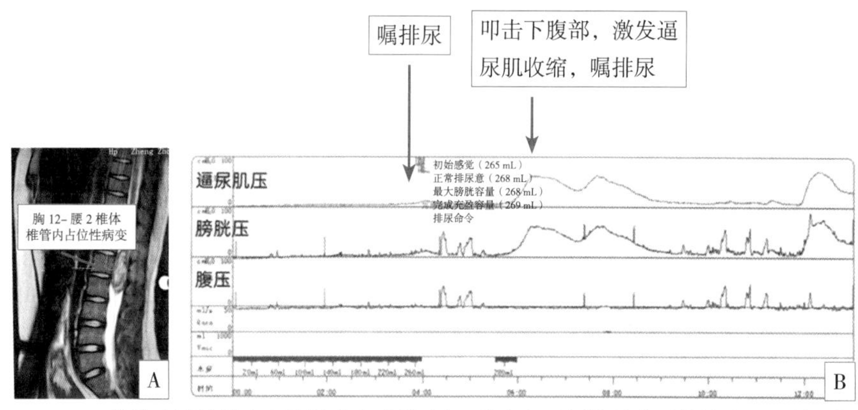

A.T_{12} ～ L_2 椎体水平椎管内占位性病变（箭头），考虑胚胎源性肿瘤可能性大；B. 排尿期逼尿肌无收缩，试图腹压排尿不成功，后改为叩压下腹部排尿（扳机点排尿），叩压下腹部激发膀胱收缩。

图 15-1　MRI 和尿流动力学检查

3. 术前排泄性尿路造影：可见后尿道扩张，前尿道纤细，输尿管反流（图 15-2），提示前尿道瓣膜。

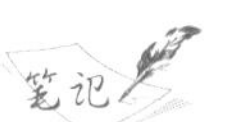

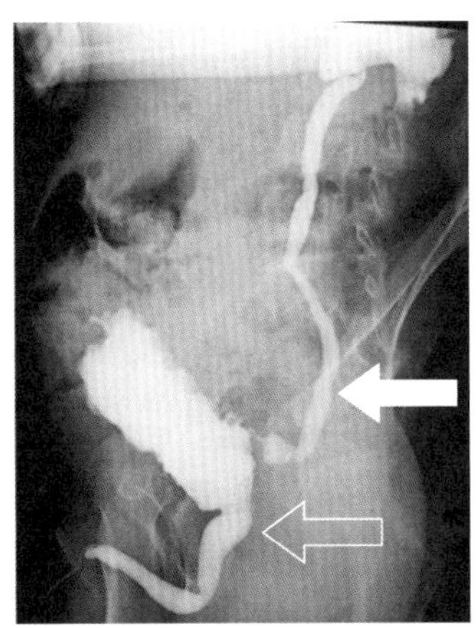

可见后尿道扩张（空心箭头），输尿管反流（实心箭头）。

图 15-2 术前排泄性尿路造影

【诊断】

1. 神经源性膀胱（双肾轻度积水）。

2. 椎管内占位性病变（T_{12} ~ L_2 椎体水平）。

3. 前尿道瓣膜。

【治疗经过】

入院后行膀胱镜检查确诊前尿道瓣膜。遂行尿道镜前尿道瓣膜钬激光切除术（图 15-3）和椎管内占位病变切除术。椎管内占位切除术后病理：送检部分显示角化物质，考虑表皮样囊肿或皮样囊肿可能。手术后排尿功能未见改善。嘱腹压排尿和每天早晚各导尿 1 次。

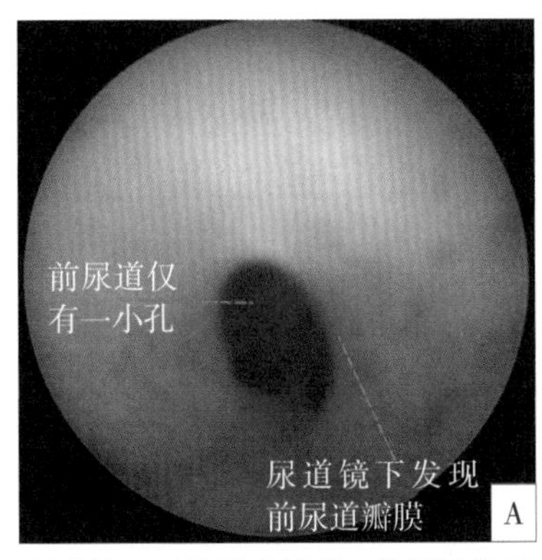

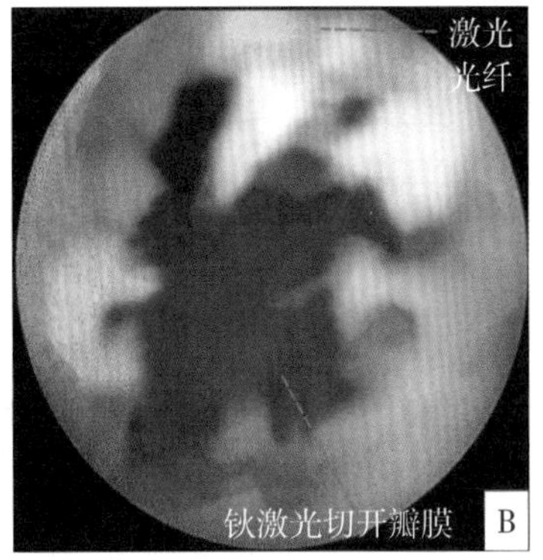

A. 尿道镜显示前尿道瓣膜，前尿道仅见一小孔；B. 行尿道镜钬激光瓣膜切除术。

图 15-3 尿道镜前尿道瓣膜钬激光切除术

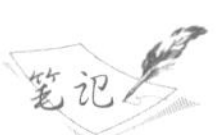

手术后 8 年随访，患者仍间断性腹压排尿，偶发白天尿失禁和晚上遗尿，CIC 时断时续，没有很好坚持早晚间隙导尿。影像尿流动力学结果显示①自由尿流率测定：低平延长间断尿流率曲线，最大尿流率降低，残余尿量约 82 mL。②压力容积 – 压力流率测定：产生初始尿意的尿量约 173 mL，产生强烈尿意的尿量约 216 mL。膀胱充盈期至 180 mL 可见第一个逼尿肌无抑制性收缩波，继续充盈可见多个逼尿肌无抑制性收缩波，有尿液排出。膀胱充盈至 200 mL 时嘱患者咳嗽并逐渐增加压力行 Valsalva 动作，可见尿液自尿道口排出，咳嗽诱导漏尿点压（cough–induced leak point pressure，CLPP）=114 cmH_2O，Valsalva 漏尿点压（valsalva leak point pressure，VLPP）= 90 cmH_2O。膀胱最多充盈至 229 mL 时，患者自感憋胀。嘱患者主动排尿，排尿期长时间等待，腹压协助下最大逼尿肌压力升高 13 ~ 34 cmH_2O，可见部分尿液排出。膀胱顺应性可，最大膀胱测压容积稍减小。③同步 X 线检查：充盈期膀胱壁稍毛糙，膀胱颈口闭合不完全，未见输尿管反流。排尿期膀胱颈口及尿道部分开放，可见部分尿液排出。腹压协助排尿，尿道中段及后段可见显影（图 15–4）。

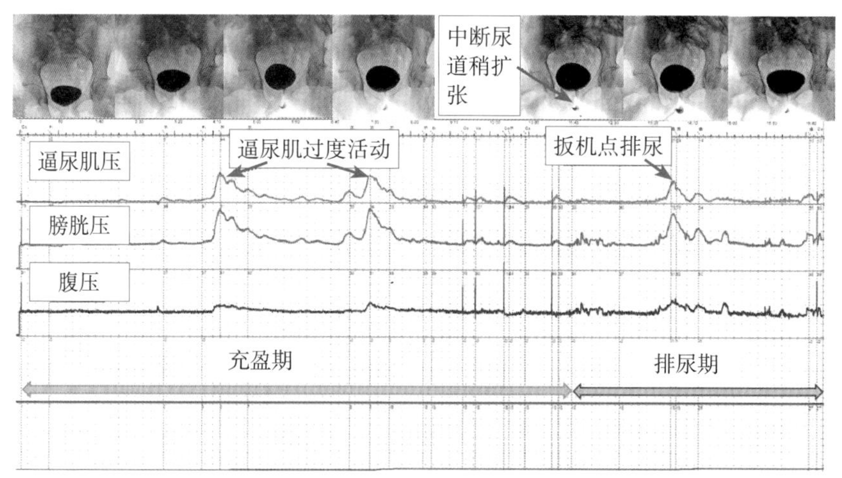

图 15-4　影像尿流动力学检查

按照尿流动力学检查结果，嘱患者坚持早晚 CIC，同时口服抗胆碱能药物治疗膀胱过度活动。定期复查。每年进行 1 次影像尿流动力学检查。

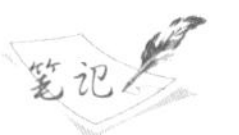

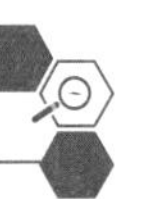

病例分析

患者因反复尿路感染就诊，经泌尿系统超声发现肾积水、残余尿量明显增加和前尿道瓣膜样改变，排泄性尿路造影发现排尿期后尿道扩张，前尿道纤细，膀胱造影显示膀胱输尿管反流。这些变化符合膀胱出口梗阻引起的病理生理变化。

但是，骶尾椎 MRI 显示 T_{12} ～ L_2 椎体水平椎管内占位性病变，是否同时存在神经源性膀胱不能排除。尿流动力学检查显示充盈期膀胱逼尿肌过度活动、排尿期逼尿肌无明显收缩，存在扳机点排尿现象，支持神经源性膀胱的存在。

该患者同时存在前尿道瓣膜和椎管内占位，病情虽然复杂，但是病因明确。入院后针对病因进行治疗，尿道镜检查进一步明确前尿道瓣膜并行钬激光瓣膜切除术，同时行椎管内占位切除术。术后简单腹压排尿 8 年，CIC 不规律。症状有改善，但是影像尿流动力学检查提示仍存在残余尿量增多。分析残余尿量增多是反复尿路感染的原因之一。白天尿失禁和晚上遗尿与膀胱逼尿肌过度活动有关。因此，该患者需要抗胆碱药物治疗，结合排尿管理（包括早晚行 CIC）和定期随访。

病例点评

尿道瓣膜是常见的男童先天性下尿路梗阻原因之一。后尿道瓣膜发病率为 1/（25 000 ～ 18 000），其病因不明。而前尿道瓣膜更罕见，其发生率为后尿道瓣膜的 1/7。前尿道瓣膜可发生于尿道球部（40%）、阴茎阴囊交界处（30%）及悬垂部（30%），偶见于舟状窝。前尿道瓣膜可单独存在，也可并发前尿道憩室。尿道瓣膜引起的下尿路梗阻可引起排尿困难、尿路感染、残余尿量增加、上尿路扩张、肾积水甚至肾功能衰竭和多系统疾病等。本病例尿道镜确诊为前尿

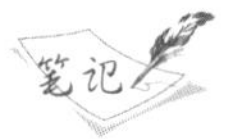

道瓣膜，具备这些典型的临床表现。前尿道瓣膜常需要与神经源性膀胱的类似表现进行鉴别。本病例同时发现椎管内占位性病变，更需要与椎管内占位性病变引起的神经源性膀胱相鉴别。

骶上神经，尤其是脑干、颈椎、胸椎等节段的病变，容易导致储尿期传递到脑桥部位储尿中枢的上行传导功能减弱，在储尿期出现膀胱逼尿肌不能正常松弛，从而引起储尿期膀胱逼尿肌过度活动，尿道括约肌的不协调或缺乏控制力，从而引起漏尿现象。本病例的排尿功能障碍不能排除椎管内占位性病变和后尿道瓣膜二者叠加所致。因此，二者都需要尽快治疗。病例确诊后对二者同时进行了手术治疗。但是，很遗憾，该病例就诊晚，确诊不及时，尿道瓣膜和（或）椎管病变已经引起了比较严重的排尿功能障碍、膀胱输尿管反流和肾积水等。此外，手术治疗后不能自主排尿，残余尿量增多。为了避免残余尿量增多引起的各种并发症（如反复尿路感染等），适当的 CIC 很有必要。该患者没有完全按照医嘱进行部分 CIC，可能是手术后 8 年仍排尿困难和漏尿的原因。

参考文献

1. 张岗，王盛兴，张敬悌，等．小儿前尿道瓣膜诊治 11 例 [J]. 临床小儿外科杂志，2016，15（1）：85-87.
2. 李晓溪，谢华，黄轶晨，等．后尿道瓣膜合并前尿道瓣膜一例并文献复习 [J]. 中华小儿外科杂志，2019，40（3）：253-257.
3. 田军，张潍平，孙宁，等．前尿道瓣膜切除术后膀胱功能异常与上尿路损害的关系 [J]. 临床小儿外科杂志，2020，19（11）：996-1001.
4. 张秀，华文洁，李素．脊髓损伤神经源性膀胱患者尿路感染相关危险因素的回顾性研究 [J]. 中国康复，2021，36（4）：208-212.
5. ZHANG T，LIU H，LIU Z，et al. Acupuncture for neurogenic bladder due to spinal cord injury：a systematic review protocol[J]. Bmj Open，2014，4（9）：e006249.

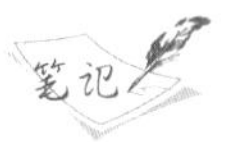

第二章

神经源性膀胱电刺激治疗

病例 16 骶神经调控术治疗小儿神经源性膀胱 1 例

病历摘要

【基本信息】

患者，女，9 岁。

主诉：先天性脊髓脊膜膨出术后尿失禁 8 年余。

现病史：先天性脊髓脊膜膨出，于 10 月龄时行手术治疗，术后出现尿失禁。曾试用多种药物等常规治疗方法无效。4 岁时开始间歇清洁导尿，导尿期间患者仍存在漏尿，无法正常上学，严重影响患者生活质量和社会活动。

既往史：一般情况尚可，出生后 10 个月时行脊髓脊膜膨出术，无外伤史。

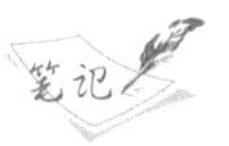

个人史：患儿足月顺产，其母亲孕期无叶酸服用史。母乳喂养，

发育尚可。

【专科检查】

腰骶部皮肤凹陷、色素沉着。双肾区无明显压痛、叩击痛，双侧输尿管走行区无压痛、叩击痛，耻骨上膀胱区无膨隆、压痛，尿道外口无红肿、异常分泌物、狭窄及赘生物，无脊柱畸形、异常步态，无下肢畸形和功能障碍。

【辅助检查】

1. 膀胱镜检查：膀胱小梁和膀胱憩室。

2. 泌尿系统 CT 检查：右肾Ⅳ度积水、左肾Ⅰ度积水，神经源性膀胱；骶椎 CT 检查未见明显异常。

3. 腰骶椎 MRI 检查：脊柱裂并脊髓脊膜膨出术后、脊髓栓系综合征和 T_{12} ~ L_3 水平脊髓空洞；骶丛 MRI 检查未见明显异常。

4. 影像尿流动力学检查：最大尿流率为 3.5 mL/s，残余尿量为 50 mL，膀胱顺应性为 7 mL/cmH_2O，最大膀胱测压容积为 175 mL；充盈期逼尿肌过度活动，充盈期右侧输尿管Ⅲ级反流，开始反流时膀胱容量为 60 mL，此时逼尿肌压力为 10 cmH_2O，排尿期逼尿肌无主动收缩，膀胱颈口和尿道未见明显开放。

5. 排尿日记：日间平均排尿次数 10 次，平均排尿量为 74 mL，功能性膀胱容量为 140 mL。夜间平均排尿次数 3 次，平均排尿量为 47 mL。OABSS 评分为 13 分，生活质量评分为 7 分（10 分制，分数越低，生活质量越好）。

【诊断】

神经源性膀胱（尿失禁）。

【治疗经过】

入院后行骶神经调控术（sacral neuromodulation，SNM），骶神经电刺激器临时起搏器置入术。4 周后行骶神经电刺激器永久起搏器置入术。体验期 25 天，体验期末患者自述每日尿失禁次数明

显减少，尿流动力学检查示最大尿流率为 4.5 mL/s，膀胱顺应性为 11 mL/cmH_2O，最大膀胱测压容积为 263 mL，排尿前逼尿肌压力为 24 cmH_2O，充盈期逼尿肌未见过度活动，充盈期右侧输尿管Ⅱ级反流，开始反流时膀胱容量为 80 mL，此时逼尿肌压力为 5 cmH_2O，排尿期逼尿肌无主动收缩，膀胱颈口和尿道未见明显开放。日间平均排尿次数 6 次，日间平均排尿量为 200 mL，功能性膀胱容量为 250 mL；夜间平均排尿次数 2 次，夜间平均排尿量为 150 mL。OABSS 评分为 9 分，生活质量评分为 5 分。

SNM 术后 10 个月随访，尿失禁 2 ～ 3 天发生 1 次，尿流动力学检查示最大尿流率为 4 mL/s，膀胱顺应性为 27 mL/cmH_2O，最大膀胱测压容积为 240 mL，排尿前逼尿肌压力为 9 cmH_2O，充盈期逼尿肌未见过度活动，充盈期右侧输尿管Ⅱ级反流，开始反流时膀胱容量 190 mL，此时逼尿肌压力为 3 cmH_2O，排尿期逼尿肌无主动收缩，膀胱颈口和尿道未见明显开放。日间平均排尿次数 6 次，日间平均排尿量 180 mL，功能性膀胱容量 300 mL；夜间平均排尿次数 1 次，夜间平均排尿量 170 mL。OABSS 评分为 4 分，生活质量评分为 3 分。

患者继续随访中。

病例分析

本例患者自幼查出脊髓脊膜膨出，即该患儿胚胎时期椎弓发育障碍、神经管未能正常闭合引起的椎管内容物膨出于椎管外，属于临床常见的小儿先天性中枢神经系统发育畸形，在体表可表现为背部正中线皮下囊性包块。小儿 NB 是由于中枢神经系统或周围神经疾病导致的膀胱尿道功能障碍，不仅严重影响患者生活质量，而且持续的膀胱内高压或膀胱输尿管反流会引起上尿路损害，威胁患者的生命。疾病早期多表现为尿急和尿失禁，晚期多表现为排尿困难。凡是可能影响到储尿和排尿的神经调控疾病均可能导致 NB 的发生。结合该患者脊髓脊膜膨出术后尿失禁至今，MRI 检查示脊髓栓系综

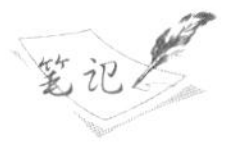

合征和 T_{12} ~ L_3 水平脊髓空洞，影像尿流动力学检查示排尿期膀胱无收缩，推测患者控制排尿的神经受损，诊断为神经源性膀胱。

本例患者自 10 月龄时行脊髓脊膜膨出术后出现尿失禁至今，期间自行 CIC 仍导致双侧肾积水，目前已导致上尿路受损。患者规范 CIC 意识不强，因此推荐患者行 SNM 治疗。SNM 相较清洁 CIC 更为方便，可提高患者生活质量，改善上尿路状况。在行 SNM 一期治疗体验期间，嘱患者定时排尿并注意每日尿失禁是否有改善。在体验期结束时进行相关检查，评估患者上尿路症状是否减轻，膀胱功能是否有改善等。根据体验期治疗效果及患者本人意愿决定是否行骶神经电刺激永久起搏器置入术。

病例点评

该病例为先天性中枢神经系统发育畸形导致的排尿神经异常。患者幼时行脊髓脊膜膨出修复术，但术后多年行 MRI 检查示患者 T_{12} ~ L_3 水平脊髓空洞；至来我院就诊前尿失禁仍未消失；行 CIC 仍导致双侧肾积水，对患者的生活质量造成了很大的影响。对于此种病例，传统的肠膀胱扩大术创伤大，NB 患者多不满意此类治疗方案。

骶神经调控术是近年来发展的一种治疗 NB 的有效方法，其适应证以症状为主，包括尿频尿急综合征、急迫性尿失禁、非梗阻性尿潴留、便秘、大便失禁等，对应的具体疾病为 NB、膀胱过度活动症、神经源性直肠等。本例患者的症状属于非梗阻性尿潴留伴充盈性尿失禁，由于是先天性神经损伤导致的尿潴留及尿失禁，可诊断为神经源性膀胱，属于 SNM 的适应证。SNM 具有可逆、可调节和微创等优势，不但可以提高膀胱顺应性，确保储尿期膀胱压力处于安全范围内，改善膀胱输尿管反流情况，保护患者上尿路肾脏功能，而且可部分恢复甚至完全恢复患者下尿路功能，改善控尿和排尿能力，提高生活质量。

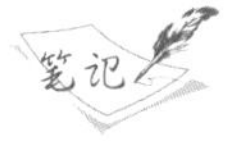

儿童多活泼好动，应注意避免与同伴追逐打闹及剧烈活动，以

免磕碰到臀部导致电极移位及膀胱起搏器受损。其余注意事项与成人相同：注意膀胱起搏器体表部位有无红肿热痛表现，发生感染应及时至医院就诊；注意排尿改善情况，如效果下降应及时联系医生，体外调整膀胱起搏器；避免做头部以外的 MRI 检查。

参考文献

1. OTTO W，NOWROTEK A，BURGER M，et al. Sacral neuromodulation as second-line treatment strategy for lower urinary tract symptoms of various aetiologies：experience of a German high-volume clinic[J]. Aktuelle Urol，2012，43（3）：162-166.

2. MASON M D，STEPHANY H A，CASELLA D P，et al. Prospective evaluation of sacral neuromodulation in children：outcomes and urodynamic predictors of success[J]. J Urol，2016，195（4 Pt 2）：1239-1244.

3. 文建国，李云龙，袁继炎，等 . 小儿神经源性膀胱诊断和治疗指南 [J]. 中华小儿外科杂志，2015，36（3）：163-169.

4. HO F C S，HE C，YAO H H，et al. Efficacy of sacral neuromodulation and percutaneous tibial nerve stimulation in the treatment of chronic nonobstructive urinary retention：a systematic review[J]. Neurourol Urodyn，2021，40（5）：1078-1088.

病例 17 骶神经调控术治疗成人脊髓外伤后排尿困难 1 例

病历摘要

【基本信息】

患者，男，33 岁。

主诉：脊髓外伤术后排尿困难 6 年。

现病史：6 年前脊髓外伤行手术治疗，术后出现排尿困难伴下腹痛。泌尿系统彩超示双肾积水伴膀胱多发结石，尿流动力学检查示膀胱全程无收缩，口服药物治疗无效，自行间歇清洁导尿 6 年。

既往史：一般情况尚可，无神经系统疾病史。

个人史、家族史：吸烟 6 年，平均每天 20 支。无家族遗传病史。

【专科检查】

双肾区无隆起，无压痛、叩击痛，双侧输尿管走行区无压痛、

叩击痛，耻骨上膀胱区无膨隆、压痛。阴毛呈男性分布，阴茎发育正常，双侧睾丸、附睾未触及明显异常。双侧精索静脉未触及明显异常。尿道外口无红肿及异常分泌物，无狭窄及赘生物。

【辅助检查】

1. 泌尿系统彩超：膀胱结石，残余尿量增多。

2. 尿流动力学检查：①自由尿流率测定：患者留置膀胱造瘘管，尝试排尿时无尿液排出，自由尿流率参数无法记录。②压力容积－压力流率测定：膀胱感觉迟钝、顺应性差（15 mL/cmH_2O），最大膀胱测压容积减小（300 mL）；充盈期未见逼尿肌无抑制性收缩波，充盈至 300 mL（P_{det}=20 cmH_2O）时患者诉憋胀，嘱其排尿，排尿期未见逼尿肌主动收缩，无尿液排出。③同步 X 线影像：充盈期膀胱形态失常、壁毛糙，膀胱顶部可见憩室形成；排尿期未见膀胱输尿管反流，膀胱颈口及尿道未见明显开放，无尿液排出。

【诊断】

1. 神经源性膀胱。

2. 脊髓外伤术后。

3. 膀胱结石。

【治疗经过】

住院行骶神经调控Ⅰ期手术（图 17–1），同时行经尿道膀胱超声碎石术，将泌尿系统结石排出体外，患者自觉排尿功能改善，在电极刺激下可自行排尿。患者体验良好，1 个月后要求行骶神经调控Ⅱ期手术，即永久植入刺激器（图 17–2），进行长期治疗，术后恢复可。半年后随访，患者靠起搏器能有效排空膀胱，肾积水明显减轻。

后续治疗建议：①禁止剧烈活动：因为骶神经调控术（sacral neuromodulation，SNM）将电极刺入骶神经内部，在治疗初期应避免剧烈活动，以免电极脱落。②防止感染：注意植入永久骶神经刺激器的部位有无红肿热痛等感染症状，如有相应症状，应及时与医生

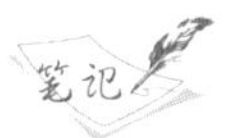

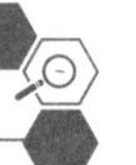

联系，采取相应措施，如发生局部严重感染，要将骶神经调控器从体内取出。③调整参数：随时注意症状变化，如效果不佳或效果逐渐变差，应及时与医生联系，通过体外遥控调节骶神经刺激器参数，保证患者达到最好的调控治疗效果。

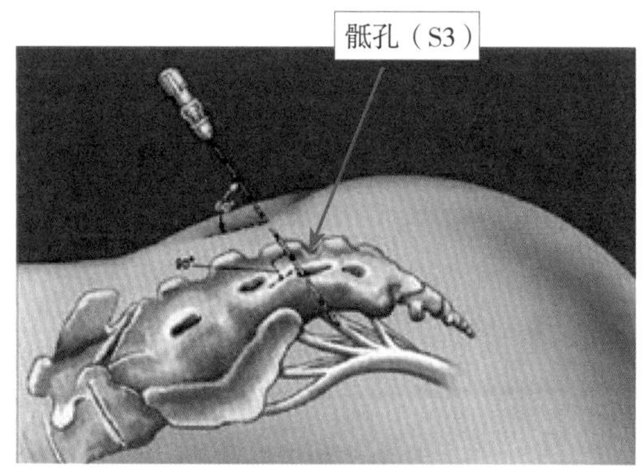

电极经骶孔（S3）植入骶神经处。

图 17-1　骶神经调控Ⅰ期手术

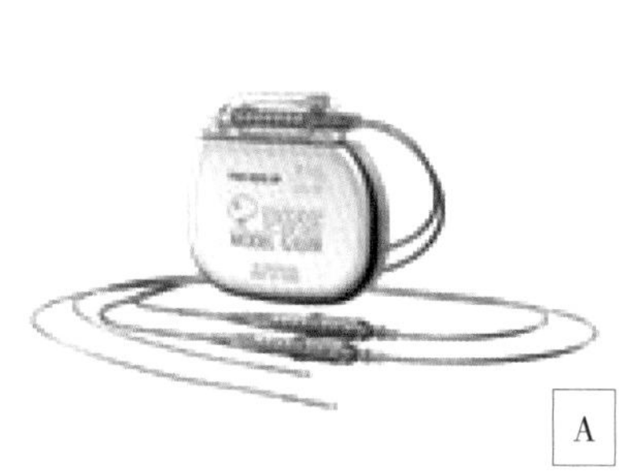

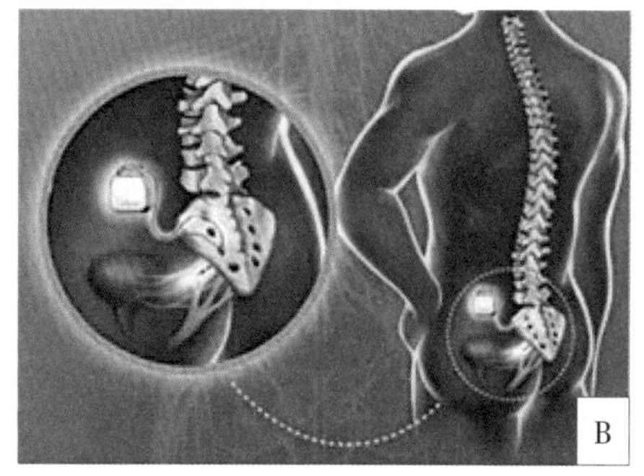

A. 膀胱起搏器（电刺激器）；B. 膀胱起搏器植入臀部皮下。

图 17-2　骶神经调控手术

病例分析

该患者排尿困难发生于脊髓外伤后，且尿流动力学检查显示储尿期及排尿期膀胱均无收缩表现，可以确诊为脊髓外伤导致的神经源性膀胱，调节膀胱收缩的神经已丧失功能。结合患者自行 CIC 6 年，但已出现双肾积水及泌尿系统多发结石，考虑患者 CIC 不规范

或不能满足治疗要求。患者的诉求是寻找 CIC 之外的治疗方案。为提高患者的生活质量，避免因 CIC 不规范等导致的肾脏损伤，SNM 是候选治疗方案之一。SNM 又称膀胱起搏器，是一种植入式、可程控骶神经调节系统，通过相关程序体外调节植入体内的骶神经刺激器，从而调节与排尿相关的膀胱、括约肌和盆底的神经反射，使异常的神经反射重新达到平衡，起到代替控制排尿的作用。因本例患者为神经损伤引起的非梗阻性尿潴留，属于 SNM 治疗的适应证。该患者首先进行了电极体验（SNM 期），测试显示患者可在电刺激下启动排尿，有望解决长期以来排尿困难的痛苦。随后，患者要求行Ⅱ期手术，永久植入骶神经刺激器。结合Ⅰ期治疗效果及患者本人意愿，对该患者进行 SNM Ⅱ期手术。

病例点评

该患者为脊髓外伤导致的神经源性膀胱。患者脊髓外伤术后多年一直存在排尿困难，尿流动力学检查提示神经源性膀胱。神经源性膀胱主要损伤膀胱安全容量和有效排尿的能力，因此治疗应着重保护膀胱功能以防止造成上尿路形态和功能上的损害。此患者已出现排尿困难，膀胱顺应性差，膀胱容积减小，逼尿肌的神经调节能力已丧失，而人工植入骶神经刺激器可以辅助患者排尿，确保患者能进行正常的排尿活动，避免膀胱内尿量过多引起一系列后续病症。骶神经刺激器可用于治疗尿频尿急综合征、急迫性尿失禁、非梗阻性尿潴留、排便功能障碍等，具体疾病涉及膀胱过度活动症、非梗阻性尿潴留、神经源性膀胱、间质性膀胱炎、神经源性肠功能障碍等，临床上也常适用于治疗性功能障碍。本例患者属于外伤损伤脊髓中控制排尿的神经导致的神经源性膀胱，膀胱丧失了神经的支配，患者无法自行排尿，但是膀胱容量在正常范围；Ⅰ期电刺激测试逼尿肌对电刺激敏感；患者 33 岁，体格发育正常，是 SNM 治疗方法的适应患者。

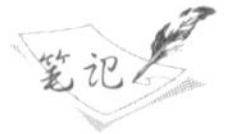

SNM 能通过阴部神经传入来抑制膀胱副交感节前神经元，形成盆神经向膀胱的传出；能激活脊髓中协调膀胱和括约肌功能的中间神经元，排空膀胱；能抑制由 C 纤维传导通路介导的膀胱过度反射。SNM 还可以帮助排空膀胱和提高膀胱顺应性，提高膀胱收缩能力，降低膀胱内压力，增加膀胱储尿功能，又能间歇排空膀胱内尿液，恢复膀胱的排尿功能，保护患者上尿路安全，改善患者生活质量。

参考文献

1. 文建国，李云龙，袁继炎，等．小儿神经源性膀胱诊断和治疗指南 [J]. 中华小儿外科杂志，2015，36（3）：163–169.
2. HO F C S，HE C，YAO H H，et al. Efficacy of sacral neuromodulation and percutaneous tibial nerve stimulation in the treatment of chronic nonobstructive urinary retention：a systematic review[J]. Neurourol Urodyn，2021，40（5）：1078–1088.
3. 陈国庆，王祎明，英小倩，等．骶神经调控治疗脊柱裂患者神经源性膀胱和肠道功能障碍的有效性和安全性 [J]. 中国修复重建外科杂志，2021，35（11）：1374–1379.
4. MASON M D，STEPHANY H A，CASELLA D P，et al. Prospective evaluation of sacral neuromodulation in children：outcomes and urodynamic predictors of success[J]. J Urol，2016，195（4 Pt 2）：1239–1244.

病例 18 骶神经调控术治疗成人先天性脊髓脊膜膨出修补术后排尿困难 1 例

病历摘要

【基本信息】

患者，男，36 岁。

主诉：排尿困难 5 年，发现右肾积水和肾功能不全 1 周。

现病史：患者出生后即发现脊髓脊膜膨出，并于 1 月龄行修补术，后无特殊不适。5 年前无明显诱因出现排尿困难，白天排尿次数增多，大约每天 10 次，平均尿量 100 mL；夜间排尿 5 次，伴尿急；无尿失禁、血尿。于当地医院口服药物治疗，效果差。当地行尿流动力学检查提示逼尿肌无收缩，残余尿量约 300 mL；泌尿系统造影示右肾积水；肌酐 111 μmol/L。给予留置导尿管处理。

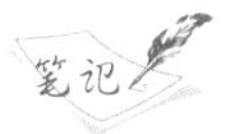

既往史：出生后 1 月龄时行脊髓脊膜膨出修补术。无高血压、

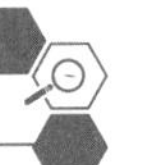

糖尿病、脑血管疾病史，无外伤、输血史。

【专科检查】

双肾区无隆起，无压痛、叩击痛，双侧输尿管走形区无压痛、叩击痛。耻骨上膀胱区稍隆起。阴毛呈男性分布，阴茎发育正常，双侧睾丸、附睾未触及明显异常。双侧精索静脉未触及明显异常。尿道外口可见留置尿管。

【辅助检查】

1. 尿常规和肝肾功能检查：白细胞 +，红细胞 701/μL；肌酐 111 mol/L。

2. 腰椎 MRI 检查：骶椎脊柱裂，脊髓栓系综合征，骶椎管内脂肪瘤。

3. 影像尿流动力学检查（骶神经调控术前）：患者残余尿量约 300 mL，充盈期膀胱顺应性差（3 mL/cmH_2O），最大膀胱测压容积减小（108 mL）；同步 X 线影像发现充盈期开始即可见右侧膀胱输尿管反流（Ⅱ级）。排尿期患者腹压排尿，未见逼尿肌主动收缩波（图 18-1）。

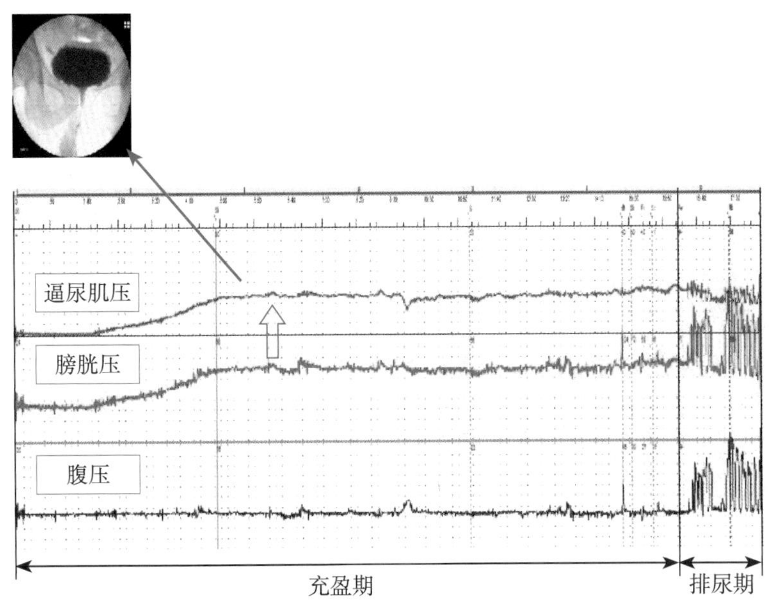

膀胱充盈期膀胱顺应性差，逼尿肌压力升高（空心箭头），同步 X 线影像显示右侧膀胱输尿管反流（实心箭头）；排尿期为腹压排尿。

图 18-1 脊髓脊膜膨出术后影像尿流动力学检查

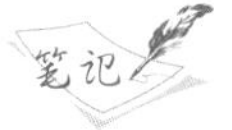

【诊断】

1. 神经源性膀胱（右侧膀胱输尿管反流）。

2. 脊髓脊膜膨出修补术后。

【治疗经过】

1. 患者膀胱内高压伴有膀胱输尿管反流，同时伴有尿路感染。首先留置导尿管引流尿液，降低膀胱内压力，并给予输液治疗尿路感染，保护肾功能。

2. 患者膀胱顺应性差，排尿期逼尿肌收缩乏力，通过增加腹压排尿，仍存在大量残余尿量。膀胱顺应性差和长期腹压排尿均可导致膀胱内压力增高，引起上尿路积水。该患者临床症状明显，治疗尿路感染及恢复正常肾功能后，给予 SNM 治疗。

3.SNM 治疗分为两个阶段：第一个阶段为局麻下行骶神经调节体外体验治疗，后根据患者体验期症状改善程度及患者本身意愿，决定是否进入永久植入阶段，术后使用抗生素预防感染；第二阶段为局麻下将电极线与永久刺激器连接，参数调试理想后，将刺激器固定于囊袋下并关闭切口，术后使用抗生素预防感染（图 18-2）。

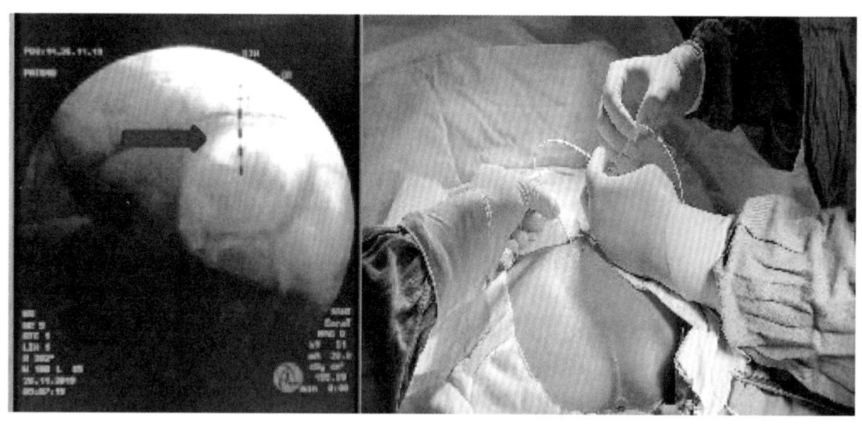

箭头所示为骶神经刺激器位置。

图 18-2 骶神经刺激器穿刺位置及深度（左图）和肛门应答（右图）

4. 骶神经调控术后半年：患者已拔除导尿管，残余尿量约 12 mL。影像尿流动力学检查显示膀胱顺应性明显改善（15 mL/cmH_2O），最

大膀胱测压容积为 215 mL；充盈至 215 mL 时出现右侧输尿管反流（Ⅱ级）；排尿期患者通过增加腹压可见尿液排出（图 18-3）。

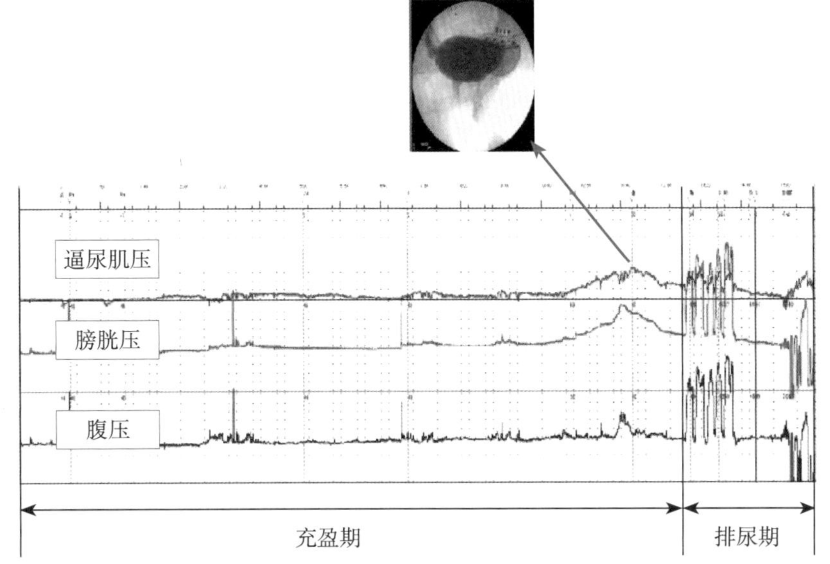

膀胱充盈期膀胱顺应性明显改善，充盈至 215 mL 时出现右侧膀胱输尿管反流（箭头）。排尿期为腹压排尿。

图 18-3　SNM 术后半年影像尿流动力学检查

病例分析

患者影像尿流动力学检查提示逼尿肌无收缩，结合出生后行脊髓脊膜膨出修补术病史及腰骶部 MRI 检查等影像学资料，神经源性膀胱诊断成立。患者 5 年前出现排尿困难、尿频尿急的症状，一直行口服药物治疗，效果差。1 周前发现右肾积水，肌酐值增高，出现上尿路功能损伤。本院影像尿流动力学检查提示充盈期膀胱顺应性差，最大膀胱测压容积减小，排尿期未见逼尿肌主动收缩波，患者为腹压排尿，仍有大量残余尿量，容易导致尿路感染。同步 X 线影像发现充盈期初期即可见右侧膀胱输尿管反流。神经源性膀胱治疗原则是降低膀胱内压力，恢复膀胱的储尿和排尿功能，保护上尿路安全。患者长期留置导尿管虽然可以引流尿液，降低膀胱内压力，

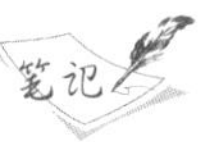

完全排空尿液，但留置导尿管会导致并发症，如尿路感染、膀胱结石形成、膀胱肿瘤，并且给患者工作和生活带来严重影响。排除其他禁忌证，并且考虑到年龄因素，患者选择了 SNM。术后半年随访结果显示患者残余尿量减少，膀胱顺应性显著改善，膀胱安全容量（膀胱输尿管反流容量）显著增大，治疗效果明显，患者满意。

SNM 俗称“膀胱起搏器”，是利用介入技术将低频电脉冲连续施加于特定骶神经，以此兴奋或抑制神经，调节异常的骶神经反射弧，进而影响并调节膀胱、尿道 / 肛门括约肌、盆底等骶神经支配靶器官的功能，从而达到治疗效果的一种神经调节技术。NB 患者中，SNM 通过阴部神经传入来抑制膀胱副交感节前神经元，形成盆神经向膀胱的传出；能激活脊髓中协调膀胱和括约肌功能的中间神经元，实现排空膀胱。NB 虽然是 SNM 的扩展适应证，但在国内有较广泛的应用。

病例点评

脊髓脊膜膨出所引起的 NB 发生率为 0.1% ~ 0.2%，总病死率达 50%，是泌尿外科和小儿外科疾病中治疗最为困难的复杂病症。NB 长期治疗的首要目标为保护上尿路功能（保护肾脏功能），保证储尿期和排尿期膀胱压力处于安全范围内。次要目标为重建或部分重建下尿路功能，提高控尿能力，减少残余尿量，预防尿路感染，提高患者生活质量。该患者储尿期膀胱顺应性差，排尿期增加腹压排尿，两者均可造成膀胱内压力增高，进一步造成上尿路积水和肾功能损伤。留置导尿管虽然可以解决膀胱尿液引流问题，但容易引起较多并发症，如尿路感染、膀胱结石、膀胱肿瘤等。该患者较为年轻，留置导尿管严重影响患者日常工作和生活。因此，SNM 是治疗该患者的有效措施。随访结果发现，SNM 治疗半年后患者的膀胱顺应性明显改善，膀胱安全容量增大（膀胱输尿管反流容量），膀胱残余尿量恢复至正常。根据影像尿流动力学检查结果，患者在安全容量之

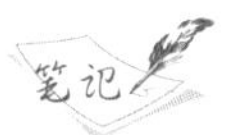

前进行排尿，有效预防了上尿路功能的损害，同时也恢复了正常生活和工作。

神经源性膀胱下尿路功能障碍的临床症状复杂，常同时合并肠道、勃起功能障碍，给治疗的选择和评估带来麻烦。最初 NB 并不被认为是 SNM 的适应证，后有研究发现 SNM 治疗神经源性膀胱患者也能取得较好的疗效。研究结果显示，SNM 不仅能改善 NB 患者的下尿路症状，也能改善尿流动力学指标和肠道功能。仅有慢性尿潴留症状的患者治疗效率低。对于一些伴有慢性尿潴留和其他混合症状的 NB 患者，可以使用 SNM 联合 CIC 治疗。

参考文献

1. SHAN S，ZHU W，ZHANG G，et al. Video-urodynamics efficacy of sacral neuromodulation for neurogenic bladder guided by three-dimensional imaging CT and C-arm fluoroscopy：a single-center prospective study[J].Sci Rep，2022，12（1）：16306.
2. 陈国庆，宋勇，丁留成，等 . 骶神经调节术临床应用中国专家共识 [J]. 中华泌尿外科杂志，2014，35（1）：1-5.
3. 徐智慧，魏海彬 . 骶神经调节技术在排尿功能障碍治疗中的应用与进展 [J]. 山东大学学报（医学版），2018，56（3）：7-10.
4. 陈国庆，廖利民 . 骶神经调控治疗神经源性膀胱的疗效及其预测因素分析 [J]. 中华泌尿外科杂志，2021，42（11）：814-818.

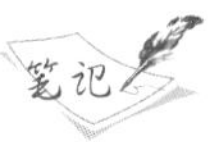

病例 19 骶神经调控术治疗青少年脊髓脊膜膨出膀胱扩大术后尿失禁 1 例

病历摘要

【基本信息】

患者，男，16 岁。

主诉： 反复泌尿系感染并发现双肾积水 2 月余。

现病史： 自幼大小便失禁，出生后 9 月龄行脊髓脊膜膨出修补术，6 年前因膀胱挛缩行“回肠浆肌层补片膀胱扩大术 + 盆底直肠悬吊折叠术”，术后排尿情况无明显改善，大便控制情况改善。近日行泌尿系统 CT 检查提示双肾积水。

既往史： 一般情况尚可，出生后 9 月龄行脊髓脊膜膨出修补术。无外伤史。

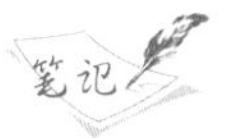

个人史： 患儿足月顺产，其母亲孕期无叶酸服用史。母乳喂养，发育尚可。

【专科检查】

双肾区无隆起，无压痛、叩击痛，双侧输尿管走行区无压痛、叩击痛，耻骨上膀胱区无膨隆、压痛。阴毛呈男性分布，阴茎发育正常，左侧精索静脉曲张，右侧附睾头肿物。尿道外口无红肿及异常分泌物，无狭窄及赘生物。

【辅助检查】

1. 尿常规：白细胞 +，无其他异常发现。

2. 腰椎 MRI 检查：脊膜膨出术后改变；骶椎管内脂肪瘤；脊髓栓系综合征。

3. 泌尿系统 CT 检查：双侧肾盂及输尿管上段稍扩张、有积液，输尿管上段迂曲、纤细；输尿管中段稍扩张。

4. 影像尿流动力学检查：尿流率检查显示腹压排尿，间断排尿曲线，排尿时间延长，残余尿量约 200 mL。膀胱压力测定显示膀胱顺应性差（5 mL/cmH_2O），最大膀胱测压容积减小（257 mL），逼尿肌漏尿点压（detrusor leak point pressure，DLPP）为 47 cmH_2O，膀胱安全容量为 231 mL（图 19-1）。

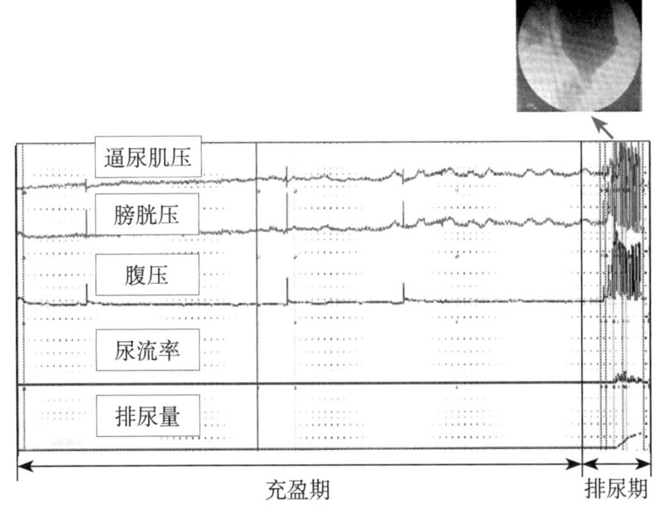

膀胱充盈期膀胱顺应性改善，无漏尿出现。排尿期为腹压排尿，尿道不能完全开放（红色箭头），有少量尿液排出。

图 19-1　脊髓脊膜膨出膀胱扩大术后影像尿流动力学检查

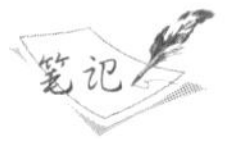

【诊断】

1. 神经源性膀胱。

2. 膀胱扩大术后。

【治疗经过】

1. 患者膀胱内高压伴双肾积水，同时伴有尿路感染。首先应留置导尿管引流尿液，降低膀胱内压力，并给予输液治疗尿路感染，保护上尿路功能。

2. 患者因膀胱挛缩行膀胱扩大术，术后储尿期膀胱顺应性仍较差，排尿期逼尿肌无收缩，临床症状主要表现为排尿困难、尿失禁、双肾积水。该患者临床症状明显，尿路感染消失后给予 SNM 治疗。

3. SNM 治疗分为两个阶段：第一个阶段为局麻下行骶神经调节体外体验治疗，后根据患者体验期症状改善程度及患者本身意愿，决定是否进入永久植入阶段，术后使用抗生素预防感染；第二阶段为局麻下将电极线与永久刺激器连接，参数调试理想后，将刺激器固定于囊袋下并关闭切口，术后使用抗生素预防感染。

4. SNM 术联合 CIC：治疗 1 月余后影像尿流动力学检查显示膀胱顺应性改善（16 mL/cmH_2O），最大膀胱测压容积增大（307 mL），无漏尿出现。排尿期为腹压排尿，尿道不能完全开放箭头处，有少量尿液排出（图 19–2）。

5. 随访：该患者 3 个月随访时进行了体格检查、记录排尿日记、对膀胱起搏器程控的刺激参数进行检测或调整、骶尾部 X 线正侧位片检查和泌尿系统超声检查，无相关并发症发生。泌尿系统超声检查显示残余尿量小于 100 mL，嘱患者停止 CIC。

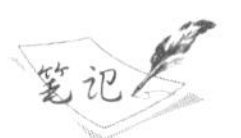

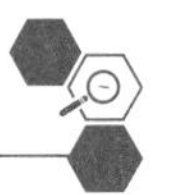

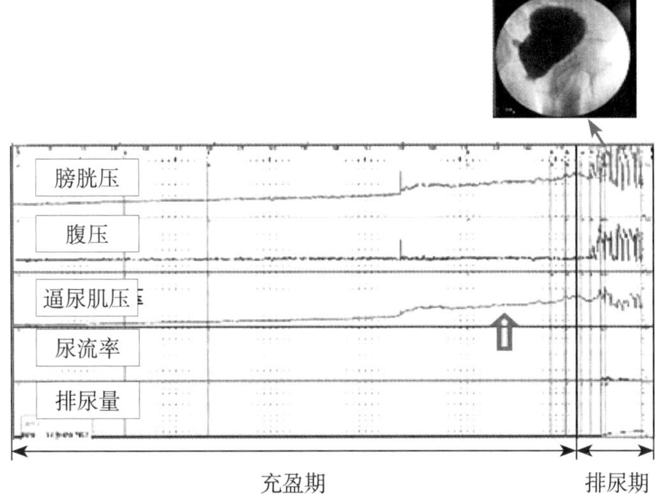

膀胱充盈期膀胱顺应差，DLPP=47 cmH_2O（红色空心箭头）。排尿期为腹压排尿，尿道不能完全开放（红色实心箭头），有少量尿液排出。

图 19-2 SNM 术后影像尿流动力学检查

病例分析

该患者因膀胱挛缩已经行“回肠浆肌层补片膀胱扩大术 + 盆底直肠悬吊折叠术”，膀胱容量等有了显著改善。但是，患者就诊时发现该手术预防肾脏继发改变的效果不佳。影像尿流动力学检查显示膀胱顺应性差，膀胱安全容量为 231 mL，逼尿肌无收缩，DLPP 为 47 cmH_2O。NB 诊治指南显示 DLPP ≥ 40 cmH_2O 是引起上尿路损害的危险因素。因此，该患者需要采取措施提高膀胱顺应性和降低膀胱充盈期的压力。

近年来，SNM 逐渐成为保守治疗无效或无法耐受保守治疗 NB 患者的新型微创治疗手段。有研究显示 SNM 不仅可以改善神经源性膀胱下尿路功能症状，也能改善尿流动力学指标和肠道功能。虽然美国食品药品管理局（food and drug administration，FDA）目前仅批准成人使用 SNM 手术治疗相关疾病，但 SNM 用于改善儿童排尿排便问题已经得到很多专家证实。Guys 等报道，对于神经源性膀胱下尿

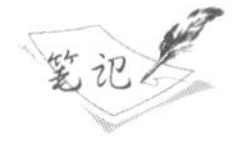

路功能障碍儿童，SNM 可以有效改善膀胱顺应性、增大膀胱功能容量和降低逼尿肌漏尿点压。该患儿虽然已行膀胱扩大术，但仍存在膀胱顺应性差、逼尿肌漏尿点压增高等损伤上尿路安全的因素。进行 SNM 治疗后，影像尿流动力学检查显示其膀胱顺应性明显改善，同时无漏尿出现。

SNM 治疗早期联合 CIC，不仅可以改善膀胱顺应性，降低储尿期膀胱内压力，而且可以帮助进一步排空膀胱，减少膀胱残余尿量，降低排尿期膀胱内压力，保护上尿路功能。该患者虽然做了膀胱扩大术，但是手术残余尿量较多（200 mL），不能有效排空膀胱，这也是尿失禁（充盈性尿失禁）的原因。行 SNM 结合 CIC 是鼓励患者靠 SNM 排尿，排尿后仍有残余尿时则发挥 CIC 的作用。CIC 次数取决于残余尿量，一般为每天 4 ~ 6 次。每次导尿量不超过患者的安全容量（每次 400 ~ 500 mL）为宜。随着残余尿量的减少，可停止 CIC。该患者 3 个月随访时泌尿系统彩超检查显示残余尿量小于 100 mL，停止 CIC。鼓励通过 SNM 多排尿。

病例点评

该患者为典型的脊柱裂引起的 NB。患儿出生后 9 个月行脊髓脊膜膨出术，MRI 检查提示有脊膜膨出术后改变、骶椎管内脂肪瘤、脊髓栓系综合征等，病因明确，尿流动力学检查显示典型的 NB 改变（逼尿肌顺应性差、无收缩和残余尿量增多等），符合 NB 的诊断标准。

按照儿童 NB 诊断治疗指南，患儿需要定期进行泌尿系统检查和膀胱功能评估。了解是否存在肾脏损害应首选超声检查。NB 主要损伤膀胱安全储尿和有效排尿的能力，因此治疗应着重保护膀胱功能，以防止造成上尿路形态和功能的损害。考虑到该患者已经有肾脏积水改变，选择影像尿流动力学检查是正确的选择。

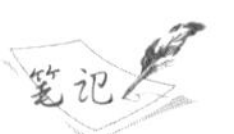

在 NB 患者中，SNM 能通过阴部神经传入来抑制膀胱副交感节

前神经元，形成盆神经向膀胱的传出；能激活脊髓中协调膀胱和括约肌功能的中间神经元，排空膀胱；能抑制由 C 纤维传导通路介导的膀胱过度反射。SNM 联合 CIC 既可以帮助提高膀胱顺应性和排空膀胱，降低膀胱内压力，增加膀胱储尿功能，又能间歇排空膀胱内尿液，恢复膀胱的排尿功能，保护患者上尿路安全，改善患者生活质量。鉴于儿童体格、生理以及心理处于尚未发育完全且快速发展的时期，术前需要全面检测，制定详细的个体化方案。建议 SNM 治疗的适宜年龄为 16 岁及以上。

本病例已经 16 岁，体格发育正常，是 SNM 术的适应患者。回肠浆肌层补片膀胱扩大术主要利用回肠浆肌层补片扩大了膀胱。本例患者进行 SNM 治疗后取得了明显效果，推测与患者本身的逼尿肌功能和尿道功能仍然保留有关。此外，SNM 不仅通过膀胱起作用，也有协调尿道括约肌的作用，其对该患者的疗效不排除是通过协调逼尿肌和尿道括约肌等共同发挥作用而实现的。

参考文献

1. 文建国，李云龙，袁继炎，等．小儿神经源性膀胱诊断和治疗指南 [J]. 中华小儿外科杂志，2015，36（3）：163-169.
2. 杨晓凤，耿磊，傅廷亮，等．骶神经调控术在小儿神经源性膀胱治疗中的应用进展．现代泌尿外科杂志，2023，28（4）：338-341.
3. 陈国庆，宋勇，丁留成，等．骶神经调节术临床应用中国专家共识 [J]. 中华泌尿外科杂志，2014，35（1）：1-5.
4. GUYS J M，HADDAD M，PLANCHE D，et al. Sacral neuromodulation for neurogenic bladder dysfunction in children[J] .J Urol，2004，172（4 Pt 2）：1673-1676.
5. SHAN S，ZHU W，ZHANG G，et al. Video-urodynamicsefficacy of sacral neuromodulation for neurogenic bladder guided by three-dimensional imaging CT and C-arm fluoroscopy：a single-center prospective study[J].Sci Rep，2022，12（1）：16306.

第三章

神经源性膀胱肉毒毒素注射治疗

病例 20
成年女性骶管囊肿术后排尿困难行肉毒毒素注射治疗 1 例

病历摘要

【基本信息】

患者，女，50 岁。

主诉：排尿困难、尿频 20 年合并漏尿 2 年。

现病史：20 年前因排尿困难、尿频于外院就诊，发现骶管囊肿，遂行手术治疗，术后排尿困难加重，未行任何治疗。2 年前复查时发现骶管囊肿复发，行手术治疗后排尿困难进一步加重，伴白天尿失禁（咳嗽时加重）和遗尿。

既往史：发现高血压 1 年余，服用降压药物控制血压，3 个月前自行停药。否认心脏疾病、糖尿病、脑血管疾病、神经系统疾病等病史，否认外伤、输血史，无食物、药物过敏史。

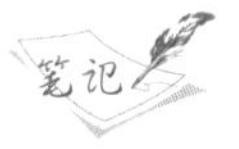

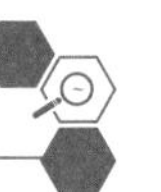

个人史、家族史：便秘 10 余年，予以药物治疗（2 天 / 次）。自发病以来，睡眠欠佳，精神正常，体重无减轻。无家族遗传病史。

【专科检查】

双肾区无隆起，无压痛、叩击痛，双侧输尿管走行区无压痛、叩击痛，耻骨上膀胱区无膨隆、压痛，尿道外口无红肿、异常分泌物、狭窄及赘生物，腰骶部可见手术瘢痕，无下肢畸形和功能障碍。

【辅助检查】

1. UDS 显示低平间断尿流曲线，最大尿流率降低，残余尿量增多（约 420 mL），膀胱感觉迟钝，顺应性差（9 mL/cmH_2O），排尿期未见逼尿肌主动收缩，腹压排尿，有少量尿液排出（图 20–1）；VUDS 显示充盈期膀胱形态失常，膀胱壁严重毛糙，排尿期膀胱颈口及尿道开放显影欠佳，有少量尿液排出；尿道压力测定显示最大尿道压（72 cmH_2O）及最大尿道闭合压（43 cmH_2O）降低，功能性尿道长度（20 mm）减小。

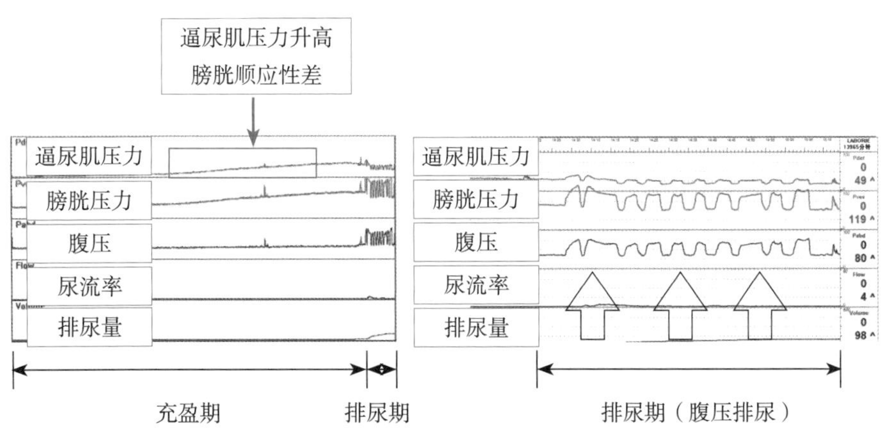

图 20-1　骶管囊肿术后尿流动力学检查

2. 尿常规显示白细胞增多（3+）。

3. CT 检查显示双肾大小、形态正常，双肾盂稍扩张；膀胱壁增厚并多发憩室，符合神经源性膀胱 CT 表现。

4. 腰骶椎 MRI 检查显示腰椎术后改变，L_3 椎体水平椎管内异常

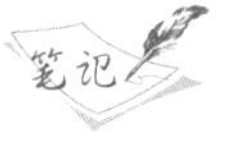

信号；$L_{2\sim4}$水平椎管后方局部积液可能；脊髓栓系综合征，脊髓低位，腰椎退行性改变（骨质增生、脂肪沉积、终板变性），$L_{3\sim4}$椎间盘膨出；骶丛神经扫描未见明显异常。

【诊断】

1. 骶管囊肿切除术后神经源性膀胱。
2. 尿失禁。

【治疗经过】

20 年前因排尿困难、尿频于外院就诊，发现骶管囊肿，遂行手术治疗，术后排尿困难加重，未行任何治疗。2 年前复查时发现骶管囊肿复发，行手术治疗后排尿困难进一步加重，伴白天尿失禁（咳嗽时加重）和遗尿，转入我院就诊。

根据患者病史、尿流动力学检查和膀胱镜检查结果，符合肉毒毒素治疗的指征。遂行膀胱尿道肉毒毒素注射术，于膀胱颈口给予肉毒毒素注射 100 U，分 4 针注射，给予留置 18F 三腔尿管。联合药物治疗，术后 4 天拔管，患者自主排尿通畅。嘱患者出院后行 CIC，每天需导尿 4 ～ 6 次，并给予赛洛多辛和米拉贝隆治疗。随访 12 周，患者最大膀胱测压容积、最大逼尿肌压和膀胱顺应性均显著改善，尿失禁症状明显减轻，现改为部分 CIC 加药物治疗。

病例分析

本病例排尿异常 20 多年同时伴有便秘，医院检查发现骶管囊肿，提示支配排尿和排便的神经已经有损害或存在脊髓栓系综合征。骶管囊肿所致的 NB 主要是由于囊肿增大压迫副交感神经，导致出现如尿频、尿急、急迫性尿失禁、排尿困难和尿潴留等症状，大部分患者伴有大便功能障碍，如便秘等。且患者因骶管囊肿行多次手术，术后排尿障碍加重，提示手术未能取得预期效果。

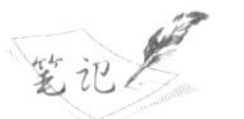

多次骶管手术无法缓解 NB 的症状，需要寻求其他方法治疗。

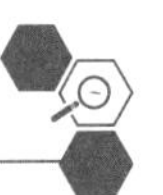

VUDS 能帮助评估膀胱尿道的功能，指导选择最佳治疗方案还可以确定是否存在逼尿肌过度活动、低膀胱容量、逼尿肌顺应性差、逼尿肌－括约肌协同失调以及充盈性尿失禁等。

本病例行 VUDS 提示患者膀胱顺应性差，膀胱颈口及尿道开放欠佳，存在大量残余尿，故选择肉毒毒素治疗，以降低膀胱和膀胱颈口张力，配合 CIC 改善患者排尿功能，以减少残余尿量，保护肾脏功能。

病例点评

NB 的治疗原则是积极治疗原发病，保护肾脏。一般情况下，NB 的治疗首选保守治疗，如膀胱或盆底肌训练，当保守治疗效果不佳，且患者情况符合手术指征时可考虑手术治疗。手术治疗的目的是使膀胱安全储尿和控制排尿，手术方式分为改善储尿功能、改善排空功能、加强盆底肌和尿流改道等四大类，每种手术方式都有其特定的适应证，应结合具体情况选择相应的手术方式。

本病例原发病是骶管囊肿，因此选择了手术切除骶管囊肿，但是手术效果并不理想。虽然多次手术治疗，但术后排尿困难加重，仍存在尿失禁等。骶管囊肿切除有时容易损伤支配膀胱的神经。严格掌握手术适应证以及术中进行腰骶神经的电生理监测可以显著减少手术对神经的损伤。一般骶管囊肿手术前既要判断囊肿是否进行性生长，也要行 VUDS 评估膀胱尿道的形态和功能。如果囊肿进行性增大且膀胱功能明显异常，才考虑手术治疗。手术中，用电生理的方法检测腰骶神经损害，能有效避免手术后神经并发症的发生。

膀胱内注射 A 型肉毒毒素（botulinum toxin A，BTX-A）作为一种治疗神经源性膀胱的二线疗法，主要适用于保守治疗疗效不佳、药物疗效不佳或产生严重不良反应，不能耐受手术或手术失败，且膀胱壁尚未严重纤维化的患者。本病例手术失败，UDS 提示膀胱顺应性差和膀胱出口梗阻，其他方法治疗无效。膀胱和膀胱颈口注

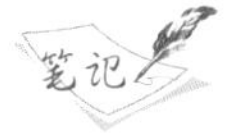

射 BTX-A 可以缓解膀胱的张力并减轻膀胱出口梗阻。本病例注射 BTX-A 后有效地增加了最大膀胱测压容积，提高了膀胱顺应性，减少了尿失禁次数。但是注射 BTX-A 会增加排尿困难或引起尿潴留的发生。因此，本病例采用了 CIC，以预防尿潴留和尿路感染 UTI。一般情况下，注射 BTX-A 治疗成功的标准是每日 CIC 少于 8 次，尿急、尿失禁、逼尿肌过度活动等症状缓解。

参考文献

1. CHEN J L，KUO H C. Clinical application of intravesical botulinum toxin type Afor overactive bladder and interstitial cystitis[J]. Investig Clin Urol，2020，61（Suppl 1）：S33-S42.
2. COOLEY L F，KIELB S. A review of botulinum toxin A for the treatment of neurogenic bladder[J]. PM R，2019，11（2）：192-200.
3. 中华医学会小儿外科学分会小儿尿动力和盆底学组．儿童清洁间歇导尿术中国专家共识 [J]. 中华医学杂志，2022，102（34）：2669-2678.
4. 中华医学会泌尿外科学分会尿控学组．肉毒毒素治疗下尿路功能障碍中国专家共识 [J]. 中华泌尿外科杂志，2021，42（6）：405-410.

病例 21 成年男性前列腺增生电切术后发现骶管囊肿行肉毒毒素注射治疗 1 例

病历摘要

【基本信息】

患者，男，54 岁。

主诉：尿频、进行性排尿困难 3 年，加重 1 个月。

现病史：患者 3 年前因排尿困难就诊于外院，考虑前列腺增生、尿潴留。于全麻下行前列腺电切术，术后排尿困难症状改善不明显。2 年前，患者排尿困难并进行性加重，进一步检查发现骶管囊肿。膀胱镜检查可见距离尿道外口约 3 cm 处尿道环状狭窄，前列腺部尿道呈电切术后改变，颈口轻度挛缩，膀胱各壁多发小梁憩室。后行尿道狭窄电切术，术后出现夜间漏尿症状。1 个月前排尿困难症状复发并加重。至本院就诊，采取 NB 对症治疗。

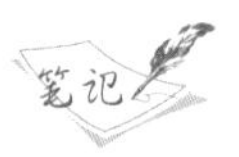

既往史：冠心病 1 年余，无发作史，未行任何治疗。否认高血压、糖尿病、脑血管疾病、神经系统疾病等病史，否认外伤、输血史，无食物、药物过敏史。

【专科检查】

双肾区无隆起，无压痛、叩击痛，双侧输尿管走行区无压痛、叩击痛，耻骨上膀胱区无膨隆、压痛，尿道外口无红肿、异常分泌物、狭窄及赘生物，腰骶部未见肿块、皮肤异常，无脊柱畸形、异常步态，无下肢畸形和功能障碍。

【辅助检查】

1. 尿流动力学检查：自由尿流率测定显示低平间断尿流率曲线，最大尿流率降低，多次排尿后残余尿量约 170 mL；影像尿流动力学检查提示充盈期膀胱感觉迟钝，顺应性降低（18 mL/cmH_2O），最大膀胱测压容积正常（320 mL），排尿期长时间尝试，未见逼尿肌主动收缩，腹压排尿，有少量尿液排出（图 21–1）；膀胱形态失常，壁毛糙，膀胱颈口部分开放，前列腺区有造影剂显影，排尿期膀胱颈口及尿道未见明显开放显影，有少量尿液排出；尿道压力测定：最大尿道压约 84 cmH_2O，最大尿道闭合压约 75 cmH_2O，功能性尿道长度约 38 mm。

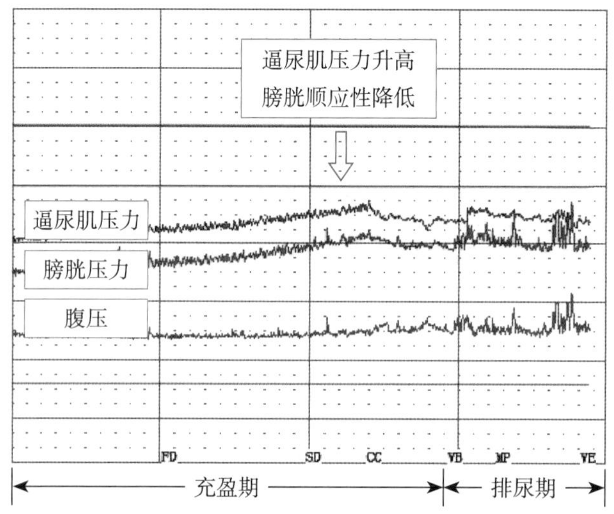

图 21-1 骶管囊肿患者前列腺电切术后尿流动力学检查

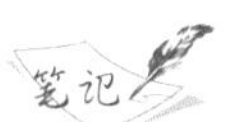

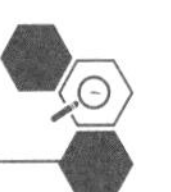

2. 腰椎 / 腰骶神经 MRI 检查：尿道狭窄电切术后改变；$L_{2\sim3}$、$L_{3\sim4}$、$L_{4\sim5}$ 椎间盘膨出，相应水平双侧黄韧带肥厚，腰椎骨质增生；腰背部皮下浅筋膜炎；骶管囊肿。

3. 膀胱镜检查：前尿道狭窄（已扩张）、慢性膀胱炎，前列腺电切术后，膀胱多发小梁憩室。

【诊断】

1. 神经源性膀胱。
2. 尿潴留。
3. 骶管囊肿。
4. 前列腺增生电切术后。
5. 尿道狭窄电切术后。

【治疗经过】

患者 3 年前因排尿困难就诊于外院，尿流率测定提示最大尿流率约 11.4 mL/s，尿流量约 441 mL，残余尿量约 70 mL，超声提示前列腺各径线增大，向膀胱腔内突出明显，存在多个低中回声结节，边界清晰，考虑前列腺增生、尿潴留。于全麻下行前列腺电切术，术后排尿困难症状改善不明显。2 年前，患者排尿困难并进行性加重，进一步检查发现骶管囊肿。膀胱镜检查可见距离尿道外口约 3 cm 处尿道环状狭窄，前列腺部尿道呈电切术后改变，颈口轻度挛缩，膀胱各壁多发小梁憩室。后行尿道狭窄电切术，术后出现夜间漏尿症状。1 个月前排尿困难症状复发并加重。于本院就诊后，患者担心骶管囊肿手术治疗加重膀胱功能障碍，不同意手术治疗，遂采取 NB 对症治疗。

据病史、影像学和尿流动力学检查结果，考虑患者存在 NB 合并膀胱出口梗阻（bladder outlet obstruction，BOO），符合 BOO 和逼尿肌活动低下（detrusor underactivity，DU）的肉毒毒素治疗指征。遂于全麻下行经尿道肉毒毒素注射治疗。给予尿道外括约肌及膀胱颈口肉毒毒素注射 200 U，分 8 针注射，最后留置 18F 三腔尿管。

联合米拉贝隆、赛洛多辛等药物治疗，术后 4 天拔管，患者自

主排尿。出院后继续行药物治疗 +CIC。术后随访 1 个月，患者继续 CIC，白天 6 次，夜间 1 次，尝试排尿有尿液排出，平均排尿量约 170 mL，平均导尿量约 150 mL。术后 3 个月，患者自觉排尿困难明显改善，行部分 CIC（睡前和早上第 1 次排尿后），平均排尿量约 220 mL，平均导尿量约 90 mL，白天尿量约 1650 mL，夜间尿量约 310 mL。复查超声残余尿量提示残余尿量约 37 mL。

病例分析

本病例前列腺电切术术后仍排尿困难并进行性加重，很难用前列腺增生相关排尿困难来解释。就诊后进一步检查发现骶管囊肿，提示支配排尿的神经可能受影响，患者 NB 不能排除。骶管囊肿所致的 NB 是由于囊肿增大压迫副交感神经，导致如尿频、尿急、急迫性尿失禁、排尿困难和尿潴留等症状，大部分患者还伴有大便功能障碍（如便秘）等症状。该患者于外院就诊时，应仔细询问病史，了解是否有长期排尿困难的情况，了解有无 NB 的可能，并考虑行 VUDS 和腰骶部 MRI 或 CT 检查明确腰骶部有无神经损伤。

UDS 能帮助医师评估膀胱尿道的功能，指导选择最佳治疗方案。本病例先后行前列腺电切术和尿道狭窄电切术后无法缓解排尿困难，甚至症状加重。通过 UDS 确定了患者存在膀胱尿道形态结构和功能异常，排尿期逼尿肌无收缩，膀胱颈口及尿道未见明显开放显影，有少量尿液排出，残余尿量明显增多，提示逼尿肌 – 尿道括约肌协同失调。故选择膀胱颈口和尿道外括约肌肉毒毒素注射治疗以降低尿道和膀胱颈口张力。

该病例注射肉毒毒素后联合 CIC 可以避免因肉毒毒素注射治疗后膀胱残余尿量进一步增加。随着肉毒毒素治疗后 BOO 的缓解，患者有望自主排空膀胱。CIC 是指在清洁条件下，定时将导尿管经尿道、膀胱或其他通道插入膀胱，规律排空尿液的方法。临床上常用 CIC 帮助 NB 等疾病导致膀胱排空困难的患者规律排空膀胱，降低上尿路损害的风险。

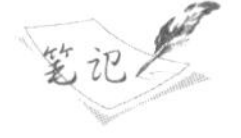

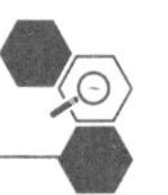

病例点评

本病例于外院检查时发现存在残余尿量，未积极行 VUDS 和影像学检查评估 NB 的可能，按前列腺增生治疗后，症状复发、加重。后行尿道狭窄电切术，排尿困难症状暂时减轻，但出现夜间漏尿。随后出现进行性排尿困难，提示尿道狭窄电切术后治疗效果不佳。因前列腺增生和尿道狭窄等解剖性病理变化与 NB 都能引起尿潴留等症状，因此临床上需借助 UDS 进行仔细地鉴别，以免疾病进一步发展，给患者带来更大损害。

MRI 检查提示本病例存在骶管囊肿。该囊肿与排尿症状的关系需要进一步评估确定。本病例不能排除骶管囊肿引起的 NB。骶管囊肿是否需要手术切除治疗，有待进一步评估。骶管囊肿切除有一定手术风险，如损伤支配膀胱的神经和加重排尿症状等。一般骶管囊肿手术前要判断囊肿是否进行性生长，如果囊肿进行性增大且膀胱功能进行性恶化，才考虑手术治疗。本病例未进行骶管囊肿切除手术，按照 NB 的病理生理变化进行对症治疗，取得了满意的治疗效果。但是，长期治疗效果及骶管囊肿是否继续生长需要进一步随访。

参考文献

1. APOSTOLIDIS A，PAPAEFSTATHIOU E，GATSOS S. Intravesical botox for overactive bladder：how to minimize complications and manage failures[J]. Curr Drug Targets，2020，21（15）：1527-1536.

2. APOSTOLIDIS A，FOWLER C J. The use of botulinum neurotoxin type A（BoNTA）in urology[J]. J Neural Transm（Vienna），2008，115（4）：593-605.

3. KUO HC. Clinical application of botulinum neurotoxin in lower-urinary-tract diseases and dysfunctions：where are we now and what more can we do?［J]. Toxins（Basel），2022，14（7）：498.

4. 中华医学会泌尿外科学分会尿控学组．肉毒毒素治疗下尿路功能障碍中国专家共识 [J]. 中华泌尿外科杂志，2021，42（6）：405-410.

病例 22 男童脊柱肿瘤术后尿失禁行肉毒毒素注射治疗 1 例

病历摘要

【基本信息】

患者，男，4 岁。

主诉：尿失禁伴大便失禁 6 月余。

现病史：6 个月前于外院行脊柱胶质瘤切除术，术后即出现尿失禁和大便失禁。

既往史：无出生抢救史、窒息史，无脑血管疾病、神经系统疾病等病史，无外伤、输血史，无食物、药物过敏史。

【专科检查】

双肾区无隆起，无压痛、叩击痛，双侧输尿管走行区无压痛、叩击痛，耻骨上膀胱区无膨隆、压痛，腰骶部可见手术瘢痕，无下

肢畸形和功能障碍。

【辅助检查】

1. 尿流动力学检查：患儿尿失禁，不能自主排尿，无法测定尿流率，超声测定残余尿量约 3 mL。影像尿流动力学检查提示膀胱顺应性差，膀胱壁毛糙。充盈期最多充盈至 25 mL 时患儿开始出现逼尿肌无抑制性收缩波（图 22–1），最大逼尿肌压力升高约 120 cmH_2O 时，有尿液排出。膀胱颈口及尿道可见开放显影，有尿液排出。充盈期和排尿期均未见膀胱输尿管反流。尿道压力测定提示最大尿道压（113 cmH_2O）、最大尿道闭合压（97 cmH_2O）及功能性尿道长度（37 mm）均未见明显异常。

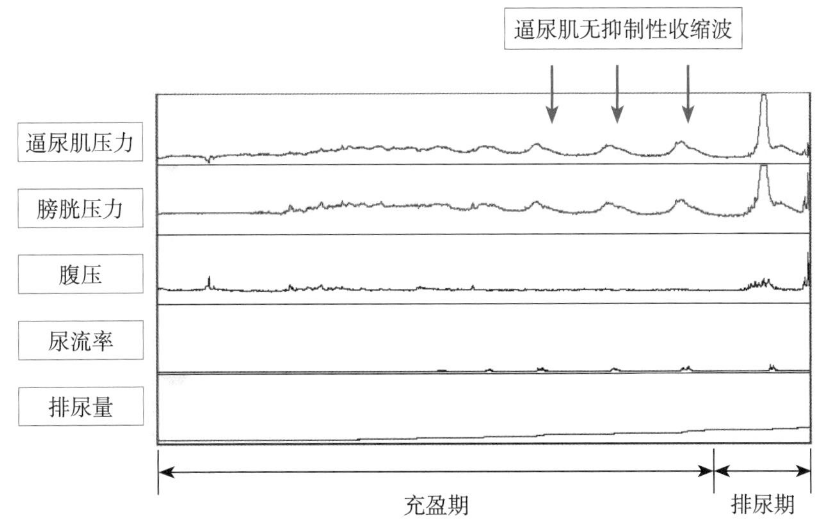

图 22-1　男童脊柱肿瘤术后尿流动力学检查

2. 胸腰段椎体 MRI 检查：脊髓占位术后改变，胸腰背部皮下软组织水肿。

【诊断】

1. 神经源性膀胱。

2. 脊柱肿瘤术后尿失禁。

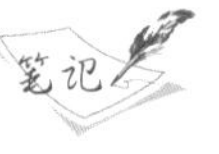

【治疗经过】

入院后完善相关检查，并予以星状神经节阻滞、针灸调节神经功能以及综合康复训练，治疗效果不佳。之后结合患者病史、尿流动力学和影像学检查结果分析，考虑患者存在神经源性逼尿肌过度活动（neurogenic detrusor overactivity，NDO），符合肉毒毒素治疗指征。遂行膀胱镜下肉毒毒素注射治疗：手术采用静脉麻醉，患者取截石位，排空膀胱，膀胱内充生理盐水 100 mL，于膀胱镜直视下利用专用膀胱腔内穿刺针，选择在膀胱小梁处给予膀胱壁内肉毒毒素注射 200 U，分 10 针注射（避开膀胱三角及双侧输尿管口）（图 22–2），深度约 0.5 mL，并给予尿道外括约肌肉毒毒素注射 100 U，分 4 针注射，最后留置 10F 两腔尿管，接引流袋。术后给予镇痛、抗感染等对症支持治疗。

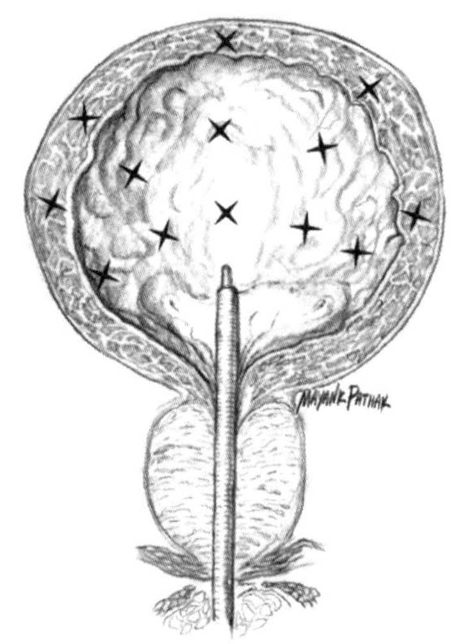

十字标记处为肉毒毒素膀胱注射部位。

图 22-2　肉毒毒素注射治疗示意

术后 7 天拔除尿管，改为部分 CIC。随访 1 个月，膀胱容量增加，尿失禁症状好转，1 天漏尿 4 次，每次漏尿浸湿约巴掌大小的内裤面积。患儿每天导尿 2 次（早晚 CIC），每次导尿量为 50 ~ 70 mL，大便失禁症状改善不明显。后继续行药物治疗 + 部分 CIC+ 康复训练，3 个月后尿失禁症状进一步缓解，膀胱容量增至 70 ~ 100 mL，大便失禁症状仍然存在。

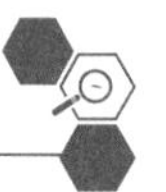

病例分析

本病例6个月前行脊柱胶质瘤切除术，术后即出现尿失禁，提示脊柱手术可能影响了支配膀胱尿道的神经功能。胸腰段椎体MRI检查提示胸腰背部皮下软组织水肿，提示二便失禁的原因可能是术后组织水肿压迫神经。该患者出现尿失禁时应及时行UDS，了解有无NB的可能，并考虑行VUDS，评估膀胱尿道的形态和功能有无异常。

本病例在我院行VUDS，显示膀胱充盈期最多充盈至25mL时，患儿就开始出现逼尿肌无抑制性收缩波，提示充盈期逼尿肌过度活动，膀胱容量减少，符合肉毒毒素治疗的适应证。因保守治疗效果欠佳，采用肉毒毒素膀胱注射治疗，抑制膀胱过度活动。但需注意尿潴留、感染等不良事件的发生，故配合CIC改善患者排尿功能，减少残余尿量，保护肾脏功能。

在进行CIC前需通过UDS测定最大膀胱测压容积和最大膀胱安全容量，并结合排尿（导尿）日记确定最佳导尿间隔时间。此外，肉毒毒素注射术后复查UDS也尤为重要，其可以评估膀胱安全容量和膀胱充盈期逼尿肌功能状态，与排尿（导尿）日记结合即可判断导尿间隔时间是否合适。本病例患儿经A型肉毒毒素（botulinum toxin A，BTX-A）注射治疗后，尿失禁症状好转，膀胱容量增加，因此，可考虑适当延长导尿间隔时间。

病例点评

保守治疗无效的难治性NDO患儿可接受BTX-A逼尿肌注射治疗。BTX-A逼尿肌注射被称为逼尿肌过度活动（detrusor overactivity，DO）治疗史上的一场“革命”或一个“里程碑”，可避免侵入性较大的重建手术，或者将手术推迟到成年进行。本病例通过VUDS明确

了 NDO 的诊断而选择肉毒毒素注射治疗。NDO 肉毒毒素治疗指南推荐剂量为 10 U/kg，本病例患儿 30 kg，注射剂量共 300 U，符合要求。所有相关儿童研究中均使用硬性膀胱镜在全麻状态下对逼尿肌进行注射，一般应避开三角区。BTX-A 疗效平均维持 6 ~ 9 个月，重复注射治疗安全有效。BTX-A 注射术后需注意不良事件的发生，如下尿路感染、排尿困难、尿潴留、膀胱区疼痛等为常见的不良事件。对于尿潴留，可以进行 CIC 来改善症状，预防上尿路损害。

对任何原因导致的已经引起症状或并发症，或对上尿路有潜在威胁的膀胱残余尿量增多，不能靠非生理方法或药物排空膀胱，无明显禁忌证的儿童均推荐行 CIC。CIC 可以作为尿流改道、骶神经调控术和膀胱肉毒毒素注射治疗的辅助治疗方法。对接受 BTX-A 注射治疗的患者进行随访，常规复查 UDS，以评估 BTX-A 的治疗效果并指导后续的进一步治疗，及时更正导尿方案。

参考文献

1. SOLISH N，CARRUTHERS J，KAUFMAN J，et al. Overview of daxibotulinumtoxinA for injection：a novel formulation of botulinum toxin type A[J]. Drugs，2021，81（18）：2091-2101.
2. GRISHIN A，SPASKA A，KAYUMOVA L. Correction of overactive bladder with botulinum toxin type A（BTX-A）[J]. Toxicon，2021，200：96-101.
3. 中华医学会小儿外科学分会小儿尿动力和盆底学组 . 儿童清洁间歇导尿术中国专家共识 [J]. 中华医学杂志，2022，102（34）：2669-2678.
4. 吕宇涛，文建国，袁继炎，等 . 小儿尿动力学检查专家共识 [J]. 中华小儿外科杂志，2014，35（9）：711-715.

笔记

病例 23 女童神经源性膀胱伴右侧肾积水行肉毒毒素注射治疗 1 例

病历摘要

【基本信息】

患者，女，5 岁。

主诉：尿失禁、排尿困难 3 年，反复尿路感染 2 月余。

既往史：无出生时窒息病史，无感染性疾病、脑血管疾病、神经系统疾病等病史，无外伤、输血史。

家族史：无家族遗传病史。

【专科检查】

双肾区无压痛、叩击痛，双侧输尿管走行区无压痛、叩击痛，耻骨上膀胱区无膨隆、压痛，腰骶部未见肿块、皮肤异常，无脊柱畸形、异常步态，无下肢畸形和功能障碍。

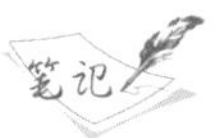

【辅助检查】

1. 尿流动力学检查：自由尿流率提示低平间断尿流率曲线，最大尿流率降低（2 mL/s），残余尿量增多（100 mL）。影像尿流动力学检查提示充盈期膀胱壁稍毛糙，膀胱感觉迟钝，顺应性差（5 mL/cmH_2O），最大膀胱测压容积减小（86 mL）。充盈期可见多个不典型逼尿肌无抑制性收缩波，无尿液排出，可见右侧膀胱输尿管间断、轻度反流，最多充盈至约 86 mL 时（P_{det}=15 mL/cmH_2O）可见尿液自尿道口排出，逼尿肌漏尿点压（detrusor leak point pressure，DLPP）为 15 cmH_2O，排尿期未见明显逼尿肌主动收缩。膀胱颈口开放不明显，可见少量尿液排出（图 23-1）。

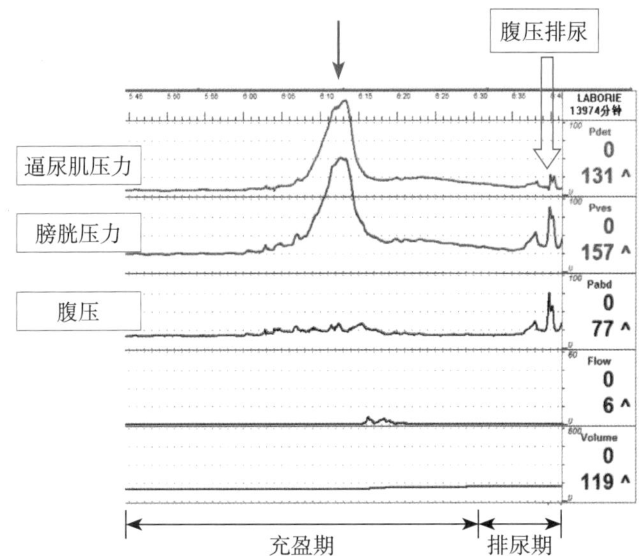

膀胱充盈期可见不典型逼尿肌无抑制性收缩波（实心箭头），少许尿液排出；排尿期未见明显逼尿肌主动收缩，腹压排尿（空心箭头）。

图 23-1　尿流动力学检查

2. MRI 检查（腰椎平扫 / 骶丛神经扫描）：腰髓及马尾神经未见明显异常，S_2 附件似不完整，S_2 及以下神经未见明确显示。

3. 计算机体层成像尿路造影（computed tomography urography，CTU）（双肾输尿管膀胱）：膀胱壁增厚、多发憩室（考虑神经源性膀胱），累及右侧输尿管末端，伴右侧输尿管及右肾积水，右肾局部实质变薄。

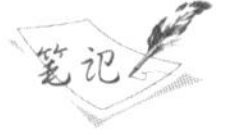

4. 膀胱镜检查：患者取截石位，静脉麻醉达成后，输尿管镜直视下进镜顺利，尿管全程未见异常，膀胱颈口光滑，膀胱容量可，双侧输尿管开口位置正常，呈裂隙状，间断喷尿清，使用输尿管导管置入双侧输尿管顺利，膀胱顶壁、侧壁及前壁黏膜可见充血，顶壁可见多发憩室小梁形成，未见明显占位性病变。给予留置 8F 尿管。膀胱镜检查诊断：慢性膀胱炎、膀胱多发小梁憩室。

【诊断】

1. 神经源性膀胱。

2. 右侧肾积水。

3. 尿失禁。

【治疗经过】

3 年前无明显诱因出现排尿困难，同时存在充盈性尿失禁、小腹憋胀，无发热、血尿，于外院就诊，彩超示残余尿量增多，尿常规提示尿路感染，遂给予抗感染等对症治疗，效果一般。后反复尿路感染，于外院接受输液治疗。2 个月以来尿路感染反复发生，因排尿困难症状突出，遂来我院就诊。

本次就诊后给予抗感染等对症支持治疗，尿路感染症状减轻。后根据患者病史、尿流动力学检查和膀胱镜检查结果，判断患者存在神经源性逼尿肌过度活动（neurogenic detrusor overactivity，NDO）和逼尿肌活动低下（detrusor underactivity，DU）、逼尿肌 - 括约肌协同失调（detrusor-sphincter dyssynergia，DSD），符合肉毒毒素治疗指征，遂行膀胱镜下肉毒毒素注射治疗。分别给予尿道外括约肌和膀胱壁肉毒毒素注射，最后留置 8F 三腔尿管，接引流袋顺利。术后给予镇痛、抗感染等对症治疗。术后 4 天拔管，患者自主排尿通畅。给予药物治疗联合 CIC。随访 1 个月后，患儿排尿困难、尿失禁症状改善，每天导尿 6 次，每次导尿量为 100 ~ 200 mL，嘱其改为部分 CIC+ 药物治疗 + 排尿训练。随访 3 个月后，患儿膀胱容量增加，基本能够自主排尿，每天导尿 3 次，每次导尿量为 20 ~ 100 mL。

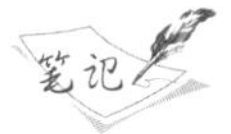

病例分析

本病例于 3 年前发现尿失禁、排尿困难，未能引起家长重视，后因感染入院。MRI 检查提示 S_2 附件似不完整，椎体的附件包括横突、椎弓根、椎板、棘突，还有小关节突。椎体附件的缺失导致继发性小关节增生、黄韧带肥厚，都可以压迫神经孔，最终引起神经症状的出现。CTU 和膀胱尿道镜均提示膀胱壁增厚、多发憩室，这些膀胱形态的改变也提示 NB 的可能。

UDS 提示充盈期逼尿肌过度活动，膀胱顺应性降低，排尿期未见明显逼尿肌主动收缩，符合 NB 的典型变化。长期的膀胱顺应性降低和膀胱形态的改变累及右侧输尿管末端，从而导致右肾及输尿管积水等并发症。本病例发生尿失禁的原因可能是存在 NDO 和 DSD。随着 NB 的进一步发展，膀胱内会残存尿液，膀胱顺应性会逐渐降低，充盈性尿失禁时膀胱内压力升高还会严重危害肾脏功能。

BTX-A 术后可能会引起尿潴留、尿路感染等症状。因此，本病例采用 CIC 可以预防尿潴留和 UTI。CIC 是一种安全的膀胱引流方法，适用于不能自主排尿、残余尿量持续增多的患儿。早期开始 CIC 联合抗胆碱能药物治疗，可以降低膀胱压力和上尿路损害风险。一般每天导尿 4 ~ 6 次。小儿 CIC 主要根据尿流动力学检查结果、膀胱安全容量来确定每次导尿量。嘱此类患儿家长记导尿日记，如果每次导尿量超过安全容量，需要增加导尿次数。

病例点评

本病例患儿 3 年前发现尿失禁、排尿困难等症状。因为之前患儿年龄较小，仍使用尿不湿，家长无法确定这些排尿症状是否已经存在，不知道如何鉴别生理性不自主排尿和病理性的尿失禁。因此，此类患儿家长应细心留意孩子的排尿情况，如有发现患者白天尿液持续从尿道口流出，则为病理性的尿失禁。需要及时就医行 UDS 评

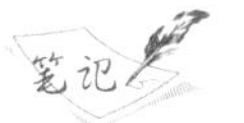

估膀胱尿道的功能形态，以便能及早发现并给予治疗。

本病例的主要问题是排尿期膀胱出口梗阻，残余尿量增多。UDS提示膀胱顺应性差，充盈期最多充盈至 86 mL 时，患儿就开始出现逼尿肌无抑制性收缩波，提示充盈期逼尿肌过度活动，而排尿期膀胱出口开放不全提示存在 DSD。在其他保守治疗无效的情况下，尿道外括约肌和膀胱壁肉毒毒素注射成为此类患者治疗的选项之一。本病例采用 BTX-A 注射来解除膀胱颈口梗阻和逼尿肌过度活动，缓解排尿困难、尿失禁等症状。逼尿肌 BTX-A 注射对于抗胆碱能药物治疗失败或不耐受患儿的疗效已经得到共识。该病例给予肉毒毒素注射治疗，术后常规给予 CIC，降低了尿潴留的发生，在一定程度上也预防了上尿路损害和尿路感染的发生。

儿童 BTX-A 注射的有效时间平均为 6 个月左右，注射剂量根据患儿的体重调整，一般为 5.0 ~ 12.5 U/kg，最大剂量不超过 360 U，最常用的 BTX-A 剂量为 10 U/kg，最大注射点数为 30 个。

参考文献

1. SCHEEPE J R，BLOK B F，'T HOEN L A. Applicability of botulinum toxin type A in paediatric neurogenic bladder management[J]. CurrOpin Urol，2017，27（1）：14-19.
2. 中华医学会泌尿外科学分会尿控学组 . 肉毒毒素治疗下尿路功能障碍中国专家共识 [J]. 中华泌尿外科杂志，2021，42（6）：405-410.
3. 吕宇涛，文建国，袁继炎，等 . 小儿尿动力学检查专家共识 [J]. 中华小儿外科杂志，2014，35（9）：711-715.
4. 中华医学会小儿外科学分会小儿尿动力和盆底学组 . 儿童清洁间歇导尿术中国专家共识 [J]. 中华医学杂志，2022，102（34）：2669-2678.

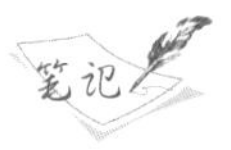

病例 24 老年女性腰椎间盘突出术后排尿困难行肉毒毒素注射治疗 1 例

病历摘要

【基本信息】

患者，女，72 岁。

主诉：尿频 6 年余，腰椎间盘突出手术治疗后出现排尿困难 1 个月。

现病史：1 个月前因腰椎间盘突出行手术治疗，术后 10 余天出现排尿困难症状，逐渐加重，下腹部憋胀难以忍受，予以留置尿管持续导尿，症状好转。后突发短暂意识不清。超声提示双肾实质回声增强、双肾积水、左肾囊肿、双侧输尿管全程扩张、膀胱壁毛糙，MRI 提示脑内多发腔梗灶、白质缺血灶、空泡蝶鞍，予以甲钴胺片、消炎等对症支持治疗，意识恢复。于外院拔除尿管后不能自主排尿，出现尿潴留。超声检查提示膀胱残余尿量大于 200 mL，随后继续留

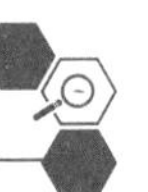

置尿管，予以保守治疗，为求进一步诊治转入我院治疗。

既往史：高血压 10 余年，予以硝苯地平维持正常血压；冠心病数十年，无发作史，自行服用阿托伐他汀降脂；脑梗死病史 7 年余，近期 MRI 检查提示陈旧性脑梗死；3 年前外伤致左手腕粉碎性骨折，行手术治疗；1 个月前行腰椎间盘突出手术，有输血史，无食物、药物过敏史，无心脏疾病、糖尿病病史。

【专科检查】

双肾区无隆起，无压痛、叩击痛，双侧输尿管走行区无压痛、叩击痛，耻骨上膀胱区无膨隆、压痛，尿道外口无红肿、异常分泌物、狭窄及赘生物。

【辅助检查】

1. 影像尿流动力学检查：膀胱感觉正常，顺应性正常，最大膀胱测压容积正常（360 mL），排尿期未见明显逼尿肌收缩，患者拟腹压排尿；右侧输尿管出现明显反流，膀胱颈口呈漏斗样改变，尿道未见明显开放显影，无尿液排出（图 24-1）。最大尿道压（95 cmH_2O）及最大尿道闭合压（81 cmH_2O）增高，功能性尿道长度（23 mm）减小。

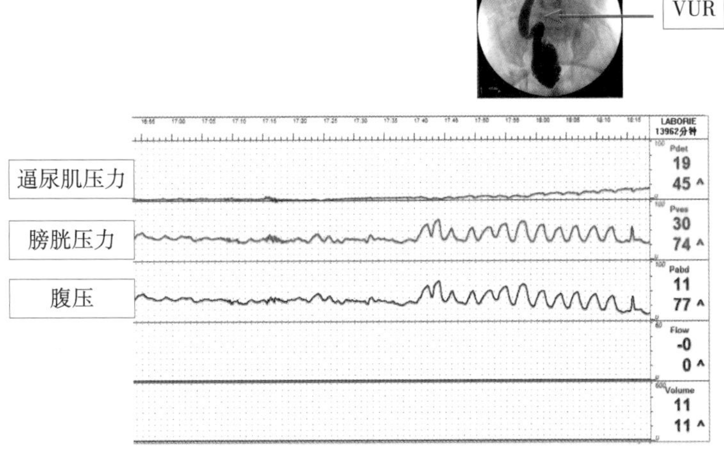

图 24-1　老年女性腰椎间盘突出术后影像尿流动力学检查

2. 腰椎 MRI 检查提示腰椎术后改变，$L_{4/5}$ 椎间盘突出，腰椎骨质增生并终板变性，L_4 椎体向前轻度移位，骶管囊肿。

3. 超声提示右肾积水，右侧输尿管扩张，膀胱壁毛糙。

4. 膀胱镜提示慢性膀胱炎，膀胱颈口抬高。

【诊断】

1. 神经源性膀胱。
2. 尿潴留。
3. 肾积水合并输尿管扩张。

【治疗经过】

根据患者病史、影像学和尿流动力学检查结果，考虑患者存在 NB 合并逼尿肌 – 括约肌协同失调（detrusor-sphincter dyssynergia，DSD），符合 DSD 的肉毒毒素治疗的指征，遂于全麻下行经尿道肉毒毒素注射术，给予尿道括约肌、膀胱颈口肌层肉毒毒素注射 200 U，分 8 针注射，后留置导尿管。

术后给予抗感染、镇痛等对症支持治疗。拔除尿管后患者可以自行排出少许尿液，但是尿潴留仍很明显。嘱患者出院自主排尿 +CIC，并联合赛洛多辛等药物治疗，记录排尿日记。术后 1 个月，患者自觉尿频、排尿困难减轻，行部分 CIC，白天 6 次，夜间 1 次。每次导尿前尝试排尿，平均每次自主排尿量约 70 mL，平均导尿量约 190 mL。术后 3 个月随访，继续行部分 CIC，平均排尿量约 110 mL，平均导尿量约 170 mL，白天尿量约 1680 mL，夜间尿量约 350 mL。复查超声提示膀胱内残余尿量约 110 mL。

病例分析

本病例存在 7 年前脑梗死病史，MRI 检查结果发现骶管囊肿，这些都可能引起 NB。由于排尿症状轻微，未能引起患者注意。腰椎间盘手术后出现严重的排尿困难，且 UDS 提示逼尿肌瘫痪，排尿期

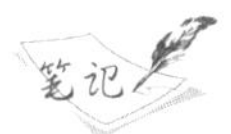

尿道不开放，发现明显的 DSD 表现。推测腰椎手术对支配排尿的神经有明显影响。脑梗死病史和骶管囊肿也是发生腰椎手术后尿潴留的危险因素。

患者排尿困难症状严重，而留置尿管只能作为短期缓解症状的手段。长期留置尿管可能出现导管伴随性感染、尿道损伤、膀胱功能损伤（主要表现为拔管后出现尿失禁、尿频、排尿困难，甚至再次发生尿潴留）等并发症。因此，不建议长期应用留置尿管。一般情况下，留置尿管最好 2 周更换 1 次，最长不超过 4 周。

BTX-A 作为一种治疗神经源性膀胱的二线疗法，可治疗 DSD 或逼尿肌活动低下（detrusor underactivity，DU），主要适用于保守治疗无效、不能耐受手术或手术失败的患者。本病例 VUDS 显示排尿期尿道不开放、残余尿量增多，提示严重 DSD 的存在。遂给予尿道括约肌、膀胱颈口肉毒毒素注射治疗，以减轻膀胱出口梗阻，防止上尿路损害，保护肾脏功能。患者注射 BTX-A 后拔除尿管，仍有尿潴留，后联合 CIC 来辅助排空膀胱。随着自主排尿量的增加，逐渐减少导尿次数。

病例点评

UDS 是评估 NB 最好的手段，VUDS 能够额外提供形态变化的信息，包括 VUR（膀胱输尿管反流）、膀胱形态异常和排尿期尿道 – 括约肌的协同性失调。对于无 VUDS 设备的医疗机构，在特定情况下，排泄性膀胱尿路造影也能有助于确定排尿期是否存在 DSD。本病例根据 VUDS 提供的 DSD 诊断信息，对患者实施了尿道括约肌肉毒毒素治疗。

患者接受括约肌 BTX-A 注射治疗后，仍不能顺利排出尿液，提示治疗效果不是十分理想。分析原因可能是该患者病情复杂，并不是单纯 DSD。接受 BTX-A 注射治疗后，括约肌痉挛可能得到解除，但是逼尿肌无收缩或盆底仍不能完全放松等都会继续影响排尿功能。

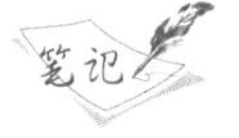

虽然治疗效果不理想，但是随访结果显示肉毒毒素治疗有利于患者尿潴留症状的改善。

尿道括约肌注射 BTX-A 容易出现一过性尿失禁症状，常需要留置尿管持续引流 3 ～ 5 天。如果肉毒毒素治疗效果仍不好，残余尿量多，可以考虑行部分 CIC，睡觉前和早上第 1 次排尿后进行导尿。白天鼓励自主定时排尿。

参考文献

1. MOGA M A，BANCIU S，DIMIENESCU O，et al. Botulinum-A Toxin's efficacy in the treatment of idiopathic overactive bladder[J]. J Pak Med Assoc，2015，65（1）：76-80.
2. GRISHIN A，SPASKA A，KAYUMOVA L. Correction of overactive bladder with botulinum toxin type A（BTX-A）[J].Toxicon，2021，200：96-101.
3. APOSTOLIDIS A，PAPAEFSTATHIOU E，GATSOS S. Intravesical botox for overactive bladder：how to minimize complications and manage failures[J].Curr Drug Targets，2020，21（15）：1527-1536.
4. 文建国，李云龙，袁继炎，等 . 小儿神经源性膀胱诊断和治疗指南 [J]. 中华小儿外科杂志，2015，36（3）：163-169.
5. 中华医学会泌尿外科学分会尿控学组 . 肉毒毒素治疗下尿路功能障碍中国专家共识 [J]. 中华泌尿外科杂志，2021，42（6）：405-410.

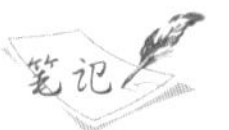

病例 25 老年男性颅脑外伤后排尿困难行肉毒毒素注射治疗 1 例

病历摘要

【基本信息】

患者，男，67 岁。

主诉：颅脑外伤术后 15 年，尿失禁 3 年，排尿困难半年。

现病史：15 年前因头颅外伤行手术治疗，手术后生活不能自理。3 年前出现夜间尿失禁，白天无尿频、尿急、排尿困难等，未到医院治疗，仅在夜间使用尿不湿处理。半年前，无明显诱因出现排尿困难，无肾区疾病，无发热、血尿症状。于外院就诊给予消炎输液处理，效果差，后留置尿管，建议行前列腺电切手术，家属未同意。

既往史：无高血压、心脏疾病病史，否认糖尿病、脑血管疾病病史，否认输血史，无食物、药物过敏史。

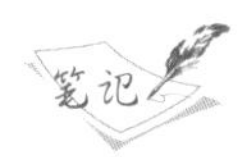

个人史、家族史：自发病以来，食欲、睡眠、精神均正常，体重无减轻。否认吸烟、饮酒史。无家族遗传病史。

【专科检查】

双肾区无隆起，无压痛、叩击痛，双侧输尿管走行区无压痛、叩击痛，耻骨上膀胱区无膨隆、压痛，尿道外口可见留置尿管，无下肢畸形和功能障碍。尿道外口可见留置尿管。

【辅助检查】

1. 尿流动力学检查：因患者留置导尿管，无法进行自由尿流率测定。压力－流率测定显示膀胱感觉敏感，顺应性正常（20 mL/ cmH_2O），最大膀胱测压容积减小（191 mL）。充盈期未见逼尿肌无抑制性收缩波，充盈至 191 mL 时患者诉憋胀不适，嘱其排尿，排尿期未见逼尿肌主动收缩，无尿液排出。同步 X 线影像提示充盈期膀胱形态失常，膀胱顶部可见憩室形成。排尿期未见膀胱输尿管反流，膀胱颈口及尿道未见开放显影，无尿液排出。

2. MRI 检查（头颅平扫）：颅脑外伤术后改变，脑室系统稍大。双侧大脑半球及双侧小脑半球脑表面异常信号，脑膜增厚。双侧小脑半球、左侧额叶软化灶。双侧额顶叶缺血灶或白质脱髓鞘。左侧上颌窦囊肿，双侧筛窦轻度炎症。左侧乳突炎。

3. MRI 检查（腰椎平扫 / 腰骶神经平扫＋增强）：$L_{1/2}$、$L_{4/5}$、L_5/S_1 椎间盘膨出；L_1、L_2 椎体陈旧压缩性改变；腰椎骨质增生；L_2 椎体许莫氏结节；$L_{2\sim5}$ 椎体终板变性；腰骶丛神经 MRI 检查未见明显异常。

4. CTU（双肾、输尿管、膀胱）：膀胱充盈差，壁弥漫性增厚，延迟期可见多发小突起影，未见明显异常强化影。双肾大小、形态未见明显异常，双肾内可见类圆形无强化低密度影。双肾功能良好。双侧输尿管断续显影。

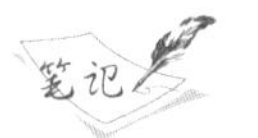

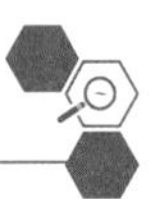

【诊断】

1. 神经源性膀胱（并发充盈性失禁）。

2. 颅脑外伤术后。

4. 尿潴留。

【治疗经过】

入院后积极完善相关检查，根据患者病史、尿流动力学检查和影像学检查结果，考虑患者 NB 合并膀胱出口梗阻（bladder outlet obstruction，BOO），符合膀胱颈口和外括约肌肉毒毒素注射治疗指征，遂于全麻下行膀胱镜检查 + 肉毒毒素注射治疗。于膀胱颈口注射肉毒毒素 100 U，分 4 针注射；尿道外括约肌注射肉毒毒素 100 U，分 4 针注射，注射完毕后留置尿管。

术后积极抗炎支持治疗，出院后给予 β 受体激动剂、α 受体阻滞剂治疗，出院后 1 周拔除尿管，改为完全 CIC。术后 1 个月，患者排尿困难有所改善，可以自行排出部分尿液，导尿次数为白天 7 次，夜间 1 次，每次导尿前尝试排尿，有少量尿液排出，平均排尿量约 50 mL，平均导尿量约 190 mL，白天尿量约 1680 mL，夜间尿量约 350 mL。术后 3 个月，患者排尿困难明显改善，导尿次数为白天 6 次，夜间 1 次，每次导尿前自行排尿，平均排尿量约 125 mL，平均导尿量约 150 mL，白天尿量约 1650 mL，夜间尿量约 400 mL。手术后 5 个月随访，自行排尿后超声残余尿量提示残余尿量约 49 mL。

病例分析

本病例患者 15 年前行颅脑外伤手术，3 年前发现夜间尿失禁，考虑颅脑外伤及手术已对支配膀胱尿道的相关神经产生影响。半年前出现排尿困难，来我院行头部 MRI 检查提示大脑存在广泛的病理性改变，骶椎 CT 示 L_5/S_1 椎间盘稍向后膨出，硬膜囊受压，提示神经系统的损害可能影响膀胱尿道功能。结合 UDS 提示最大膀胱测压

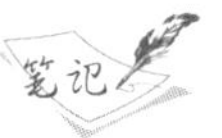

容积减小，膀胱憩室形成，排尿期逼尿肌无收缩，无尿液排出，以及 VUDS 提示排尿期膀胱颈口及尿道未见开放显影，可以诊断为 NB 合并 BOO。但是该患者可能同时存在前列腺增生。

患者曾因尿潴留在外院就诊，给予留置导尿管处理并建议行前列腺电切术。因年龄较大，患者拒绝行前列腺切除手术。本次就诊时，综合评估患者情况，符合肉毒毒素治疗指征，遂行膀胱颈口、尿道外括约肌膀胱内注射 BTX-A 注射治疗。

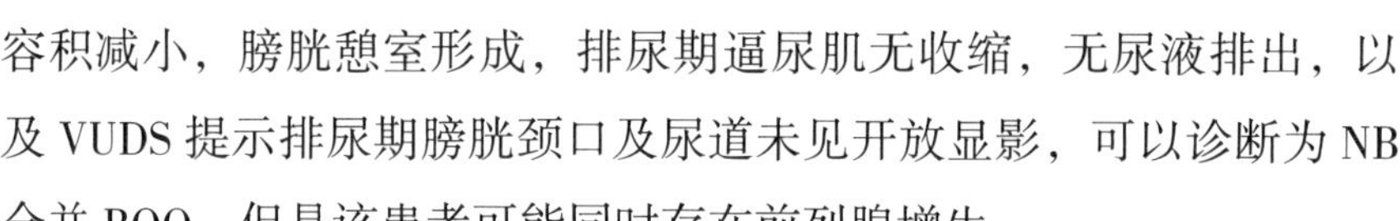

病例点评

本病例因颅脑手术后不能自理、尿失禁 3 年、排尿困难半年就诊。患者年龄较大，曾因外伤手术失去生活自理能力，3 年前出现夜间尿失禁症状时，未能引起家属重视。可能在尿失禁初期已经出现 BOO，不过程度较轻，仅在储尿期出现逼尿肌不稳定或尿道括约肌舒张。因未能及时就医，病情逐渐发展，出现了排尿困难症状。因此，对于该类患者应尽早行 UDS 检查以评估下尿路功能和形态状况。

UDS 是诊断和制定 NB 治疗方案的主要依据。高度推荐 VUDS，可同时了解膀胱形态、是否存在膀胱憩室和膀胱输尿管反流（vesicoureteral reflux，VUR）、膀胱颈部的开放情况等。膀胱高压、逼尿肌－括约肌协同失调、慢性尿潴留等均是上尿路损害的危险因素，应尽早采取相应的治疗措施。CIC 联合抗胆碱能药物是 NB 的基础治疗方法之一。病因治疗也应重视，应首先治疗导致 NB 的神经系统原发疾病，然后依据尿流动力学分类进行 NB 的个体化治疗。NB 患者应终身随访，病情进展时应及时调整治疗方案。

保守治疗无效的 BOO/DU 成人患者可以进行括约肌 BTX-A 注射，部分患者根据情况可行 BTX-A 尿道括约肌及逼尿肌联合注射术来治疗 DO+BOO，注射剂量可适当增加，一般应用剂量为 100 U，可重复注射。通常情况下，注射后 7 天左右开始出现临床改善，疗效

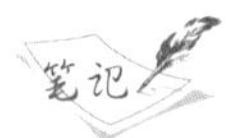

能够维持 3 个月左右。同逼尿肌注射一样，括约肌也可以重复注射 BTX-A。该病例随访 5 个月，排尿症状明显缓解，说明 BTX-A 尿道括约肌注射有利于改善膀胱出口梗阻症状。

参考文献

1. MEHTA S，HILL D，FOLEY N，et al. A meta-analysis of botulinum toxin sphincteric injections in the treatment of incomplete voiding after spinal cord injury[J]. Arch Phys Med Rehabil，2012，93（4）：597-603.
2. WEIN A J. Re：effectiveness of BTX-A and neuromodulation in treating OAB with or without detrusor overactivity：a systematic review[J]. J Urol，2018，199（4）：899.
3. THWAINI A，SHERGILL I，RADHAKRISHNAN S，et al. Botox in urology[J]. Int Urogynecol J Pelvic Floor Dysfunct，2006，17（5）：536-540.
4. 中华医学会泌尿外科学分会尿控学组 . 肉毒毒素治疗下尿路功能障碍中国专家共识 [J]. 中华泌尿外科杂志，2021，42（6）：405-410.

病例 26
儿童腰骶部脊膜膨出术后尿失禁行肉毒毒素注射治疗 1 例

病历摘要

【基本信息】

患儿，男，12 岁。

主诉：腰骶部脊膜膨出术后尿失禁，排尿困难 7 年，发现双肾积水 1 年。

现病史：患儿出生时发现腰骶部脊膜膨出，2 个月大时行腰骶部脊膜膨出手术，术后未发现大小便失禁。后定期复查提示脊膜膨出术后骶椎背侧骨质部分未闭合，脊椎发育不全，脊髓末端低位，达 L_4 水平，脊髓栓系综合征。患儿于 5 岁时出现排尿后残余尿量增多，为 30 ～ 35 mL，输尿管及肾脏功能正常。6 岁时出现漏尿症状，未进行治疗。8 岁因“发现右侧马蹄高弓足内翻 7 月余”于外院住院治

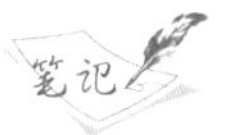

疗，术后患者右侧腿部仍不能正常伸直，右侧足弓异常弯曲。10 岁时出现尿不尽症状。11 岁时泌尿系统彩超提示右肾中－重度肾积水，左肾轻度积水，膀胱小房小梁，肾盂肾盏分离，双侧输尿管未见明显扩张，于当地医院行清热通淋胶囊 + 索利那新片并联合间歇清洁导尿治疗。

既往史：无传染病接触史，无外伤史。

个人史：患儿足月顺产，母乳喂养，发育尚可。

【专科检查】

双肾区无隆起，无压痛、叩击痛，双侧输尿管走行区无压痛、叩击痛，耻骨联合上膀胱区稍膨隆。尿道外口及外阴皮肤有湿疹。腰骶部可见沿脊柱手术瘢痕（图 26-1A）。右侧马蹄高弓内翻足，右脚脚踝部位可见手术瘢痕（图 26-1B），右腿下压不可正常伸直。

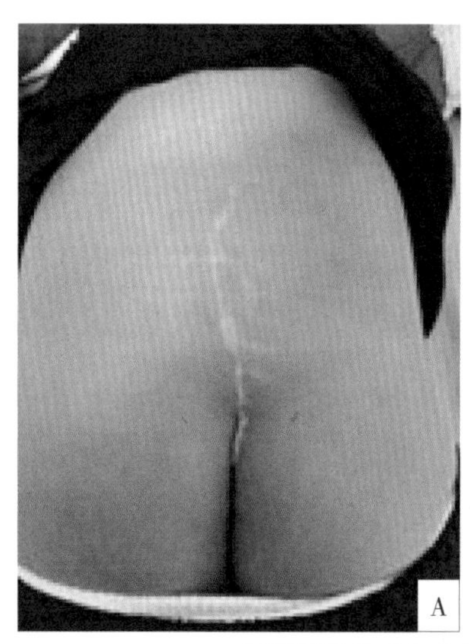
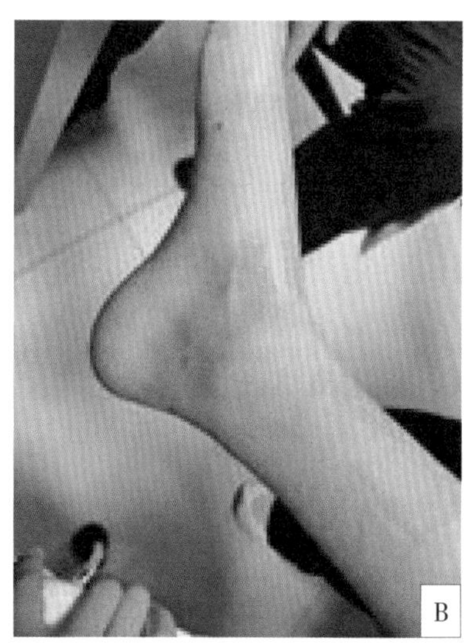

A. 腰背部脊柱手术瘢痕；B. 马蹄足手术瘢痕。

图 26-1　专科检查

【辅助检查】

1. 尿常规：尿路感染。肝肾功异常。

2. 超声：左肾 108 mm × 58 mm × 57 mm，实质厚 16 mm；右肾 117 mm × 61 mm × 58 mm，实质厚 7 ~ 13 mm。包膜光滑，实质未

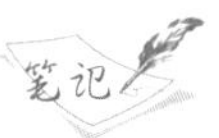

见异常回声。左肾集合系统分离，分离前后径约 34 mm（排尿前）、29 mm（排尿后）；肾盏多发扩张，较大者约 30 mm × 25 mm（排尿前）、24 mm × 20 mm（排尿后），血流灌注尚正常。右肾集合系统分离，分离前后径约 45 mm（排尿前）、31 mm（排尿后）；肾盏多发扩张，较大者约 37 mm × 33 mm（排尿前）、34 mm × 22 mm（排尿后），血流灌注尚正常。左侧输尿管全程扩张，排尿前较宽处约 9.3 mm，排尿后较宽处约 68 mm。右侧输尿管全程扩张，排尿前较宽处约 12 mm；排尿后较宽处约 9.7 mm。膀胱充盈好，壁毛糙，局限性呈小房小梁样改变，内透声欠佳。膀胱壁厚度：排尿前约 6.68 mm（膀胱容量约 284 mL），排尿后约 8.28 mm（膀胱容量约 178 mL）。膀胱前壁逼尿肌厚度：排尿前约 4.10 mm，排尿后约 5.40 mm。残余尿量约 178 mL。

3. 尿流动力学检查：患者尿失禁，不能自主排尿，膀胱残余尿量约 500 mL。压力容积 – 压力流率测定显示膀胱感觉尚可，顺应性差（6 mL/cmH_2O），最大膀胱测压容积减小（223 mL）。充盈期未见逼尿肌无抑制性收缩波，充盈至 223 mL 时（P_{det}=37 cmH_2O），尿液自尿道排出，嘱患者排尿，未见逼尿肌主动收缩，患者为腹压排尿，有少量尿液排出。同步 X 线影像提示充盈期膀胱形态失常，壁毛糙，膀胱颈口部分开放。排尿期未见膀胱输尿管反流，膀胱颈口可见开放，尿道未见明显开放显影，有少量尿液排出。尿道压力测定显示最大尿道压（90 cmH_2O）未见明显异常，最大尿道闭合压（42 cmH_2O）降低。

尿流动力学检查结果提示该患者存在逼尿肌无收缩、膀胱顺应性差、膀胱壁毛糙、逼尿肌 – 括约肌协同失调（detrusor-sphincter dyssynergia，DSD）、残余尿量显著增多。肉毒毒素注射前尿流动力学检查结果见图 26-2。

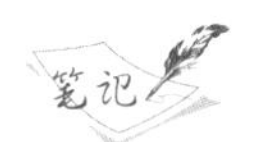

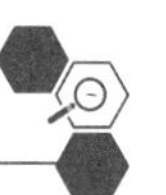

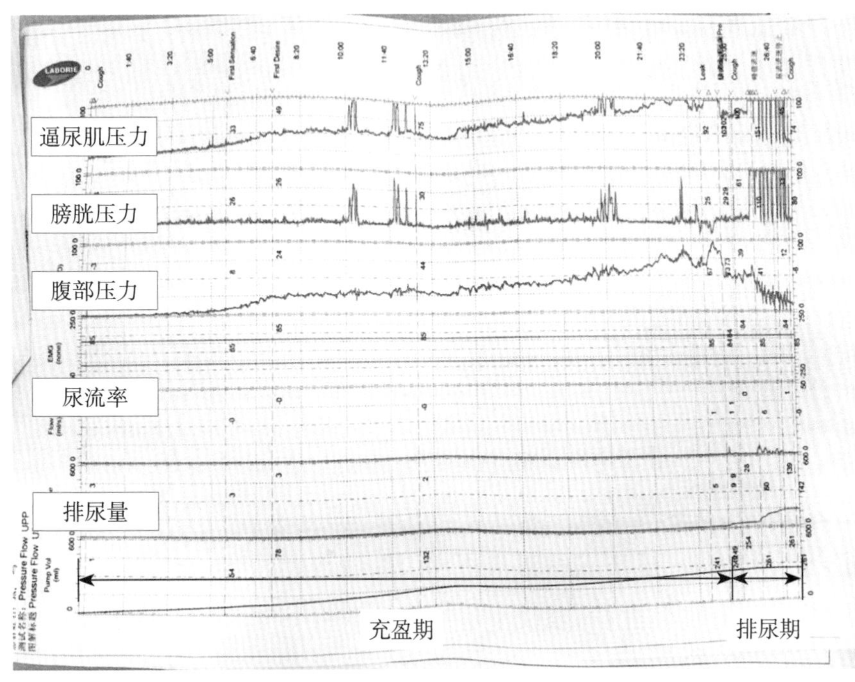

图 26-2 肉毒毒素注射前尿流动力学检查

【诊断】

1. 神经源性膀胱（双肾输尿管积水，膀胱出口梗阻）。

2. 腰骶部脊膜膨出术后。

【治疗经过】

考虑到患者双肾积水、双侧输尿管全程扩张、膀胱壁增厚毛糙、膀胱局限性小梁样改变、尿潴留，影像尿流动力学检查提示膀胱顺应性降低，存在 DSD、外括约肌痉挛，分析外括约肌痉挛是排尿困难和尿潴留的原因之一，是括约肌注射肉毒毒素治疗的适应证。膀胱注射肉毒毒素有利于改善膀胱顺应性。遂行膀胱镜检查并进行膀胱体、尿道外括约肌肉毒毒素注射治疗，术后保留尿管，患者生命体征平稳，无明显不适。术后 1 周开始 CIC。肉毒毒素注射治疗后 1 个月随访，患者日间尿失禁情况明显改善，连续 4 天 24 小时排尿日记显示单次最大排尿量达到 200 mL，膀胱排空能力明显改善。

患者现在继续 CIC，每天需导尿 4 ～ 6 次。具体操作：每天睡觉

前、早上起床后和早、中、晚餐后 1 个小时左右各导尿 1 次。导尿前或导尿间隔中鼓励患者自主排尿。注意记录导尿日记，为调整导尿次数提供依据。导尿同时配合口服山莨菪碱 1/2 片（每片 5 mg），早晚各口服 1 次，治疗膀胱纤维化。每 3 个月复查泌尿系统超声。半年后可以考虑再次行注射肉毒毒素治疗。

病例分析

NB 的治疗原则是保护膀胱功能，以防止上尿路形态和功能的损害。该患儿影像尿流动力学检查提示膀胱顺应性差，逼尿肌无收缩，残余尿量增多；超声提示双肾积水，双侧输尿管全程扩张，膀胱壁增厚、毛糙，膀胱壁局限性小房小梁样改变，尿潴留，膀胱出口梗阻。患者已无法自主排空膀胱。推测膀胱壁增厚导致膀胱输尿管交界处不全梗阻，导致上尿路扩展，引起了双侧肾积水。该患者适合行 CIC。但是，为了减少导尿次数，减轻膀胱的纤维化引起的逼尿肌不稳定，减轻尿道外括约肌痉挛引起的膀胱出口梗阻，膀胱和括约肌的肉毒毒素注射治疗就成为治疗的选项之一。文献报道，对脊柱损伤患者的尿道外括约肌注射 A 型肉毒毒素可以产生和正常尿道外括约肌相似的效果，可以缓解由于逼尿肌 – 括约肌协同失调导致的膀胱高压产生的肾盂积水。BTX-A 的机制为阻断副交感神经的胆碱能神经传出通路，抑制尿道括约肌内乙酰胆碱的释放和传递，产生暂时性去神经作用，松弛尿道外括约肌，降低尿道压力以利于患者排尿，改善排尿功能，减少残余尿量和导尿次数。该患者膀胱顺应性降低，逼尿肌 – 括约肌协同失调，为肉毒毒素注射的适应证。采用 A 型肉毒毒素注射可缓解尿失禁症状，改善排尿功能，提高生活质量。肉毒毒素注射 1 个月后对患者进行随访，患者排尿困难及尿失禁症状明显改善，生活质量显著提升。

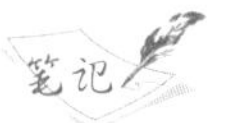

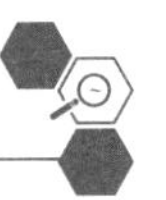

病例点评

该例患者早期没有得到合理治疗或进行了不规范治疗，导致病情从残余尿量轻微增多逐步加重至膀胱残余尿量约 500 mL。患者不能自主排尿，出现充盈性尿失禁，膀胱顺应性变差，引起双侧肾积水并双侧输尿管扩张等。该患者于出生后 1 个月时即检查出腰骶部脊膜膨出，并行脊髓脊膜膨出手术，术后定期复查，5 岁时已检查出残余尿量增多，6 岁时出现漏尿，10 岁时出现尿不尽，11 岁时检查出双肾积水，12 岁时症状加重来我院就诊。此时已出现双侧肾脏、输尿管积水，右侧显著加重，残余尿量进行性增加。该患者在泌尿系统症状出现的早期未引起足够重视，直至发展至双侧肾积水时在当地医院诊治并开始 CIC 且 CIC 操作不规范。

由于该患者有 NB 合并逼尿肌 – 括约肌协同失调，属于肉毒毒素治疗的范围。NB 是指因控制排尿功能的中枢神经系统或周围神经系统受到损害而引起的膀胱尿道功能障碍。NB 的主要表现为膀胱逼尿肌、尿道括约肌的功能障碍或两者的协调障碍，进而可能诱发尿路感染以及上尿路损害等。正常情况下，当有排尿反应时，逼尿肌收缩，尿道外括约肌舒张。逼尿肌 – 括约肌协同失调是指当逼尿肌收缩时，尿道外括约肌也发生不正常的收缩。因此，患者排尿时会出现排尿不完全，即尿潴留或尿失禁。采用 A 型肉毒毒素注射可改善患者的症状，起到很好的效果。肉毒毒素注射后经过一段时间会失效，建议定期注射，保持疗效。

此外，该病例需要注意记录导尿日记，作为调整导尿次数提供依据。根据患者自行记录的导尿日记，合理规划导尿时间，注意于每天睡觉前、早上起床后和早、中、晚餐后 1 个小时左右各导尿 1 次。考虑到膀胱壁增厚、毛糙，开始导尿后可以同时配合口服山莨菪碱 1/2 片（每片 5 mg），早晚各口服 1 次，对减少膀胱纤维化有帮助。

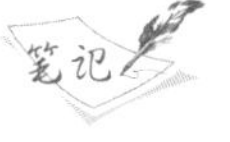

参考文献

1. 徐胤烨，邢金春 .A 型肉毒杆菌毒素在泌尿外科临床上的应用现状 [J]. 医学理论与实践，2014，27（18）：2416–2417.

2. 杨卫新，苏敏，张大伟，等 . 超声引导肉毒毒素注射尿道外括约肌治疗下尿路功能障碍 [J]. 中华物理医学与康复杂志，2013，35（4）：286–289.

3. 文建国，李云龙，袁继炎，等 . 小儿神经源性膀胱诊断和治疗指南 [J]. 中华小儿外科杂志，2015，36（3）：163–169.

4. LYU L，YAO Y X，LIU E P，et al. A Study of urodynamic parameters at different bladder filling stages for predicting upper urinary tract dilatation[J]. Int Neurourol J，2022，26（1）：52–59.

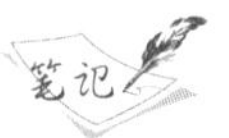

第四章

神经源性膀胱手术治疗

病例 27 青少年男性神经源性膀胱行膀胱扩大术 1 例

病历摘要

【基本信息】

患儿，男，13 岁。

主诉： 近期尿急、尿频、漏尿、排尿困难症状加重，采用非手术疗法效果不佳。

现病史： 出生后发现腰骶部脊髓脊膜膨出伴脂肪瘤，7 月龄时行腰骶部脊髓脊膜膨出伴脂肪瘤切除术，术后发现尿频、尿急、漏尿、不能自主排尿至今。2 岁时彩超发现少量肾积水，未引起重视，未治疗。

既往史： 无出生时窒息病史，无感染性疾病、脑血管疾病、神经系统疾病等病史，无外伤。

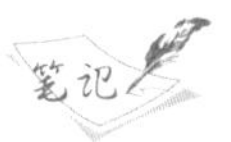

个人史、家族史：患儿足月顺产，其母亲孕期曾服用叶酸。母乳喂养，发育尚可。无家族遗传病史。

【专科检查】

双肾区无隆起，无压痛、叩击痛，双侧输尿管走行区无压痛、叩击痛，耻骨联合上膀胱区稍膨隆。腰骶部可见手术瘢痕。患者行走无障碍，脚踝无畸形。

【辅助检查】

1. 泌尿系统彩超：左肾 101 mm × 47 mm × 45 mm，实质厚 9 mm；右肾 100 mm × 49 mm × 15 mm，实质厚 8 mm。包膜光滑，实质未见异常回声。左肾集合系统分离，分离前后径约 29 mm（排尿前）、25 mm（排尿后 20% 最大膀胱测压容积）；肾盏多发扩张，较大者约 30 mm × 24 mm（排尿前）、29 mm × 22 mm（排尿后 20% 最大膀胱测压容积），血流灌注尚正常。右肾集合系统分离，分离前后径约 24 mm（排尿前）、23 mm（排尿后 20% 最大膀胱测压容积）；肾盏多发扩张：较大者约 47 mm × 33 mm（排尿前）、39 mm × 31 mm（排尿后 20% 最大膀胱测压容积），血流灌注尚正常。左侧输尿管全程扩张，排尿前较宽处约 11 mm，排尿后较宽处约 6 mm。右侧输尿管全程扩张，排尿前较宽处约 10 mm，排尿后较宽处约 6 mm。膀胱充盈好，壁毛糙，局限性呈小房小梁样改变，内透声欠佳，内可及导尿管球囊回声。膀胱壁厚度：排尿前约 5.73 mm（膀胱容量 174 mL），排尿后（20% 最大膀胱测压容积）约 7.62 mm（膀胱容量 37 mL）。

2. 尿流动力学检查：因患者留置导尿管，未能测定自由尿流率等参数。压力容积 – 压力流率测定：膀胱感觉高度敏感，顺应性差，最大膀胱测压容积减小（139 mL）。充盈期可见多个逼尿肌无抑制性收缩波，充盈至 139 mL 时患者诉下腹憋胀不适，嘱其排尿，排尿期未见逼尿肌主动收缩，无尿液排出。同步 X 线影像：充盈期膀胱形态失常，膀胱壁毛糙，膀胱颈口部分开放。排尿期未见膀胱输尿管反流，膀胱颈口开放显影，尿道未见明显开放显影，无尿液排

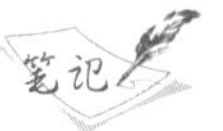

出。尿道压力测定：最大尿道压（103 cmH_2O）及最大尿道闭合压（83 cmH_2O）稍升高。

【诊断】

1. 腰骶部脊髓脊膜膨出伴脂肪瘤切除术后神经源性膀胱。
2. 尿失禁。
3. 双肾积水。

【治疗经过】

患者7月龄时于外院行腰骶部脊髓脊膜膨出伴脂肪瘤切除术，术后出现尿频、尿急、漏尿、不能自主排尿，未治疗。随着年龄增加，排尿症状一度好转。1个月前因尿急、尿频、尿失禁症状加重就诊于当地医院行持续导尿治疗，为进一步检查及诊治来我院就诊。

根据患者的病史，行泌尿系统彩超、尿流动力学检查，确诊为NB。经综合评估，保守治疗无效，膀胱顺应性差，最大膀胱测压容积减小，膀胱壁增厚和小梁增生，符合膀胱扩大术的手术指征。遂行回肠去黏膜浆肌层补片膀胱扩大和加强手术（图27-1）。术后排尿训练和CIC治疗，定期记录导尿日记和尿流动力学检查，然后根据膀胱安全容量来调整导尿频率和间隔时间。随访2年，患者肾积水减轻，膀胱容量恢复正常状态，尿频、尿急、尿失禁症状得到明显缓解。

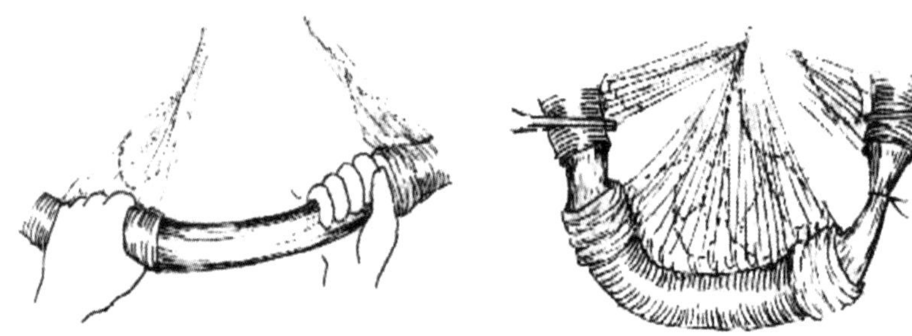

A. 回肠黏膜层剥除；B. 结扎切断筒状的黏膜和黏膜下层。

图 27-1　回肠去黏膜浆肌层补片膀胱扩大和加强手术

病例分析

患者 7 月龄时行腰骶部脊髓脊膜膨出伴脂肪瘤切除术。患儿术后出现漏尿，不能自主排尿，长期佩戴纸尿裤。2 岁时发现肾积水，未引起重视。后出现尿急、尿频、尿失禁、排尿困难症状加重，至我院就诊。尿流动力学检查显示逼尿肌无收缩，NB 诊断成立。NB 治疗原则是保护膀胱功能，以防止造成上尿路形态和功能损害。该患儿膀胱顺应性差，最大膀胱测压容积减小（即膀胱安全容量过小），膀胱壁增厚，充盈期逼尿肌过度活动，而排尿期逼尿肌无收缩，不能自主排尿，病程长，并发双侧重度肾积水、双肾功能不全，提示 NB 对肾脏有明显威胁。患者经药物和非手术治疗后，效果不佳。综合评估后，认为该患者适用行膀胱扩大术。为了避免肠道黏液分泌影响扩大膀胱的效果，本病例采用回肠去黏膜浆肌层补片膀胱扩大和加强手术进行治疗。

病例点评

膀胱扩大术适用于膀胱安全容量小、顺应性差、逼尿肌无排尿反射、经保守治疗无效的患者。本病例膀胱安全容量小，充盈期逼尿肌过度活动，而排尿期逼尿肌无收缩，不能自主排尿，长期尿失禁，病程长，并发生双侧严重肾积水，提示 NB 对肾脏有明显威胁，且经保守治疗无效，该患者适合于用膀胱扩大术来改善膀胱顺应性。在进行 CIC 的患者中，接受膀胱扩大术的患者膀胱储尿功能明显改善，膀胱管理困难较少，满意度高于非手术治疗的 CIC 患者。膀胱扩大术有 2 种方式：①膀胱自体扩大术：将膀胱逼尿肌纤维沿膀胱正中纵向切开，在膀胱黏膜外将其与肌层充分剥离，下端直到近膀胱颈处，以使膀胱黏膜膨出、膀胱扩大，降低膀胱内压；术后仍需进行 CIC，但部分患儿术后在裸露的膀胱黏膜周围形成纤维粘连，可

能再度出现膀胱顺应性降低。②其他膀胱扩大术：常用于膀胱扩大的材料有结肠、回肠、胃或扩张的输尿管，其中以回肠膀胱扩大术文献报道最多；手术时强调去管化技术，以预防肠蠕动引起的膀胱活动亢进；主要并发症包括肠黏膜分泌物、反复尿路感染、电解质紊乱、结石和肿瘤形成等，与术后膀胱内存在消化道黏膜有关。所以本病例采用回肠去黏膜浆肌层补片膀胱扩大和加强手术。该手术优势是：①制作简便易行；②因去除了肠道黏膜，故不会引起电解质紊乱等上述并发症；③补片带有血管神经蒂，从而保证补片具有良好的血液供应，避免因缺血发生的补片挛缩；④补片具有内脏神经支配，术后患者在膀胱充盈时可产生下腹部及脐周的不适或疼痛，即产生所谓的新的尿意，便于排尿。

患者家属对患者出现的症状不重视，2 岁时有症状并发现轻度肾积水，但并未引起重视和深入评估病变原因，导致疾病进一步发展引起肾功能损害。建议行腰骶部脊髓脊膜膨出手术后的患者，出现排尿症状时要及时就诊，深入评估是否存在 NB，及时治疗，避免出现肾脏损害。

参考文献

1. 文建国，李云龙，袁继炎，等 . 小儿神经源性膀胱诊断和治疗指南 [J]. 中华小儿外科杂志，2015，36（3）：163-169.
2. 廖利民，丛惠玲 . 神经源性膀胱诊断与治疗 [J]. 临床外科杂志，2010，18（11）：725-729.
3. LIAO L. Evaluation and Management of Neurogenic Bladder：What Is New in China？[J]. Int J Mol Sci，2015，16（8）：18580-18600.
4. MYERS J B，LENHERR S M，STOFFEL J T，et al. The effects of augmentation cystoplasty and botulinum toxin injection on patient-reported bladder function and quality of life among individuals with spinal cord injury performing clean intermittent catheterization[J].Neurourol Urodyn，2019，38（1）：285-294.

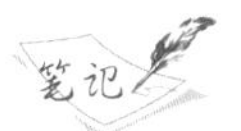

病例 28 青少年女性脊柱裂术后左肾积水行回肠膀胱扩大术 + 双侧输尿管膀胱再植术 1 例

病历摘要

【基本信息】

患者，女，18 岁。

主诉：左肾积水加重 1 周。

现病史：自幼脊柱裂，15 年前因脊柱裂于外院行手术治疗，术后尿失禁，CIC 13 年。2 年前患者因血尿再次就医，外院留置导尿管至今。

既往史：一般情况尚可，于 3 岁时行脊柱裂手术。

个人史：患儿足月顺产，其母亲孕期无叶酸服用史。母乳喂养，发育尚可。

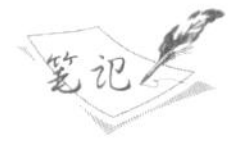

【专科检查】

双肾区无隆起，无压痛、叩击痛，双侧输尿管走行区无压痛、叩击痛，耻骨上膀胱区无膨隆、压痛。阴毛呈女性分布。尿道外口无红肿及异常分泌物，无狭窄及赘生物。

【辅助检查】

1. 尿流动力学检查：充盈期逼尿肌过度活动，排尿期逼尿肌无收缩，最大膀胱测压容积约 63 mL，双侧输尿管反流（Ⅲ级）。同步 X 线影像提示膀胱充盈欠佳，形态正常，壁尚光滑；充盈期可见双侧输尿管反流至双侧肾盂，排尿期膀胱颈口及尿道未见明显开放，无尿液流出。

2. CT 检查提示双肺下叶轻微炎症，双侧胸腔积液，双下肺膨胀不全。双肾积水，左侧输尿管扩张积水。膀胱形态失常、壁厚。肝小囊肿，脾稍大。盆腔少量积液。

【诊断】

神经源性膀胱（尿失禁、双侧输尿管反流）。

【治疗经过】

入院后进行了尿流动力学检查评估，符合膀胱扩大术指征，遂在全麻下行腹腔镜回肠膀胱扩大术 + 双侧输尿管膀胱再植术。术后患者恢复良好，保留尿管出院。1 个月后开始 CIC。半年后复查，同步 X 线影像提示膀胱形态失常，上下径变长，充盈至 217 mL 时可见右侧输尿管低位反流。排尿期膀胱颈口及尿道未见明显开放，无尿液流出，提示逼尿肌 – 括约肌协同失调（detrusor–sphincter dyssynergia，DSD）。继续 CIC，随访中。

病例分析

脊柱裂属于神经管闭合畸形，是胚胎发育过程中的一种先天性

缺陷，可导致脊柱和（或）脊髓结构异常。一般情况下，神经管在妊娠早期形成，并在受孕后第 28 天关闭，最终发育成婴儿的大脑、脊髓以及周边组织。对于发生脊柱裂的患儿，病情程度取决于缺损的类型、大小、位置和并发症情况。患儿出生后应尽可能早期手术，如果条件允许，也可以进行产前手术。但手术可能无法实现完全治愈，患儿在术后仍需要进行长期的康复训练。尿流动力学检查显示典型的 NB 改变（逼尿肌顺应性差、无收缩和残余尿量增多等），符合 NB 的诊断标准。

按照儿童神经源性膀胱诊断治疗指南，患儿应定期行泌尿系统检查和膀胱功能评估。神经源性膀胱主要损伤膀胱安全储尿和有效排尿的能力，会引发膀胱尿道协调性功能失常，进而导致尿潴留或肾功能损害等疾病。逼尿肌活动过量会使膀胱收缩或产生漏尿现象，日积月累导致膀胱内壁逐渐增厚与纤维化，膀胱储存容量变小。考虑到患者已经有肾脏积水改变，选择影像尿流动力学检查是正确的选择。通过对该患者行回肠膀胱扩大术，不仅扩大了患者的膀胱容积，也相对缓解了患者的膀胱内压力。回肠膀胱扩大术虽然牺牲了正常的膀胱储尿排尿功能，又需要集尿装置时刻不停地收集尿液，但这一方式长期并发症少，且有利于保持病变膀胱的最大限度切除。其手术操作相对简单，在世界范围内属于应用相对广泛的一种尿道改流方式。

病例点评

该患者由于脊柱裂及先天性肾积水，于 3 岁时行脊柱裂手术治疗，术后 CIC 13 年，可正常生活。中间未定期至医院复查，直至 2 年前出现血尿这一明显症状时才前往医院进行复查，此时肾积水已进行性加重，并伴有其他相关疾病。针对此类患者，在其幼年行脊柱裂手术后，应嘱其定期随访并指导其正确的 CIC 方式。因为患者已无自主排尿能力，若导尿不及时导致憋尿，长时间可能会引起输

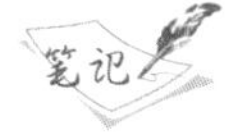

尿管反流等情况，增加患者肾脏负担，逐步导致肾积水进行性加重。在本案例中，通过回肠膀胱扩大术能够提高患者膀胱的顺应功能，减弱膀胱的内在压力，增强尿道功能，从而保护肾功能，提升膀胱储尿与排尿的能力。本案例采取回肠膀胱扩大术后，患者的膀胱容量从 63 mL 扩大至 217 mL。此外，指导患者正确地进行 CIC，可改善患者的储尿和排尿能力，不仅保护肾脏功能，而且最大限度地保障了患者的生活质量。后续建议患者定期随访，随时观察肾脏及下尿路状况。

参考文献

1. HOEN L，ECCLESTONE H，BLOK B F M，et al. Long-term effectiveness and complication rates of bladder augmentation in patients with neurogenic bladder dysfunction：Asystematic review[J]. Neurourol Urodyn，2017，36（7）：1685–1702.
2. ROTH J D，CAIN M P. Neuropathic bladder and augmentation cystoplasty[J]. Urol ClinNorth Am，2018，45（4）：571–585.
3. 文建国，李云龙，袁继炎，等 . 小儿神经源性膀胱诊断和治疗指南 [J]. 中华小儿外科杂志，2015，36（3）：163–169.
4. 朱海艳，王琳琳，任爱国 . 脊柱裂的病因和发病机制研究进展 [J]. 中国修复重建外科杂志，2021，35（11）：1368–1373.
5. 陈盛普 . 回肠膀胱扩大术在神经源性膀胱治疗中的应用 [J]. 当代医学，2020，26（4）：41–43.

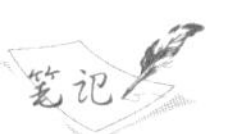

病例 29 男童神经源性膀胱行脊髓栓系松解术后症状改善 1 例

病历摘要

【基本信息】

患儿，男，6 岁。

主诉：为了解膀胱尿道功能和有无膀胱输尿管反流来院就诊。

现病史：自幼尿失禁。1 年前因脊髓栓系综合征行脊髓栓系松解术。

既往史：曾做过扁桃体腺样体切除术。无传染病接触史，无外伤史。

个人史：患儿足月顺产，其母亲孕前和孕期前 3 个月正常服用叶酸。母乳喂养，发育尚可。

【专科检查】

双肾区无隆起，无压痛、叩击痛，双侧输尿管走行区无压痛、

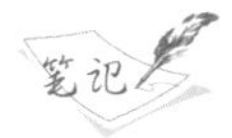

叩击痛，耻骨联合上膀胱区无膨隆。腰骶部可见沿脊柱手术瘢痕。患者行走无障碍，脚踝无畸形。

【辅助检查】

1. 脊髓栓系松解术前腰骶部 MRI 检查：脊髓圆锥末端位于 L_3 上缘水平，终丝增粗，似见线样短 T1 信号，椎间盘未见膨出及突出。提示终丝增粗伴终丝脂肪沉淀。

2. 脊髓栓系松解术前尿流动力学检查：①充盈期：膀胱感觉敏感，灌注过程中可见逼尿肌无抑制性收缩，灌注至 58 mL 时患儿出现逼尿肌强烈收缩导致自发排尿，嘱患儿排尿（图 29–1）。②排尿期：可见逼尿肌主动收缩，最大逼尿肌压力大于 100 cmH_2O，有尿液排出，尿流率最大值约 8 mL/s。③自由排尿后可见 8mL 残余尿量。

3. 术后 4 个月尿流动力学检查：①充盈期：膀胱感觉敏感，顺应性尚可，产生初始尿意的尿量约 80 mL，产生正常尿意的尿量约 130 mL，灌注过程中可见逼尿肌无抑制性收缩波，灌注至 140 mL 时患儿出现强烈尿意，嘱患儿排尿（图 29–2）。②排尿期：可见逼尿肌主动收缩，最大逼尿肌压力约 47 cmH_2O，尿流率最大值约 15 mL/s。③自由排尿后未见明显残余尿。

4. 术后 1 年影像尿流动力学检查：①自由尿流率测定：正常尿流曲线，最大尿流率正常（图 29–3），残余尿量约 2 mL。②压力容积 – 压力流率测定：膀胱感觉敏感，顺应性正常（50 mL/cmH_2O），最大膀胱测压容积减小（158 mL）。充盈期可见逼尿肌无抑制性收缩波，充盈过程中嘱患儿咳嗽及行 Valsalva 动作，未见尿液自尿道口排出。膀胱充盈至 113 mL 时患儿诉憋胀，嘱其排尿，排尿期可见逼尿肌主动收缩，最大逼尿肌收缩压力升高约 44 cmH_2O，有尿液排出，排尿量约 158 mL。③同步 X 线影像：充盈期膀胱形态正常，壁光滑，排尿期未见膀胱输尿管反流，膀胱颈口及尿道可见开放显影，有尿液排出，膀胱可排空（图 29–4）。④尿道压力测定显示最大尿道压（169 cmH_2O）及最大尿道闭合压（160 cmH_2O）增高。

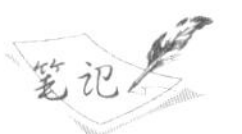

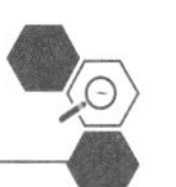

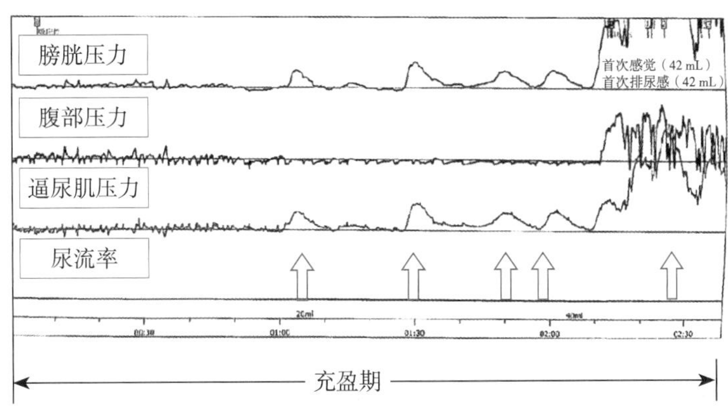

充盈期逼尿肌无抑制性收缩（箭头）。

图 29-1　脊髓栓系松解术前充盈期膀胱压力 - 流率曲线

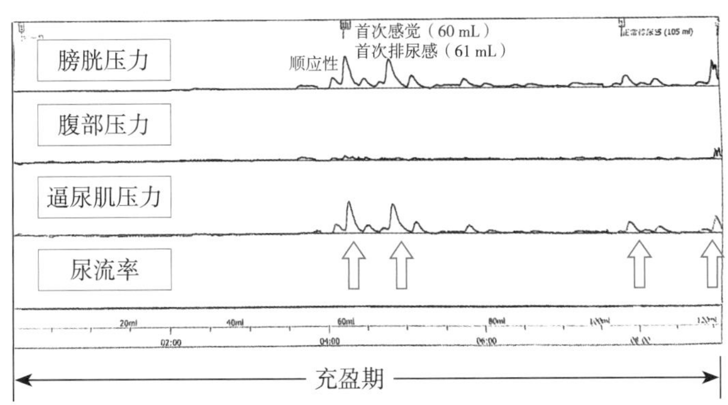

充盈期逼尿肌无抑制性收缩（箭头）。

图 29-2 脊髓栓系松解术后 4 个月充盈期膀胱压力 - 流率曲线

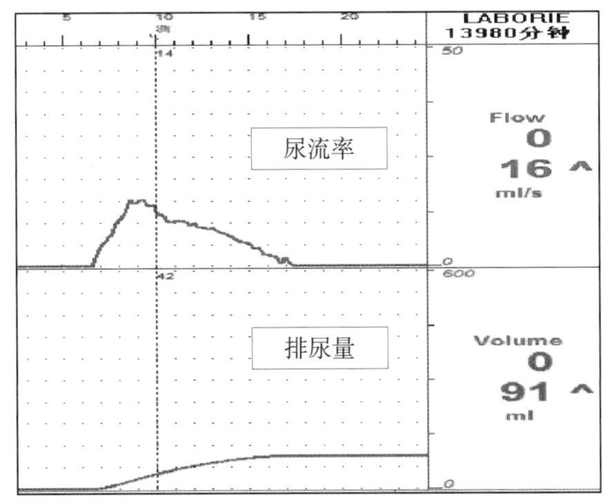

尿流曲线正常（斜坡曲线），最大尿流率正常（16 mL/s）。

图 29-3　脊髓栓系松解术后 1 年自由尿流率曲线

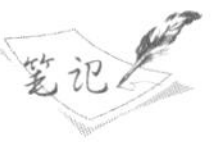

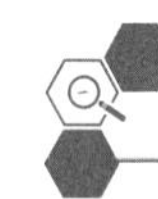

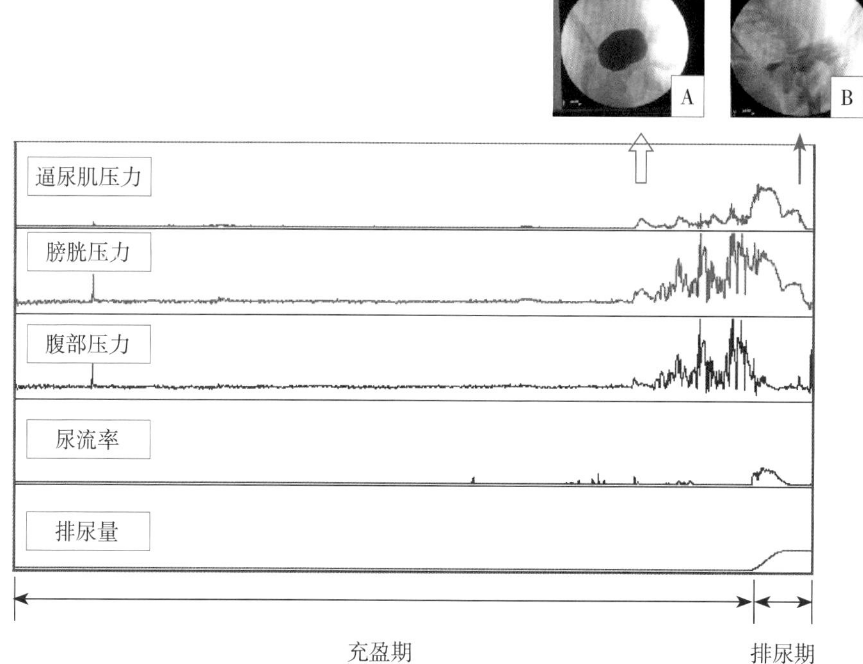

膀胱充盈期咳嗽激发逼尿肌无抑制性收缩（空心箭头），随后进入排尿期。A. 排尿前膀胱 X 线影像，膀胱形态，正常未见输尿管反流；B. 排尿后膀胱 X 线影像，可见膀胱排空（实心箭头）。

图 29-4　患儿术后 1 年影像尿流动力学检查

【诊断】

1. 神经源性膀胱。

2. 脊髓栓系松解术后。

【治疗经过】

患者 2 岁停用尿不湿时发现尿失禁。3 岁时因包皮过长于当地医院行包皮环切术，并开始进行排尿训练。术后尿失禁症状无缓解。泌尿系统超声、尿流动力学检查、逆行尿路造影和腰骶髓 MRI 等检查提示患者有脊髓栓系综合征（tethered cord syndrome，TCS）、左输尿管反流 3 ~ 4 级、逼尿肌不稳定、小容量膀胱。1 年的排尿基础疗法，如膀胱训练和生物反馈治疗等无效。5 岁时诊断为 TCS 并在当地

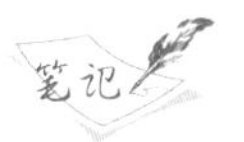

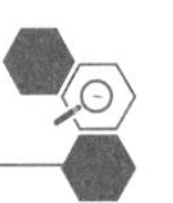

医院行脊髓栓系松解术。术后使用了鼠神经生长因子和甲钴胺，促进神经恢复，同时口服索利那新和阿莫西林克拉维酸钾颗粒。术后4个月复查仍有左侧输尿管反流3～4级、右侧输尿管反流2级，但是尿急、尿失禁症状基本消失。手术后1年复查影像尿流动力学检查显示无输尿管反流，无排尿异常症状。

病例分析

患儿于2岁时去掉尿不湿后发现尿失禁。此时需注意鉴别神经源性膀胱和尿不湿依赖综合征。腰骶部MRI检查提示UDS提示逼尿肌不稳定和膀胱容量减少，符合TCS诊断标准，排除了尿不湿依赖综合征。

该患者诊断TCS的主要依据是存在尿失禁症状。其腰骶髓MRI检查提示患者脊髓水平位于L2以下，且超声、UDS、逆行尿路造影提示左侧膀胱输尿管反流（vesicoureteral reflux，VUR）3～4级、逼尿肌不稳定、膀胱容量减小等。

患者术后口服索利那新缓释片，抑制膀胱过度活动。术前和术后尿流动力学对比可见患者术后膀胱容量明显增大、逼尿肌压力下降、尿流率增加、急迫性尿失禁消失以及无残余尿量。该患儿的治疗较为规范，先行基础泌尿疗法，排除非神经因素对泌尿系统的影响，再行脊髓栓系松解术。术后4个月随访，患儿临床症状消失，UDS也显示相对于术前逼尿肌无抑制性收缩明显减少，膀胱容量显著增加。术后1年随访，排尿症状无复发，影像尿流动力学检查显示无输尿管反流。尿道压力测定显示最大尿道压及最大尿道闭合压增高，可能与患儿紧张有关。有关尿道静息压力的临床意义仍有争议。如果残余尿量不增多，尿道压力偏高，提示测压时存在尿道不稳定或逼尿肌－括约肌协同失调。

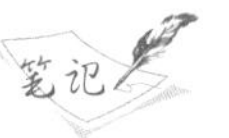

病例点评

TCS是指脊柱裂患者在胚胎期同时出现脊髓发育异常、局部瘢痕粘连、终丝缩短，造成脊髓固定于病变部位，不能适应脊柱的增长而上升，使脊髓、马尾神经和终丝受到牵拉，造成腰背部疼痛、双下肢感觉运动障碍和二便功能障碍。但是，该患者除泌尿系统症状外并未出现下肢感觉运动障碍和肠道功能失调。对于单纯表现为泌尿功能障碍的 TCS 患者是否需要行脊髓栓系松解术，临床上缺乏确切的手术指征。此时，可先进行基础泌尿疗法，包括规律排尿、包皮环切术等进行治疗。若患儿在一系列基础泌尿疗法之后并没太大改善，且尿流动力学检查发现排尿功能恶化，经综合评估后可行脊髓栓系松解术。术后需积极复查，定期观察泌尿系统症状，并及时关注下肢、肠道系统的变化。

虽然国内大多学者认为，脊髓栓系松解术对 TCS 患者是安全的，其并发症和再栓系率低，无论是儿童还是成人均可获益，诊断 TCS 后均应早期积极手术等。但是，不可否认，临床仍有不少患者在脊髓栓系松解术后症状无改善，甚至泌尿系统症状加重。严格把握脊髓栓系松解术指征非常重要。对于症状、体征进行性发展或出现新发神经功能症状的 TCS 患儿，有必要进行解栓手术；对于无症状或存在轻微异常并无进展性症状的 TCS 患儿，在行脊髓栓系松解术之前应仔细考虑手术整体风险状况。此外，对于存在膀胱功能异常或进行性发展的 TCS 患儿，仅在观察的风险大于手术干预的情况下才主张手术治疗，且建议从神经功能、泌尿系统功能、术后并发症、感染风险和神经损伤风险等方面综合考虑，对于膀胱功能正常或无进展的 TCS 患儿可采取密切观察或非手术保守治疗。

此外，脊髓栓系松解术后配合排尿基础疗法，可以有效促进膀胱功能恢复，降低尿路感染风险，保护肾脏功能，提高患者生活质量。

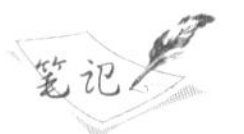

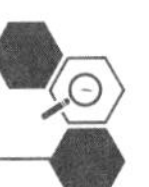

参考文献

1. 文建国 . 重视儿童下尿路功能障碍，推进尿动力学检查临床应用 [J]. 中华医学杂志，2022，102（38）：2981–2983
2. 蔡明，刘建民，修波 . 无症状儿童脊髓栓系早期预防性手术治疗研究 [J]. 中华神经外科疾病研究杂志，2016，15（1）：62–65.
3. 文建国 . 小儿尿动力学 [M]. 北京：人民卫生出版社，2021.
4. BRADKO V，CASTILLO H，JANARDHAN S，et al. Guideline–based management of tethered cord syndrome in spina bifida：aglobal health paradigm shift in the era of prenatal surgery[J]. Neurospine，2019，16（4）：715–727.
5. NIEUWHOF–LEPPINK AJ，HUSSONG J，CHASE J，et al. Definitions，indications and practice of urotherapy in children and adolescents：– A standardization document of the International Children’s Continence Society（ICCS）[J]. J PediatrUrol，2021，17（2）：172–181.

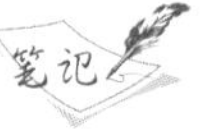

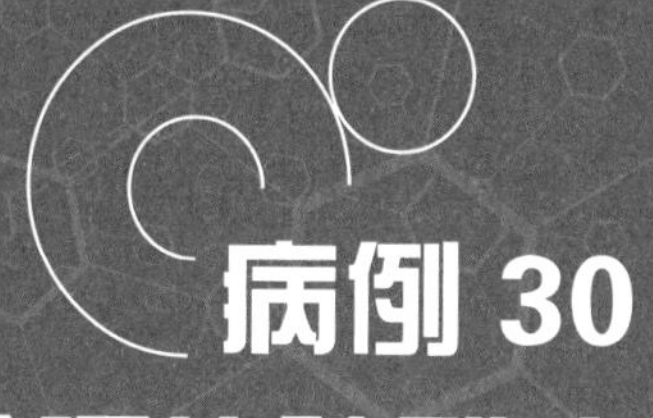

病例 30 超声综合评估膀胱功能指导膀胱扩大术治疗神经源性膀胱 1 例

病历摘要

【基本信息】

患者，男，17 岁。

主诉： 2 天前出现尿痛伴排尿困难。

现病史： 8 年前无明显诱因出现尿失禁（漏尿），当地医院诊断为神经源性膀胱。近 1 年漏尿症状进行性加重。

个人史、家族史： 自幼常有肠道功能障碍，习惯性便秘。无家族遗传病史，无传染病接触史及外伤史。

【专科检查】

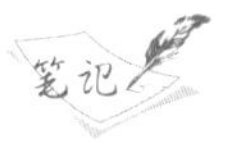

腰骶部未见明显皮肤凹陷和色素沉着等外观。双肾区无隆起，无压痛、叩击痛，双侧输尿管走行区无压痛、叩击痛，耻骨上膀胱

区无膨隆、压痛。阴毛呈男性分布，阴茎发育正常，双侧睾丸、附睾未触及明显异常。双侧精索静脉未触及明显异常。尿道外口无红肿及异常分泌物，无狭窄及赘生物。

【辅助检查】

1. 实验室检查：血常规正常；降钙素原 0.098 ng/mL，C 反应蛋白 22.91 mg/L；尿常规：隐血 2+，尿蛋白 3+，红细胞 108/μL，白细胞 54/μL；肾功能：尿素 13.90 mmol/L，肌酐 224 μmol/L，尿酸 551 μmol/L。

2. 泌尿系统超声：双肾重度积水（图 30–1），双侧输尿管全程扩张，膀胱壁增厚并多发小房小梁形成（图 30–2），膀胱憩室形成，膀胱壁血流增加（图 30–3），膀胱壁硬度增加（图 30–4），残余尿量增多。

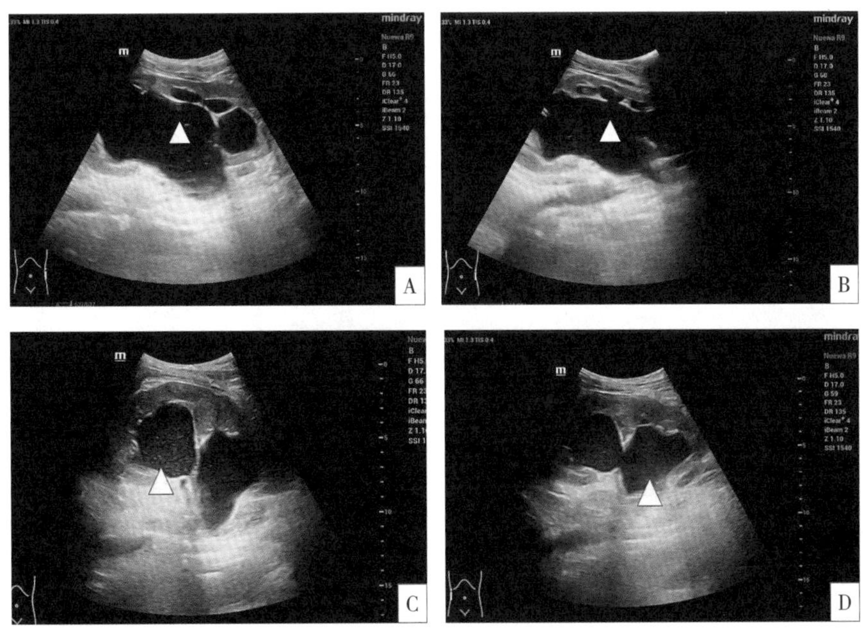

A、C. 排尿前肾盂分离分别约：左侧 52 mm，右侧 45 mm(膀胱容量约 202 mL)；B、D. 排尿后肾盂分离分别约：左侧 41 mm，右侧 33mm（膀胱容量约 152 mL）。△：分离的集合系统。

图 30-1 泌尿系统超声示双肾积水

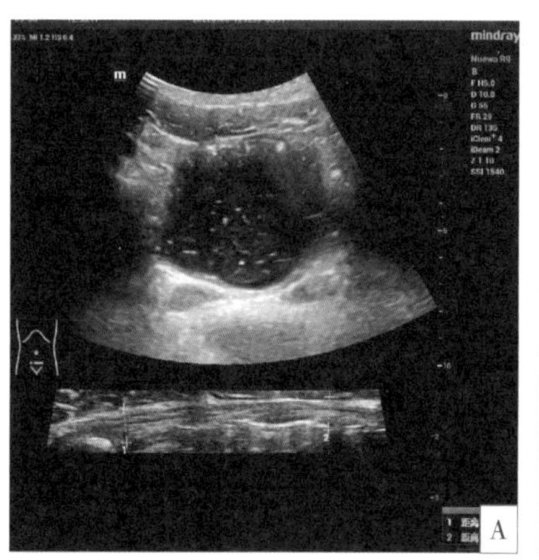

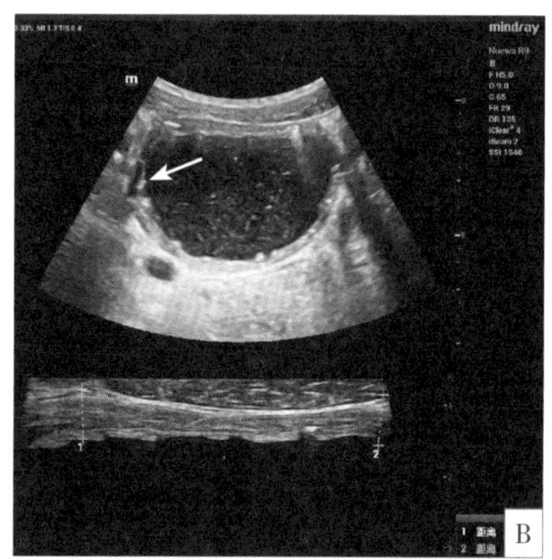

A. 排尿前膀胱壁厚度约 5.40 mm（膀胱容量约 202 mL）；B. 排尿后膀胱壁厚度约 7.05 mm（膀胱容量约 152 mL），膀胱壁可见多发小房小梁形成（箭头）。

图 30-2　泌尿系统超声示膀胱壁毛糙、厚度增厚

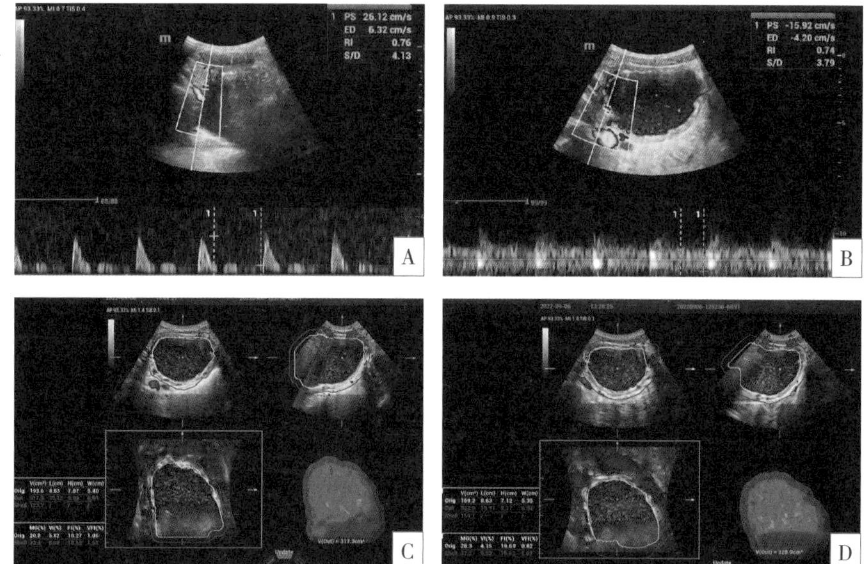

A. 排尿前膀胱壁血流阻力指数（RI）为 0.76；B. 排尿后膀胱壁血流阻力指数（RI）为 0.73；C. 排尿前 VI、FI 和 VFI 分别为 8.68%、18.52%、1.61%（膀胱容量约 202 mL）；D. 排尿后 VI、FI 和 VFI 分别为 9.53%、19.61%、1.87%（膀胱容量约 152 mL）。

图 30-3　泌尿系统超声示膀胱壁血流变化

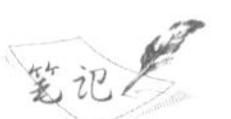

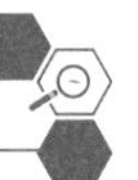

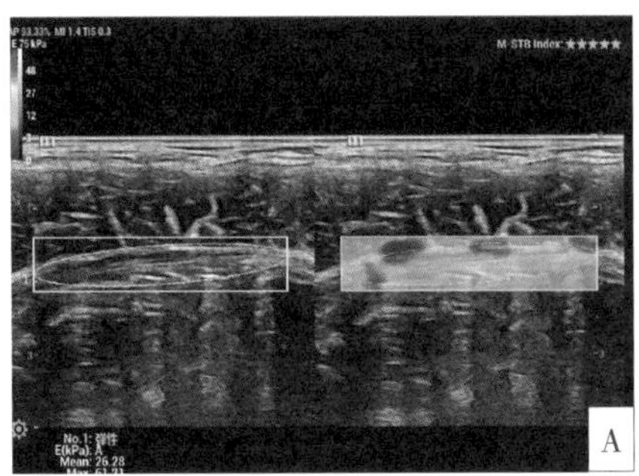
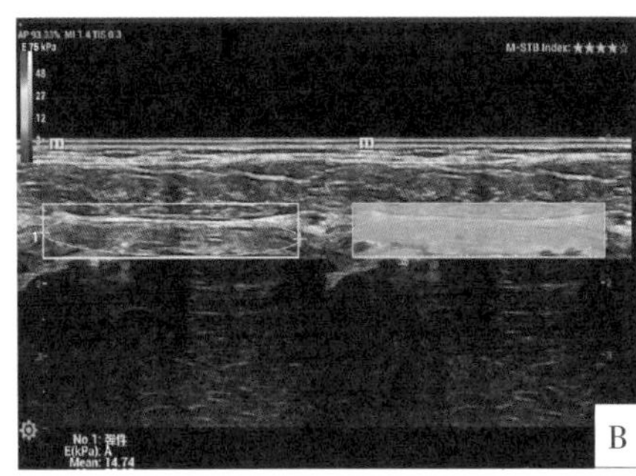

A. 排尿前膀胱壁硬度值为 26.28 kPa（膀胱容量约 202 mL）；B. 排尿后膀胱壁硬度值为 14.74 kPa（膀胱容量约 152 mL）。

图 30-4 泌尿系统超声示膀胱壁弹性测定

3. 泌尿系统 CTU：双侧肾盂、肾盏扩张积水，双侧输尿管全程迂曲扩张，膀胱形态失常，壁弥漫性增厚，边缘毛糙，可见多发小囊状突起影（图 30–5）。

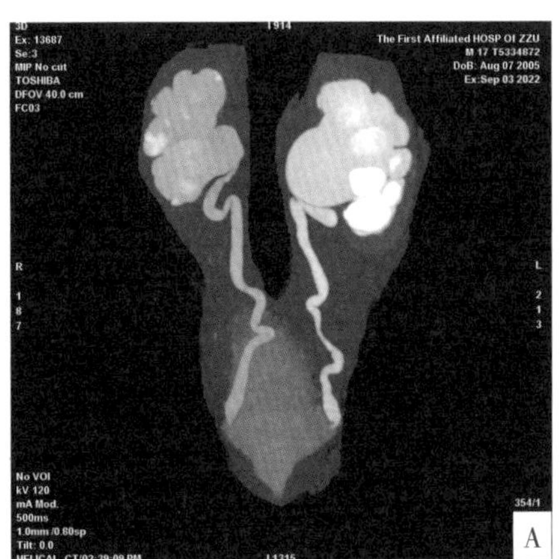
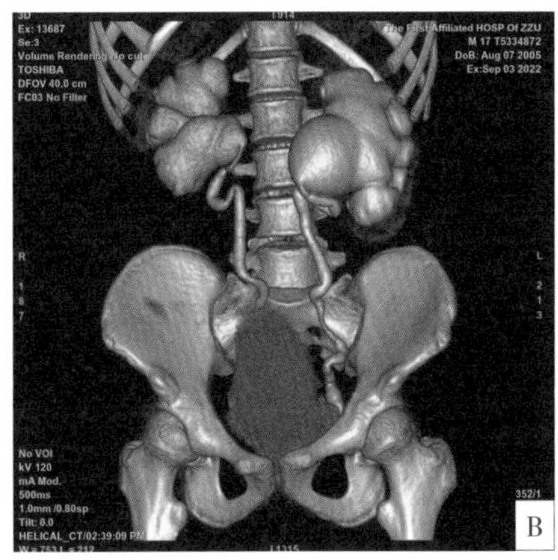

图 30-5 泌尿系统 CTU

4. 膀胱镜检查：慢性膀胱炎，膀胱憩室，膀胱小梁形成（图 30–6）。

笔记

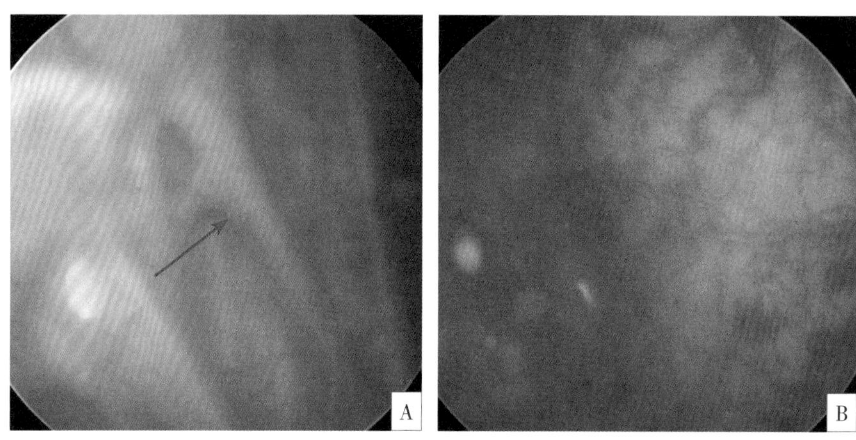

膀胱内可见大量小梁（箭头）及憩室形成，黏膜充血、水肿。

图 30-6 膀胱镜检查

5. 腰骶部 MRI 检查：硬膜囊位置稍低，腰骶神经根成像未见明显异常。

6. 尿流动力学检查：低平尿流率曲线，最大尿流率降低，残余尿量增多（约 165 mL）。压力 – 流率测定提示膀胱感觉迟钝，顺应性差（5 mL/cmH_2O）。充盈期未见逼尿肌无抑制性收缩波，充盈至 199 mL 时（P_{det}=43 cmH_2O），考虑已经进入高位状态，嘱排尿，未见逼尿肌主动收缩，患者试图腹压排尿，无尿液排出。膀胱最大安全容量约 190 mL。同步 X 线影像提示充盈期膀胱形态失常，壁毛糙，膀胱颈口开放，排尿期未见膀胱输尿管反流，膀胱颈口可见开放显影，尿道未见开放显影，无尿液排出。尿道压力测定显示最大尿道压（177 cmH_2O）及最大尿道闭合（174 cmH_2O）明显增高，功能性尿道长度（41 mm）未见明显异常。

7. 排尿日记：白天尿量约 1280 mL，尿失禁次数＞ 5 次 / 日，白天排尿次数 8 次，夜间排尿次数 0 次，功能性膀胱容量约 200 mL。

【诊断】

1. 神经源性膀胱。

2. 双肾输尿管积水。

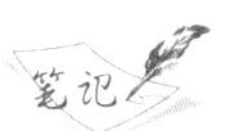

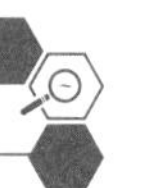

【治疗经过】

患者 8 年前无明显诱因出现漏尿，当地医院诊断为 NB，未规范治疗。1 年前漏尿症状开始进行性加重，给予抗胆碱能药物治疗，症状稍缓解。2 天前出现尿痛伴排尿困难。入院后积极控制尿路感染并持续导尿。考虑患者膀胱容量小、顺应性差并存在双肾积水，符合膀胱扩大术指征。待症状稳定后进行了"膀胱扩大术（回肠扩大膀胱）+ 输尿管膀胱再植术"，术后给予口服抗生素 1 周，持续导尿 1 个月后改为 CIC。出院嘱患者定期复查泌尿系统超声、血气分析（pH 和碱剩余）、肾功能、维生素 B_{12} 水平及 UDS 检查。术后 3 个月随访，患者可通过 CIC 规律排空膀胱，生活质量得到提高，复查肾功能均改善，膀胱造影检查输尿管未见明显反流，膀胱容量增加了 240 mL，尿流动力学检查指标改善明显，超声检查双肾积水及输尿管扩张均较术前有改善。

病例分析

患者腰骶部 MRI 检查显示硬膜囊位置稍低，临床有漏尿和排尿困难等症状，CTU 及超声检查发现双肾积水，UDS 显示膀胱壁顺应性差（5 mL/cmH_2O），最大膀胱测压容积减小（199 mL），膀胱安全容量小（190 mL），充盈期未见逼尿肌无抑制性收缩波，而排尿期未见逼尿肌主动收缩，未见膀胱输尿管反流，存在大量残余尿（165 mL）等，符合 NB 的诊断标准。

膀胱的综合超声评估有助于了解膀胱的功能状态。本病例中膀胱壁厚约 5.40 mm（膀胱容量 202 mL），较正常人群膀胱充盈时的膀胱壁（$<$ 3 mm）增厚，排尿前（RI 0.76，VFI 1.61）及排尿后（RI 0.74，VFI 1.87）膀胱壁血流均不同程度增加，同时膀胱壁硬度（排尿前 26.28 kPa，排尿后 14.74 kPa）也不同程度升高。该病患通过增加膀胱壁血供及膀胱壁纤维化来进行功能性代偿，但由于膀胱壁的纤维化，致使膀胱壁的厚度及硬度不断增加。

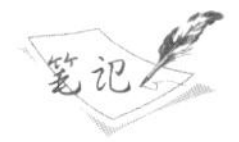

本例患者虽然早期明确 NB 诊断，但未规范化治疗，症状反复并进行性加重。2 天前因尿路感染突然排尿困难，入院后积极给予抗感染治疗后症状缓解。虽然膀胱的超声综合评估提示仍处于代偿阶段，但考虑该患儿膀胱壁顺应性差（5 mL/cmH_2O），最大膀胱测压容积减小（199 mL），即膀胱安全容量过小，充盈期逼尿肌过度活动，而排尿期逼尿肌无收缩，病程长，并发生双侧严重肾积水，同时尿素、肌酐及尿酸均不同程度升高，均提示存在肾脏功能损害，且既往口服了抗胆碱能药物，但效果不佳，故膀胱扩大术是治疗本例患者（小容量、低顺应性膀胱）的最佳选择。本例患者术后恢复快、创伤小，症状明显改善，膀胱容量增加显著，围手术期未出现严重并发症，近期疗效较为满意，但仍需定期监测肾功能及影像学检查，以了解远期疗效。

病例点评

超声检查作为临床常用的简便、高效且无创的影像学手段，对于 NB 患者是否有上尿路积水、膀胱挛缩等有着直观的判断，在 NB 患者初诊以及随访时都有着重要的作用。超声检查可以观察肾脏形态，判断肾盂肾盏和输尿管扩张程度，评估残余尿量、膀胱颈部的开闭状态和膀胱壁厚度等；超声结果可作为判断膀胱是否明显纤维化和膀胱结构是否损害的依据；超声检查与尿流动力学检查结合可以作为 NB 患者随访时重要检查内容，指导患者改进治疗方案，如调整 CIC 频率等。

近年来，随着超声技术的发展，诸多新技术被应用到临床诊疗中。彩色多普勒血流显像在观察血流灌注方面的技术显著提升，使无创评估器官的血流状态成为可能。膀胱壁的彩色多普勒血流成像具备无侵入性和易于应用等特点。彩色多普勒血流显像评估的血流状态可能代表膀胱壁的组织病理学及功能改变，可以判定膀胱是否处于代偿阶段。能量多普勒超声被称为“动态血管造影”，可放大血流信号却不失真，不受血流流速、血流方向等影响，不会产生混

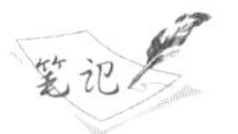

叠效应，尤其适用于低速、低阻血管的显示。三维能量多普勒成像是近年发展起来的一种以能量多普勒为基础的血流显像技术，能较直观地显示感兴趣区域的内部结构和血流立体成像，进行三维重建，还可以发现小血管低速度血流，立体显示实质器官的血管分布密度信息。该技术与虚拟器官计算机辅助分析测量软件结合后，可用直方图的形式将感兴趣区的三维像素信息，如亮度、灰阶及彩色血流信号等，以具体数字表达出来，可获取血管化指数（vascular index，VI）、血流指数（flow index，FI）和血管化血流指数（vascularization-flow index，VFI），还可半定量评估目标器官组织的血流灌注情况，被称之为“血管活检”。其中 VFI 代表感兴趣器官内血管数量与血流信号强度的结合，即组织中的血流灌注，范围为 0 ~ 100，以确切的数字表达。能量多普勒超声对 NB 的诊断有很好的敏感度与准确度，对于治疗后的疗效评估具有较高的应用价值。

超声剪切波弹性成像（shear wave elastography，SWE）是一种评估软组织力学特性的成像手段，可以定量评估组织的硬度，帮助确定组织的弹性变化。因此，通过该技术可以获得客观的测量结果来确定组织硬度。如何准确评估膀胱压力是一个关键的临床问题，因为膀胱内储存压力的升高常被认为是 NB 患者发生肾积水、膀胱输尿管反流和随后的肾功能不全的关键因素。长期以来，UDS 检查被用作研究膀胱顺应性的金标准。不同于 UDS，SWE 是一种专门为评估组织硬度而开发的成像手段，能反映组织对外加应力反应的生物力学特性。SWE 是一种敏感地检测膀胱壁弹性变化的技术，能准确反映膀胱储存压力的变化，可用于评估与膀胱储存压力升高相关的膀胱壁改变。同时，该技术能够反映出膀胱壁早期纤维化改变，有助于诊断 NB，是 UDS 的重要替代方法。SWE 作为未来尿流动力学检测的重要辅助手段，显示出巨大的应用前景。然而，还需要进一步的研究来证实这项技术的有效性。

排尿前、排尿后的膀胱和肾脏超声测定不仅有助于了解 NB 患者的残余尿量对肾积水变化的影响，也可以更大程度地排除膀胱充

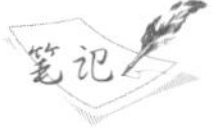

盈对膀胱壁血流及硬度的影响，动态地评估膀胱功能状态。依据 UDS 可推测出膀胱壁的超声顺应性，即 $\Delta C=(V_{充盈}-V_{排空})/(P_{充盈}-P_{排空})$。本病例的超声顺应性为 4.33 mL/kPa，同理，可推测出膀胱壁 RI、VFI 随膀胱充盈的变化。通过联合 UDS，可以探索膀胱顺应性、RI、VFI 等诊断 NB 的尿动力学超声标准，作为 NB 患者治疗随访时疗效评价的重要无创参考指标。

NB 患者的膀胱壁厚度及膀胱壁硬度均较正常人显著增加，膀胱壁血流随病变时间不同可先增加后减少。膀胱的综合超声评估有助于了解 NB 患者下尿道功能障碍情况，判断肾积水的风险；可作为评价膀胱壁生物力学改变的一种无创性方法，能够更加客观地评估膀胱壁纤维化程度；能够辅助 UDS 评估膀胱功能，在临床检测膀胱储压升高方面能够发挥重要作用；对治疗后 NB 患者的定期随访及疗效评估具有较高的应用价值，在及时了解术后是否存在尿路感染和尿路恶化、是否达到控尿和提高生活质量等方面均具有一定现实意义。

总之，超声综合评估膀胱功能可以提供更多的膀胱信息，能够全面地反映膀胱的功能状态，为 NB 的诊疗及随访提供更多的助力。

参考文献

1. 文建国，李云龙，袁继炎，等 . 小儿神经源性膀胱诊断和治疗指南 [J]. 中华小儿外科杂志，2015，36（3）：163-169.
2. TRUZZI J C，DE ALMEIDA F G，SACOMANI C A，et al. Neurogenic bladder – concepts and treatment recommendations[J]. Int Braz J Urol，2022，48（2）：220-243.
3. STEIN R，BOGAERT G，DOGAN H S，et al. EAU/ESPU guidelines on the management of neurogenic bladder in children and adolescent part II operative management[J]. Neurourol Urodyn. 2020，39（2）：498-506.
4. KIM WJ，SHIROYANAGI Y，YAMAZAKI Y. Can Bladder Wall thickness predict videourodynamic findings in children with spina bifida? [J]. J Urol，2015，194（1）：180-183.
5. STURM R M，YERKES E B，NICHOLAS J L ，et al. Ultrasound shear wave elastography：A novel method to evaluate bladder pressure[J] .J Urol ，2017，198（2）：422-429.

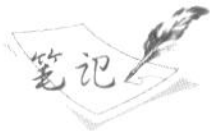

病例 31 中老年女性盆腔手术后排尿困难行膀胱扩大术 1 例

病历摘要

【基本信息】

患者，女，49 岁。

主诉：子宫切除术后 1 年，排尿困难 10 月余。

现病史：1 年前行子宫切除术，术后持续留置尿管 2 个月，拔管后出现排尿困难，伴漏尿（尿失禁）。采用药物等多种方法治疗无效，症状进行性加重。

既往史：既往体健。无糖尿病、高血压、冠心病病史，无手术、外伤及药物过敏史。

【专科检查】

双肾区无隆起，无压痛、叩击痛，双侧输尿管走行区无压痛、

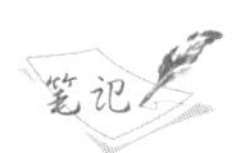

叩击痛，耻骨上膀胱区无膨隆、压痛。尿道外口无红肿及异常分泌物，无狭窄及赘生物。

【辅助检查】

1.超声检查：双肾积水，膀胱壁毛糙，双侧输尿管可见明显扩张。

2.尿流动力学检查：逼尿肌无收缩，残余尿量增多（约110 mL），小容量膀胱（169 mL），膀胱形态失常，壁毛糙，充盈至101 mL时可见双侧输尿管反流，腹压排尿（图 31–1）。

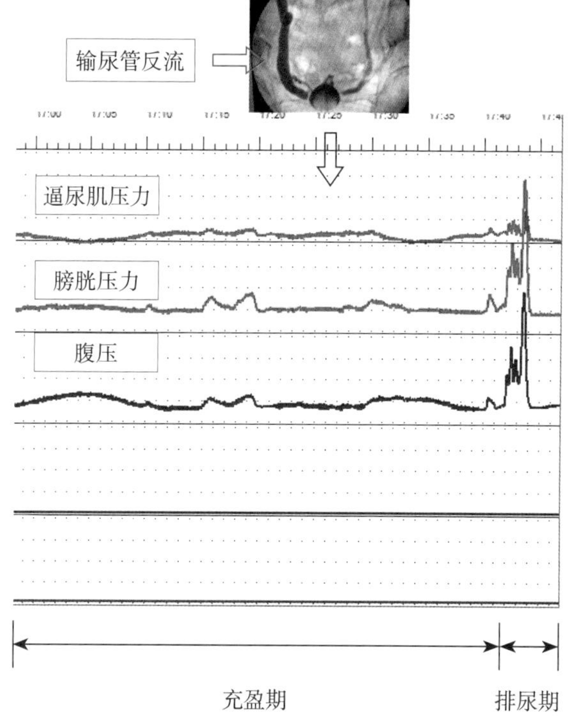

图 31-1　盆腔手术后影像尿流动力学检查

【初步诊断】

1. 神经源性膀胱（双侧输尿管反流，双肾积水，尿失禁）。

2. 盆腔手术后。

【治疗经过】

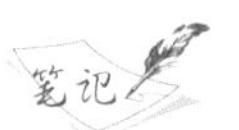

考虑到患者逼尿肌无收缩、残余尿量增多、小容量膀胱、膀胱

壁严重纤维化，并有双侧输尿管反流，威胁肾脏安全，并且药物等治疗方法无效，需要采取措施扩大膀胱容量，降低膀胱充盈期压力。经患者同意，进行了“回肠膀胱扩大术”，术后保留膀胱造瘘管持续引流 1 周，然后开始间断夹闭膀胱造瘘管，并于手术后 3 周开始 CIC。病例继续随访中。

病例分析

患者有盆腔手术史，术后出现排尿困难，尿流动力学检查提示逼尿肌无收缩，膀胱容量减小，残余尿量增多，双侧输尿管反流，考虑存在手术导致的神经源性膀胱。神经源性膀胱的治疗以保护上尿路为目的，此患者有双侧输尿管反流、小容量膀胱，治疗目的应为扩大膀胱容量，减少输尿管反流。该病例采用了各种保守和药物治疗，效果不佳。行膀胱扩大术可以增加膀胱的储尿量，减轻输尿管反流，一定程度上保护肾功能。膀胱扩大术后膀胱收缩功能并不能恢复，后续的膀胱护理很重要。该患者腹压排尿，出现双侧输尿管反流，术后也应避免进行腹压排尿，因此选择 CIC 治疗。尽管 CIC 在 NB 治疗中应用广泛，但是 CIC 也有应用禁忌，如持续的膀胱高压是 CIC 的绝对禁忌。另外符合以下情况时不适合行 CIC 治疗：①膀胱容量小（小于正常膀胱容量的 1/2）和膀胱顺应性差；②膀胱颈口挛缩，尿道狭窄、畸形、假道、损伤、出血等，致尿管无法插入膀胱或不能安全插入膀胱者；③存在严重的感染因素：严重的尿道炎、膀胱炎，尿道周围脓肿等；④患者存在精神心理障碍或者严重的自主神经反射，导致患者不能自行 CIC 或配合 CIC；⑤在没有经过适当培训的护理人员 / 看护人员的情况下，手部灵活性差不能完成 CIC 者。本病例中，手术前该患者膀胱容量小不适合 CIC 治疗，但是手术后扩大了膀胱容量，为进行 CIC 治疗创造了条件。

笔记

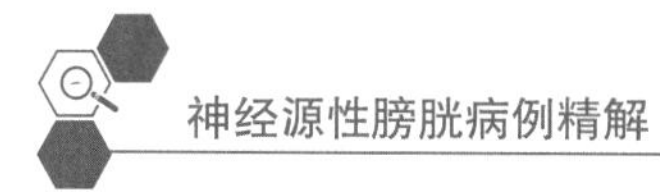

病例点评

膀胱扩大术（augmentation cystoplasty，AC）又称膀胱扩大成形术，目前已被广泛用于小容量、高压力膀胱的手术治疗。AC 的目的在于增加膀胱储尿容积、降低膀胱内压、改善膀胱顺应性、保护上尿路功能、提供控尿及抗感染能力，为自主完全排空膀胱提供了一种便捷的方法。目前，临床实践中可获得的 AC 技术包括小肠膀胱成形术（回肠）、结肠膀胱成形术（乙状结肠）、胃膀胱成形术（胃）、输尿管膀胱成形术、自体膀胱扩大术（膀胱肌层切开术）、肠浆肌层膀胱扩大术及组织工程膀胱成形术。AC 的主要适应证包括：①经抗胆碱能药物、A 型肉毒毒素（botulinum toxin A，BTX-A）逼尿肌注射及神经调控治疗后无效；②储尿期膀胱高压（$> 40\ cmH_2O$）或膀胱顺应性降低（$< 10\ mL/cmH_2O$）伴有或不伴有上尿路损害；③因逼尿肌过度活动或低顺应性膀胱所致社交不能接受的尿失禁；④高压膀胱输尿管反流伴上尿路损害；⑤重度上尿路扩张伴输尿管膀胱结合部狭窄；⑥某些感染和炎症性疾病导致的膀胱挛缩，如结核病；⑦慢性肾功能衰竭患者（肌酐> 2 mg/dL）经尿道留置尿管后肌酐水平显著下降。本病例患者膀胱容量小，双侧输尿管反流，符合膀胱扩大术的手术适应证。膀胱扩大术可以有效扩大膀胱容量，减轻膀胱高压状态，控制输尿管反流，保护肾脏功能。

参考文献

1. 中华医学会小儿外科学分会小儿尿动力和盆底学组 . 儿童清洁间歇导尿术中国专家共识 [J]. 中华医学杂志，2022，102（34）：2669-2678.

2. ROTH J D，CAIN M P. Neuropathic bladder and augmentation cystoplasty[J]. Urol Clin North Am，2018，45（4）：571-585.

3. CHENG P J，MYERS J B. Augmentation cystoplasty in the patient with neurogenic bladder[J]. World J Urol，2020，38（12）：3035-3046.

4. 刘南，宋波 . 膀胱扩大成形术 [J]. 国外医学（泌尿系统分册），2002，22（4）：220-223.

笔记

病例 32
青年男性神经源性膀胱行回肠膀胱扩大术 1 例

病历摘要

【基本信息】

患者，男，24 岁。

主诉： 尿急、尿失禁 16 年。

现病史： 无明显诱因尿失禁 16 年，伴下腹憋胀感，偶有尿急。体检彩超提示残余尿量增多，双肾重度积水，就诊于当地医院并留置导尿管，临床症状明显缓解。

既往史： 无手术、外伤、输血史，无食物、药物过敏史。

个人史： 无吸烟、饮酒史。

【专科检查】

双肾区无隆起，无压痛、叩击痛，双侧输尿管走行区无压痛、

叩击痛，耻骨上膀胱区无膨隆、压痛。阴毛呈男性分布，阴茎发育正常，双侧睾丸、附睾未触及明显异常。双侧精索静脉未触及明显异常。尿道外口无红肿及异常分泌物，无狭窄及赘生物。

【辅助检查】

1. 泌尿系统彩超：双肾重度积水，残余尿量约 100 mL。

2. 腹部及腰骶部 CT 检查：膀胱壁弥漫性增厚，双肾及双侧输尿管全程积水，左侧重复肾盂输尿管畸形，骶椎隐性脊柱裂。

3. 腰骶部 MRI 检查：$L_{4/5}$、L_5/S_1 椎间盘轻度膨出，腰椎骶化或骶椎腰化，双侧腰骶丛神经扫描未见明显异常。

4. 术前尿流动力学检查：压力容积 – 压力流率测定：膀胱感觉迟钝，顺应性正常，最大膀胱测压容积正常；充盈期未见逼尿肌无抑制性收缩波，充盈至 100mL（P_{det}=34 cmH_2O）时发生尿失禁，嘱患者排尿，排尿期未见逼尿肌主动收缩，无尿液排出。同步 X 线影像提示：充盈期膀胱形态失常，壁毛糙，膀胱呈长柱样改变；排尿期未见膀胱输尿管反流，膀胱颈口及尿道未见开放，无尿液排出。

【诊断】

1. 神经源性膀胱。

2. 尿失禁。

3. 双肾积水。

4. 左侧重复肾盂输尿管畸形。

【治疗经过】

入院后完善相关术前准备，于 2020 年 8 月 10 日全麻下行回肠膀胱扩大术 + 双侧输尿管膀胱再植术，术后留置尿管，持续膀胱冲洗。出院后短期口服米拉贝隆缓释片、左氧氟沙星等。术后 2 个月复查，取出输尿管支架，并改为 CIC；影像尿流动力学检查提示逼尿肌仍收缩乏力，肠膀胱扩大术后改变。

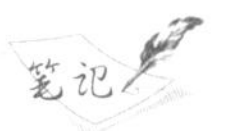

术后第 1 年尿流动力学检查：压力容积 – 压力流率测定：膀胱

感觉敏感，顺应性正常（99 mL/cmH_2O），最大膀胱测压容积接近正常（297 mL）；充盈期未见逼尿肌无抑制性收缩波，膀胱充盈至297 mL时患者诉憋胀，嘱其排尿，排尿期可见逼尿肌主动收缩，最大逼尿肌收缩压力升高约23 cmH_2O，有尿液排出。同步X线影像：充盈期膀胱形态失常，呈肠代膀胱术后改变，壁毛糙；排尿期未见膀胱输尿管反流，排尿期膀胱颈口及尿道开放明显，可见尿液排出，有少量尿液潴留。尿道压力测定：最大尿道压（77 cmH_2O）及最大尿道闭合压（73 cmH_2O）未见明显异常（图32-1）。

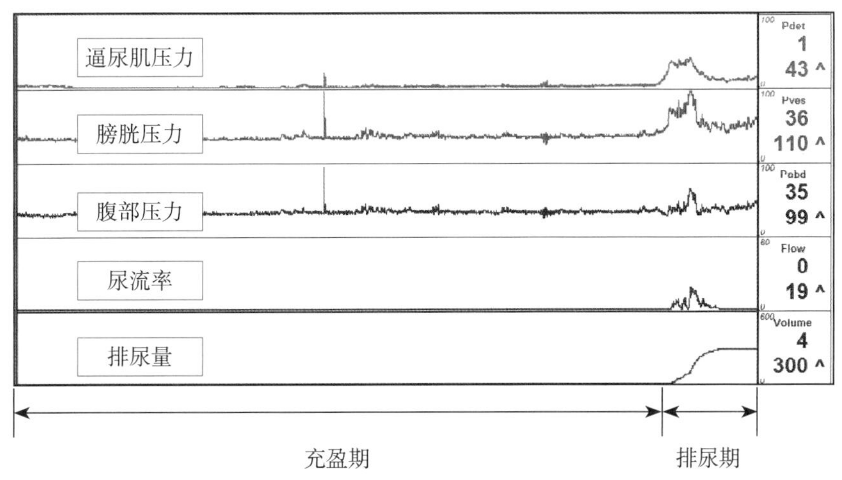

图32-1 回肠膀胱扩大术后第1年影像尿流动力学检查

术后第2年尿流动力学检查：自由尿流率测定：低平尿流率曲线，最大尿流率降低，残余尿量约49 mL。排尿期：最大尿流率约12 mL/s，排尿量约275 mL，残余尿量约49 mL。压力容积-压力流率测定：膀胱感觉敏感，顺应性正常（30 mL/cmH_2O），最大膀胱测压容积减小（302 mL）；充盈期未见逼尿肌无抑制性收缩波，充盈至302 mL时患者诉憋胀，嘱其排尿，排尿期未见逼尿肌主动收缩，患者为腹压排尿，无尿液排出。同步X线影像：充盈期膀胱形态失常，呈肠代膀胱术后改变；排尿期未见膀胱输尿管反流，膀胱颈口及尿道未见开放显影，无尿液排出。尿道压力测定：最大尿道压（116 cmH_2O）及最大尿道闭合压（108 cmH_2O）升高，功能性尿道长

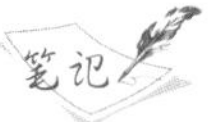

度（60 mm）延长（图 32-2）。

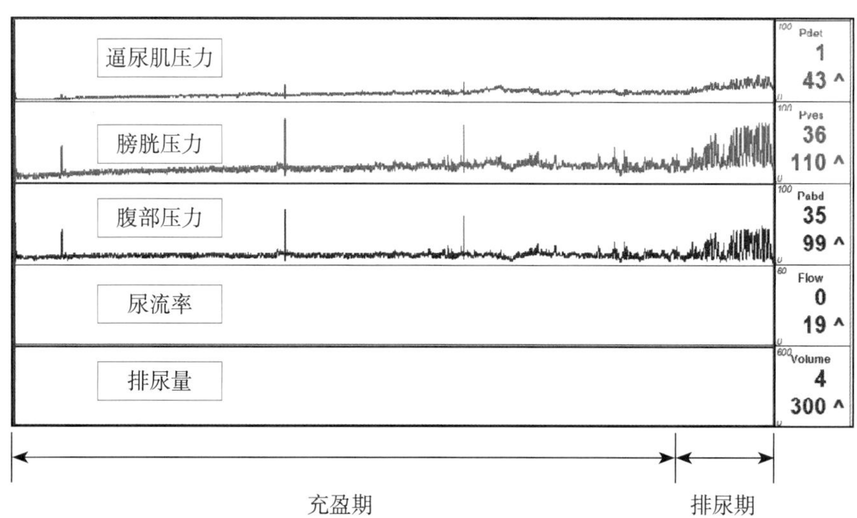

图 32-2　回肠膀胱扩大术后第 2 年影像尿流动力学检查

病例分析

患者尿失禁多年，双肾重度积水，存在隐性脊柱裂及左侧重复肾盂输尿管畸形；本院影像尿流动力学检查显示逼尿肌无收缩，充盈至 100 mL 时发生尿失禁，膀胱形态失常及感觉迟钝，神经源性膀胱诊断明确。同步 X 线影像提示膀胱输尿管连接处梗阻。患者术前留置导尿管效果良好，但长期留置导尿管易引起尿路感染、膀胱结石等并发症，并影响日常生活和工作。该患者行膀胱扩大术（augmentation cystoplasty，AC）可以解除梗阻并增加膀胱的储尿量，保护上尿路功能，恢复下尿路功能，改善尿失禁症状。患者行回肠膀胱扩大术后定期复查并行 CIC，术后彩超及影像尿流动力学检查显示双肾积水均较术前明显缓解，未发现膀胱输尿管反流现象，最大尿道压及最大尿道闭合压较前增加，尿失禁症状缓解。手术后 1 年随访，UDS 显示排尿期逼尿肌有微弱的收缩能力，但是第 2 年随访未见逼尿肌收缩，推测第 1 年随访显示的逼尿肌收缩可能是测压管

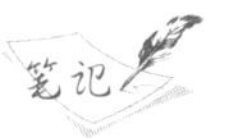

压力传导不畅所致的假象。

神经源性膀胱进程往往呈进行性发展，其神经损害并非静止状态，需要终身随访观察，随访项目包括尿流动力学检查、泌尿系统超声、尿常规、肾功能检查以及术后并发症（肠道功能、尿路结石、尿路感染）监测等。远期并发症多发生在术后尿失禁症状未能明显改善，又不能坚持康复训练的患者。因此，AC 术后定期随访的同时，应强化功能康复训练并坚持 CIC，以预防和减少并发症的发生。

病例点评

神经源性膀胱患者治疗的目的是改善并保护上尿路功能，延长患者的生存期并改善生活质量。AC 是目前用于增加膀胱容量和降低储尿期膀胱内压的金标准术式，可明显改善膀胱容量，增加膀胱顺应性，降低膀胱内压力，保护肾功能，消除尿失禁，在神经源性膀胱治疗中发挥着重要作用。AC 的适应证主要包括逼尿肌功能异常、挛缩膀胱、膀胱壁增厚和膀胱输尿管连接部梗阻等。该患者长期尿失禁，膀胱壁增厚及纤维化，膀胱出口梗阻，并存在逼尿肌－括约肌协同失调，而长期留置导尿管不利于其日常生活和工作，符合 AC 的手术适应证。回肠膀胱扩大术是 AC 术式之一，临床应用广泛。手术将肠袢去管化，目的在于有效增加膀胱容量，提高充盈顺应性，减少肠袢的自主收缩，通过降低其膀胱内压使患者尿道功能得到改善，进而预防肾功能损害，具有良好的远期效果。该患者回肠膀胱扩大术后影像尿流动力学检查显示，逼尿肌仍收缩乏力，为腹压排尿，表明回肠膀胱扩大术只会增加膀胱容量，改善顺应性，而不会增加膀胱收缩力。CIC 是一种安全的膀胱引流方法，能够使膀胱完全排空、膀胱间歇性扩张，有利于保持膀胱容量，促进膀胱收缩功能的恢复。术后联合 CIC 可协助患者膀胱排空，防止尿路感染，保护上尿路功能，并确保膀胱吻合口充分愈合，有利于患者长期预后。

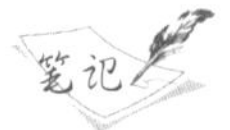

参考文献

1. 张雪培，蔡腾，魏金星，等 . 两种膀胱扩大术治疗神经源性膀胱比较分析 [J]. 临床泌尿外科杂志，2012，27（2）：121-123.
2. ROTH J D，CAIN M P. Neuropathic bladder and augmentation Cystoplasty[J]. Urol Clin North Am，2018，45（4）：571-585.
3. CHENG P J，MYERS J B. Augmentation cystoplasty in the patient with neurogenic bladder[J]. World J Urol，2020，38（12）：3035-3046.
4. 文建国 . 清洁间歇性导尿术文建国 2021 观点 [M]. 北京：科学技术文献出版社，2021.

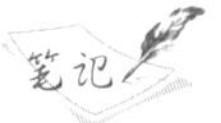

病例 33 结核所致尿频尿急膀胱挛缩行膀胱扩大术 1 例

病历摘要

【基本信息】

患者，男，35 岁。

主诉：严重尿频（约每 10 分钟小便 1 次），尿急 1 年，CT 检查提示膀胱体积小，壁增厚。

既往史：无高血压、糖尿病、心脏病和传染病等病史，预防接种史随社会计划免疫接种，无食物、药物过敏史。2 年前曾因左肾结核行左肾切除手术，术后正规抗结核治疗 9 个月。患者尿频、尿急症状持续存在。

个人史：无长期外地居住史，无疫水、疫区、放射性物质及毒物等接触史。吸烟 10 年，30 支 / 日。无饮酒史及其他不良嗜好。

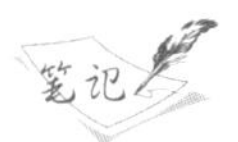

【专科检查】

双肾区无隆起，左肾区可见一长约 10 cm 手术瘢痕，双肾区无压痛、叩击痛，双侧输尿管走行区无压痛、叩击痛，耻骨联合上膀胱区稍膨隆。

【辅助检查】

1. 尿常规检查：白细胞计数 457.8/μL，红细胞计数 101.7/μL。血常规及肝肾功能检查未见明显异常。

2. 泌尿系统 CT 平扫 + 增强：左肾结核术后缺如，右肾形态、大小、密度未见明显异常。膀胱体积小，壁增厚。前列腺体积正常，其内可见结节状钙化影。增强检查，右肾未见明显异常强化，分泌功能正常。延迟期，右侧输尿管边缘光滑，下段略显扩张，输尿管壁内段未见明显显影，膀胱壁增厚，可见强化。

3. 超声检查：膀胱容量约 30 mL，壁增厚。排尿后残余尿量约 20 mL。

【诊断】

1. 泌尿系统结核（膀胱挛缩）。

2. 左肾切除术后尿路感染。

【治疗经过】

患者有肾结核病史，符合泌尿系统结核所致膀胱挛缩诊断。积极完善相关检查后行膀胱扩大术。手术取下腹正中绕脐切口，长约 20 cm，依次切开皮肤、皮下组织及筋膜层，打开腹直肌前鞘，由其内侧缘钝性分离肌肉，并打开腹膜进入腹腔。见腹腔内小肠及肠系膜均与大网膜粘连紧密，考虑回肠膀胱扩大术无法进行，同患者家属沟通后同意行结肠膀胱扩大术。取降结肠约 10 cm，两端离断，断端 1 号丝线吻合恢复连续性。关闭肠系膜，并将所取降结肠裁为片状。于腹膜外找寻右输尿管，并于膀胱壁内段上方离断，放置右侧输尿管内支架管，将输尿管残端吻合于结肠袢近端，并以 1-0 可吸

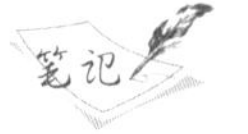

收线缝闭近端。游离膀胱，见膀胱约乒乓球大小，纵向切开膀胱全层，2–0 可吸收线将所取片状结肠与膀胱吻合并加强浆膜层。仔细止血后，留置腹腔引流管及膀胱造瘘管，逐层关闭切口。术后第 4 天拔除腹腔引流管，第 9 天拆除切口缝线出院。尿管保留 2 周后改为腹压排尿和 CIC。半年后随访，患者主要靠腹压排尿，尿频症状明显改善，白天每 1 ~ 2 小时排小便 1 次。患者术后 1 年复查，超声提示膀胱容量约 307 mL，顺应性增加。尿流测定显示最大尿流率约 16.4 mL/s，残余尿量约 23 mL，尿培养阴性，尿常规见少量白细胞及红细胞。

病例分析

患者有严重尿频、尿急症状，本次入院检查发现严重挛缩膀胱，超声检查提示膀胱容量仅 30 mL 左右。因患者有肾结核肾切除的病史，故诊断考虑为泌尿系统结核、左肾切除术后严重挛缩膀胱。结核性膀胱挛缩的治疗原则是在控制原发结核后积极行手术治疗，以建立低压、高容量的膀胱。因此，该病例采用了膀胱扩大术。开始拟对患者施行回肠膀胱扩大术，但术中发现回肠粘连严重，遂在家属同意后施行了结肠膀胱扩大术。患者手术后短期 CIC 并配合腹压排尿，有利于形成新的排尿模式，即腹压排尿和部分 CIC，最后过渡到完全靠腹压协助排尿。术后半年随访患者症状改善明显。

病例点评

结核性膀胱挛缩是泌尿系统结核的一种特殊表现形式，通常继发于肾结核，通过尿路下行至膀胱，造成膀胱的结核感染。最初是一侧输尿管开口部位的炎症水肿，疾病继续进展，导致输尿管周围形成肉芽肿，膀胱形成溃疡并侵及肌层，导致膀胱严重的纤维增生，

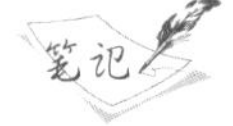

膀胱收缩力下降或丧失，输尿管口出现典型的“高尔夫球洞改变”，最终导致膀胱容量明显降低（小于 50 mL），是泌尿系统结核发展到晚期的标志之一。

该病常见于成年人，尤其是青壮年，男性多于女性，儿童少见。主要症状为尿频、尿急等尿路刺激症状，患者每次尿量显著减少，严重者甚至可出现尿失禁。还可引起同侧输尿管口增大，进一步导致对侧输尿管口狭窄、积水。

辅助检查包括实验室检验及影像学检查，如 PPD 试验、抗酸染色、结核杆菌培养等，PPD 试验阳性反应大都是由结核杆菌感染造成。“无菌性脓尿”是结核典型的常规尿液检查和培养结果。尿培养是诊断泌尿系统结核的常规手段之一，但培养通常需要 6 ~ 8 周，时间较长。静脉尿路造影可见膀胱容量小，膀胱外形不规则，充盈缺损和膀胱不对称。CT 检查主要表现为膀胱壁增厚。

结核性膀胱挛缩若未及时治疗可引起对侧膀胱输尿管反流，使感染逆行至对侧肾脏。此外，膀胱挛缩引起对侧肾脏、输尿管严重积水时，可出现慢性肾功能不全症状。所以在对患者进行抗结核治疗的同时，应积极行手术治疗，以建立低压、高容量的贮尿器。常用的手术方式包括膀胱扩大术和构建原位新膀胱。早期诊断和及时治疗，可有效提高结核性膀胱挛缩患者的生存率及生活质量。

手术应在患肾已切除、抗结核药物治疗半年以上、膀胱结核病灶基本愈合的情况下进行。本病例患肾已切除，抗结核药物治疗 9 个月以上，符合手术指征。乙状结肠膀胱扩大术相对复杂，术后易出现多种并发症。早期并发症包括伤口感染、肠梗阻、吻合口瘘、出血等，晚期并发症包括代谢紊乱、膀胱穿孔、膀胱憩室、膀胱输尿管反流、尿失禁、黏液形成、感染、结石、肿瘤等，因而术后必须定期复查。目前膀胱挛缩的治愈标准为：行扩大手术后膀胱容量增大、排尿功能良好、无电解质紊乱、尿液细菌培养阴性、无残余尿、无窦道。很遗憾，本病例没有进行手术前后的膀胱压力 – 流率测定或影像尿流动力学检查和评估。

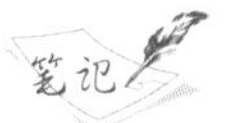

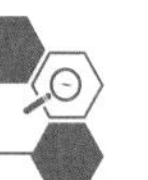

神经源性膀胱行膀胱扩大术后常需长期行 CIC。而结核性膀胱挛缩行膀胱扩大术后恢复自主排尿的概率较高。可能是由于后者盆底神经的支配正常有关。

参考文献

1. 况夏雨，陈昌庆，袁清，等 . 32 例结核性膀胱挛缩患者临床特点分析 [J]. 解放军医学院学报，2016，37（9）：944–947.
2. 陈莉萍，张天宇，刘志佳，等 . 膀胱扩大术治疗结核性挛缩膀胱 25 例分析 [J]. 现代泌尿外科杂志，2022，27（7）：570–573.
3. MUNEER A，MACRAE B，KRISHNAMOORTHY S，et al. Urogenital tuberculosis–epidemiology，pathogenesis and clinical features[J]. Nat Rev Urol，2019，16（10）：573–598.
4. FIGUEIREDO A A，LUCON A M，SROUGI M. Urogenital Tuberculosis[J]. MicrobiolSpectr，2017，5（1）.
5. Siddique F H，Uddin B，Saleh F M，et al. Urinary tuberculosis presented as isolated bladder lesion – a case report[J].Mymensingh Med J. 2014；23（1）：145–9

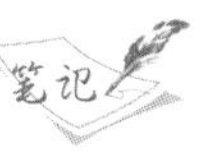

病例 34
老年男性神经源性膀胱合并马尾神经综合征经皮膀胱造口治疗 1 例

病历摘要

【基本信息】

患者，男，80 岁。

主诉：排尿困难伴尿频、尿急、夜尿增多，偶有尿失禁 2 年。

现病史：40 年前确诊马尾神经综合征，未规律治疗。

既往史：高血压病史 10 余年，最高血压为 170/105 mmHg，平时服用马来酸依那普利片（1 天 1 次，1 次 1 片）、吲达帕胺片（1 天 1 次，1 次 1 片）。无糖尿病、心脏病和传染病等病史，预防接种史随社会计划免疫接种，无食物、药物过敏史。

个人史：无长期外地居住史，无疫水、疫区、放射性物质及毒物等接触史。无吸烟、饮酒史及其他不良嗜好。

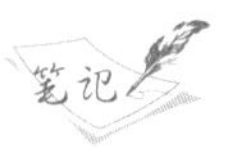

【专科检查】

双肾区无隆起，无压痛、叩击痛，双侧输尿管走行区无压痛，耻骨联合上膀胱区明显膨隆，有深压痛，未触及肿物，叩诊呈鼓音。

【辅助检查】

尿常规检查：白细胞（3+）。血常规及肝肾功能检查：未见明显异常。

泌尿系统彩超：双肾切面形态、大小正常，轮廓清晰，双肾实质与集合系统界限清晰，集合系统未见明显分离。双侧输尿管未见扩张。膀胱充盈欠佳，透声可。前列腺大小 4.4 cm × 3.6 cm × 3.5 cm，内回声不均匀，可见数个强回声，其一长径约 0.5 cm。膀胱残余尿量测定：排尿后残余尿量约 47 mL。

尿流动力学检测：膀胱感觉功能敏感，产生初始尿意的尿量约 77 mL。最大膀胱测压容积减小（113 mL），膀胱顺应性差（5 mL/cmH_2O）。储尿期可见逼尿肌不稳定收缩，排尿期逼尿肌收缩无力，腹压协助排尿模式，膀胱出口有可疑梗阻。

【诊断】

1. 神经源性膀胱。
2. 尿路感染。
3. 马尾神经综合征。
4. 高血压。

【治疗经过】

积极完善相关检验检查后行经皮膀胱造口术。手术经过：取平卧位，常规消毒铺巾，1% 利多卡因局部麻醉；留置 F16 双腔导尿管，注入生理盐水 300 mL，超声引导下穿刺针于耻骨上一横指处穿刺，拔出针芯，见尿液流出；置入导丝，切开皮肤 0.5 cm，沿导丝用穿刺套装依次扩张建立 F18 通道；沿导丝置入 F16 尿管，缝合固定尿管，术毕。手术时间 10 分钟，术中麻醉满意，手术顺利，出血约 5 mL，

患者安返病房。考虑患者合并尿路感染，同时给予磷霉素抗感染对症治疗。患者术后第 1 天出院。

病例分析

患者 40 年前确诊为马尾神经综合征，2 年前无明显诱因出现排尿困难，同时伴有尿频、尿急、夜尿增多，偶有尿失禁。结合患者影像学检查及尿流动力学检测结果，考虑诊断为神经源性膀胱。考虑到患者高龄，有高血压病史，身体条件一般，遂在控制尿路感染后行局部麻醉下经皮膀胱造口术，术后继续消炎对症治疗。术后第 1 天患者恢复好后出院，嘱其出院后保持造口管干净卫生，每月定期门诊更换膀胱造口管，定时消毒造口管，避免牵扯。对患者术后进行规律随访，截至目前除偶有轻度尿路感染，未有其他异常症状。患者症状改善明显，满意度极高。

病例点评

从脑和脊髓至膀胱和尿道平滑肌之间的神经环路是正常排尿过程所需要的环路，膀胱排空的促进和抑制是由位于骶髓（$S_{2\sim4}$）、脑桥和大脑皮层的排尿中枢所控制的。来自大脑皮层的信号通过脑桥排尿中枢控制自发排尿过程。当脊髓受损导致初级中枢与大脑皮层失去联系时，排尿便失去了意识控制。由排尿调控紊乱引起的下尿路功能损害及并发症，合称神经源性膀胱，又称神经源性排尿功能障碍。其病因复杂多样，最常见的是脑血管疾病和脊髓损伤，单纯由马尾综合征引起的神经源性膀胱较少见。患者常表现为膀胱内高压、膀胱壁增厚、膀胱顺应性下降、膀胱纤维化、膀胱输尿管反流、肾积水和肾功能损伤，最后导致终末期肾病。大部分患者死于尿路感染及肾功能衰竭。诊断是在排除非神经源性神经性膀胱的基础上做出的。

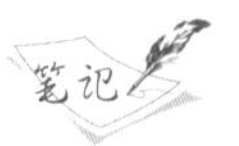

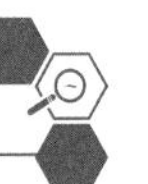

治疗的首要目标是保护上尿路功能，确保储尿期和排尿期膀胱压力处于安全范围内；次要目标是恢复下尿路功能，提高控尿和排尿能力，预防尿路感染发生，提高患者生活质量。治疗方式多种多样，如 CIC、膀胱扩大术等传统方式，以及组织工程、干细胞移植及基因疗法等新型治疗手段。应根据患者个体情况制定治疗方案。手术治疗的作用主要是提高膀胱顺应性及容量，改变膀胱出口阻力。同时合并有下尿路机械性梗阻的患者应考虑首先去除梗阻因素。由于神经源性膀胱的病情具有临床进展性，所以治疗后应终身随访。

参考文献

1. 文建国，李云龙，袁继炎，等 . 小儿神经源性膀胱诊断和治疗指南 [J]. 中华小儿外科杂志，2015，36（3）：163–169.
2. 廖利民，丛惠玲 . 神经源性膀胱诊断与治疗 [J]. 临床外科杂志，2010，18（11）：725–729.
3. UTOMO E，GROEN J，BLOK BF. Surgical management of functional bladder outlet obstruction in adults with neurogenic bladder dysfunction[J]. Cochrane Database Syst Rev，2014，24（5）：CD004927.
4. TOUMA N J，HOROVITZ D，SHETTYA，et al. Outcomes and quality of life of adults undergoing continent catheterizablevesicostomy for neurogenic bladder[J]. Urology，2007，70（3）：454–458.

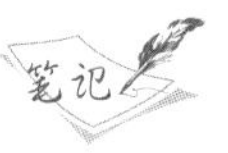

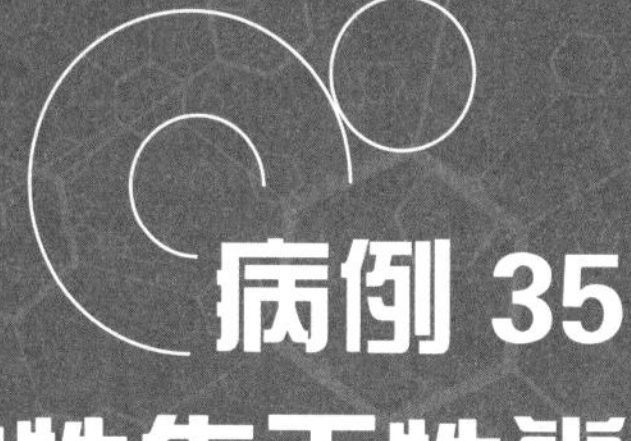

病例 35 青年女性先天性脊柱裂慢性肾功能衰竭肾移植治疗 1 例

病历摘要

【基本信息】

患者，女，22 岁。

主诉：先天性脊柱裂，自幼排尿、排便功能障碍（大小便失禁）合并慢性肾功能衰竭。

既往史：无高血压、糖尿病病史。月经周期规律，量少。否认心脑血管疾病史。

个人史：患者足月顺产，其母亲孕期无叶酸服用史。母乳喂养，出生后诊断为先天性脊柱裂。

【专科检查】

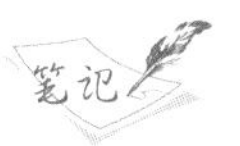

双肾区无叩击痛，腹部无明显压痛，膀胱区无隆起，腰骶部可

见明显皮肤突出和色素沉着等异常外观。

【辅助检查】

泌尿超声提示膀胱充盈，双肾积水。排尿后残余尿量增多。末次血肌酐测量值为 856 μmol/L，肾小球滤过率为 5.647 mL/min。

1. 神经源性膀胱（肾积水）。

2. 肾功能衰竭。

3. 先天性脊柱裂。

【治疗经过】

出生后在外院发现腰骶部脊膜膨出，诊断为先天性脊柱裂，未予治疗。自幼伴尿频、尿急、排尿不畅、夜间大小便失禁和残余尿量增多等泌尿系统症状，一直采取 CIC 保守治疗。

因慢性肾功能衰竭，本次入院行亲属活体肾移植术，供者为其生母，HLA-A、B、DR 平均错配值为 2.4。术前采用注射用甲泼尼龙琥珀酸钠联合兔抗人胸腺细胞免疫球蛋白诱导治疗，术中采用右下腹腹直肌旁 L 型弧形切口，经腹膜外入路放置髂窝。患者术前未行膀胱扩大术，移植是在原膀胱上进行的，未进行尿流改道或皮肤输尿管造口术。术后肾功能恢复良好，平素口服钙调磷酸酶抑制剂、吗替麦考酚酯、糖皮质激素三联免疫抑制方案：环孢素早 0.5 mg，晚 0.75 mg；吗替麦考酚酯分散片早 0.5 g，晚 0.5 g；甲泼尼龙片早晚各 4 mg 维持量，血肌酐维持在 100 ~ 130 μmol/L。术后规律随访，移植后 1 ~ 3 个月每周随访 1 次，移植 4 ~ 6 个月每 2 周随访 1 次，移植半年后每月随访 1 次，移植 1 年后每 3 个月随访 1 次。常规筛查项目包括：①实验室检查：血常规、尿常规、全血生化（肝肾功能、电解质、血糖和血脂）、估算肾小球滤过率；②药物浓度和药物不良反应监测：密切监测他克莫司浓度并控制在目标范围内，吗替麦考酚酯选用全点或有限检样法血药浓度 – 时间曲线下面积监测；③病原学筛查：CMV、EB 病毒、BK 病毒等；④免疫学检查：定期评估体液 / 细胞免疫功能；⑤移植肾超声；⑥尿流动力学检查：排尿日记、单纯尿流

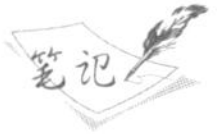

率、残余尿量测定等。患者术后膀胱功能无改善，尿液分析偶尔显示白细胞和（或）细菌尿，对无症状的尿路感染未应用抗生素。为了改善膀胱顺应性，膀胱管理先采取膀胱造瘘，后改为 CIC。

病例分析

该患者虽然未进行尿流动力学、膀胱压力容积等系统的泌尿系统相关检查，但结合患者病史及临床表现可以诊断为先天性脊柱裂引起的 NB。然而，药物治疗（抗胆碱能药物）和 CIC 的保守治疗未能改善她的膀胱顺应性以及尿失禁等临床症状，且出现 进行性肾脏损害，就诊时已经进入终末期肾病阶段。NB 导致的终末期肾病患者以前被认为是肾移植的不良候选者，因为可能存在移植后尿路感染和移植物功能障碍。近年来，随着下尿路评估和管理技术的发展，包括精确的尿流动力学检查、排空膀胱的 CIC 技术以及恢复泌尿系统完整性和功能的重建手术，NB 患者肾移植后的移植物存活已经有了保证。但 NB 患者的治疗仍需遵循规范化的诊疗流程。移植前评估（特别是对于 NB 患者的下尿路评估）和管理的目的是确保膀胱和尿道能够通过排尿或间歇导尿来维持低压、无导尿储存和排空。当计划对 NB 患者进行肾移植时，必须消除移植后可能引起尿路感染的因素并保护肾移植体免受尿路高压损伤。肾移植前须进行解剖学和尿流动力学评估，膀胱低压、正常的膀胱容量和顺应性是肾移植获得良好结果的先决条件。该例移植肾采取了输尿管原位膀胱吻合。移植后肾功能恢复良好，未出现反复尿路感染等症状，但患者膀胱功能未改善，后继续进行 CIC。

病例点评

NB 引起的膀胱功能障碍治疗困难，最终可进展至终末期肾病。传统的输尿管膀胱吻合术对 NB 患者无法达到预期效果，终身服用免

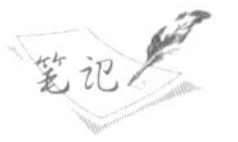

疫抑制剂也为患者的术后管理带来挑战。肾移植术后 NB 患者的护理目的是防止出现膀胱过度膨胀、感染、结石形成、膀胱输尿管反流、移植肾功能衰竭、尿路损伤、尿失禁，确保膀胱正常、完全排出尿液。最常见的治疗方式是永久性或间歇性导管插入、骶骨神经调节和药物治疗。国内 NB 患者肾移植的经验较少，该例患者仍沿用了传统的术式，即输尿管膀胱吻合，得益于规范的临床管理及良好的依从性。患者术后肾功能恢复良好，肌酐值维持在正常范围，未出现尿路感染。但患者术前未进行系统的解剖学、尿流动力学评估，从长远来看，膀胱容量及顺应性可能会影响移植肾功能。患者后续进行了膀胱造瘘，避免继发移植肾损害。

患者为典型的脊柱裂引起的 NB。患者出生后即出现尿频、尿急、大小便失禁等症状，符合 NB 的诊断标准。但是，该病例显然没有按照 NB 的诊断治疗原则去诊断和治疗，致使病情逐渐加重。到患者 22 岁时，出现肾功能衰竭，不得不行肾移植手术。肾移植手术并不能根治 NB，只能作为一种替代疗法，仍需防范由膀胱功能障碍导致的上尿路损害与移植肾失功风险。由 NB 引起的终末期肾病患者常有明显的下尿路功能障碍（lower urinary tract dysfunction，LUTD）。如果 LUTD 在移植前没有得到纠正，会增加移植并发症发病率、移植物丢失率和患者死亡率。LUTD 可引起膀胱高压并致移植肾损害，导致移植后免疫排斥、脓毒症发生率增加和肾功能下降。因此，严格按照 NB 的诊断治疗原则进行排尿功能管理和治疗非常重要。因此，对于终末期的 NB 患者，需要移植医生、泌尿医生、护理人员协同配合，制定针对性的诊疗方案，同时应普及 NB 的相关知识。早发现、早诊断、早治疗是避免进展至终末期肾病的关键。

参考文献

1. 文建国，李云龙，袁继炎，等 . 小儿神经源性膀胱诊断和治疗指南 [J] . 中华小儿外科杂志，2015，36（3）：163-169.

2. BALABAN M，ÖZKAPTAN O. Efficiency and safety of the sting operation on kidney

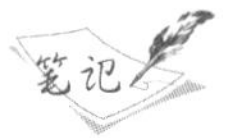

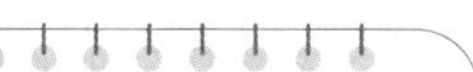
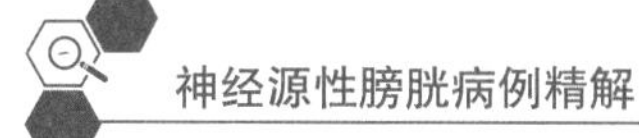

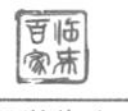

transplanted patients with symptomatic vesicoureteral reflux and neurogenic bladder dysfunction[J]. Transplant Proc，2020，52（1）：191–195.

3. KAYA AKSOY G，KOYUN M，Dinckan A，et al. Graft survival in patients with lower urinary tract dysfunction[J]. Exp Clin Transplant，2021 ，19（2）：125–130.

4. OZDEMIRKOKEN Z，SEZER RE，TOSUN K. Nursing Care of the Patient With Neurogenic Bladder After Kidney Transplantation：A Case Report[J]. Transplant Proc，2019，51（7）：2501–2502.

5. CHIKARAISHI T，NONOMURA K，KAKIZAKI H，et al. Kidney transplantation in patients with neurovesical dysfunction[J]. Int J Urol，1998，5（5）：428–435.

6. STEIN R，WIESNER C，BEETZ R，et al. Urinary diversion in children and adolescents with neurogenic bladder：the Mainz experience. Part III：Colonic conduit[J]. Pediatr Nephrol，2005 ，20（7）：932–936.

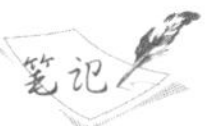

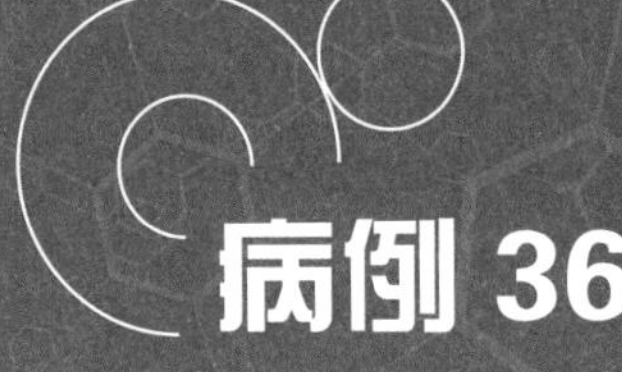

病例 36 青年男性脊髓脊膜膨出修补术后慢性肾功能衰竭肾移植治疗 1 例

病历摘要

【基本信息】

患者，男，27 岁。

主诉：腰骶部脊髓脊膜膨出手术后排尿功能障碍合并慢性肾功能衰竭。

现病史：患儿出生 4 月龄时行脊髓脊膜膨出切除加修补术，12 岁行膀胱扩大术，后病情逐渐进展至慢性肾脏病 5 期，规律行血液透析于我院行亲属活体肾移植术。

既往史：高血压 20 年余，平素口服缬沙坦，血压控制良好；糖尿病 1 月余，皮下注射胰岛素治疗；否认心脑血管疾病史。

个人史：患者足月顺产，其母亲孕期无叶酸服用史。母乳喂养，出生半个月诊断为脊柱裂。

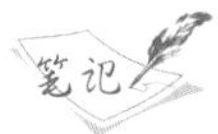

【专科检查】

双肾区无叩击痛，腹部无明显压痛，膀胱区无隆起。阴毛呈男性分布，阴茎及双侧睾丸、附睾、精索未触及明显异常。直肠指诊：前列腺体积无增大、质软，无压痛、结节及波动感。尿常规及阴囊彩超均未见明显异常。

【辅助检查】

12 岁时行尿流动力学检查显示间断尿频、尿急伴尿液溢出，排尿后残余尿量约 140 mL。压力容积 – 压力流率测定：膀胱感觉迟钝，最大膀胱测压容积减小（164 mL），膀胱顺应性差（8.5 mL/cmH_2O）。X 线影像提示：膀胱壁毛糙，膀胱上下径线变长，呈神经源性膀胱形态改变。末次血肌酐测量值为 774 μmol/L，肾小球滤过率为 6.347 mL/min。

【诊断】

1. 神经源性膀胱（慢性肾功能衰竭）。
2. 脊髓脊膜膨出修补术后。
3. 膀胱扩大术后。
4. 高血压。
5. 糖尿病。

【治疗经过】

出生半个月后在外院发现腰骶部脊膜膨出，当时诊断为脊柱裂，采取保守治疗。出生 3 个月后复查腰椎 MRI 检查提示腰脊髓脊膜膨出合并脂肪瘤、畸胎瘤不能排除。遂行脊膜膨出切除加修补术，术后出现排尿功能障碍。7 岁时出现严重尿频、尿急伴腰部疼痛，外院行超声残余尿量测定为 65 mL，未予特殊治疗。12 岁时排尿症状严重影响生活，行膀胱扩大术。术前行尿流动力学检查显示典型的 NB 改变（逼尿肌顺应性差、无收缩和残余尿量增多等）。术后排尿情况无明显改善，后出现马蹄外翻足、小腿挛缩等并发症，间断口服药

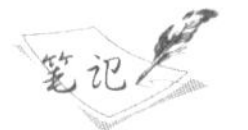

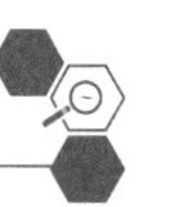

物或中药治疗。

后因慢性肾功能衰竭于我院行亲属活体肾移植术，供者为其生父。术前采用注射用甲泼尼龙琥珀酸钠联合兔抗人胸腺细胞免疫球蛋白诱导治疗；移植是在原膀胱上进行的，未进行尿流改道或皮肤输尿管造口术；术后肾功能恢复良好，未发生排斥反应。平素口服钙调磷酸酶抑制剂、吗替麦考酚酯、糖皮质激素三联免疫抑制方案：他克莫司早晚各 0.5 mg，第二天早 1mg，晚 0.5mg；吗替麦考酚酯胶囊早 0.5 g，晚 0.75 g；甲泼尼龙片早 8mg 维持量，血肌酐维持在 110 ~ 130 μmol/L。前 3 个月的靶向血浆中他克莫司水平为 10 ~ 12 ng/mL，后 3 个月为 8 ~ 10 ng/mL，6 个月后为 4 ~ 8 ng/mL。在移植后服用复方新诺明预防感染 9 个月。同时口服五酯软胶囊早 0.5g、缬沙坦 1 片 / 天。患者于肾移植后 10 年诊断出器官移植术后糖尿病（post-transplantation diabetes mellitus，PTDM），间断伴发尿路感染，给予口服抗生素及皮下注射胰岛素治疗，效果欠佳。此后血肌酐逐渐升高至 170 ~ 180 μmol/L，现规律门诊随访。

病例分析

NB 是泌尿外科最难治疗的疾病之一。小儿 NB 的病因以脊髓发育不良最为多见。脊髓发育不良指脊髓任何部位，特别是较低节段的发育缺陷，包括一组由于神经管闭合障碍导致的发育畸形，如隐匿性脊柱裂、脑脊膜膨出和脊髓脊膜膨出等。30% ~ 40% 儿童 NB 随着年龄的增长出现肾功能损害，5 岁前死亡率高达 14%。主要死亡原因是膀胱括约肌功能障碍导致的上尿路损害或原发性下尿路功能障碍，最终引起肾功能衰竭。肾移植是治疗肾功能衰竭的主要方法之一。

该病例虽然已经行膀胱扩大术，膀胱容量等有了显著改善。但是，患者就诊时发现该手术预防肾脏继发改变的效果不佳，已经进展至终末期肾病。移植肾采取输尿管原位膀胱吻合，没有进行移植

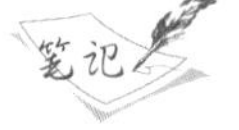

前特殊处理。移植后肾功能恢复良好，未出现反复尿路感染等症状。患者膀胱功能未改善，表现为尿频、尿急，不能自主控制排尿等。明确糖尿病诊断后，患者出现肾功能下降和间断尿路感染。

病例点评

患者为典型的脊柱裂引起的 NB。患儿出生后 3 个月行 MRI 检查提示有脊膜膨出，骶椎管内脂肪瘤、畸胎瘤等，病因明确，行脊髓脊膜膨出术。肾移植前尿流动力学检查显示典型的 NB 改变（逼尿肌顺应性差、无收缩和残余尿量增多等），符合 NB 的诊断标准。但是，该病例显然没有按照 NB 的诊断治疗原则去诊断和治疗。患者 7 岁时出现严重尿频、尿急伴腰部疼痛，提示出现严重下尿路功能障碍和肾积水，可惜当时未予 CIC 等治疗，致使病情逐渐加重，12 岁不得不行膀胱扩大术。膀胱扩大术后膀胱容量虽有了显著改善，但仍继发肾功能衰退。膀胱扩大术并不能改善膀胱排尿功能，许多患者需要手术后配合 CIC 等间断排空膀胱。该病例显然没有按照这个原则去治疗，以致病情仍缓慢进展。到患者 27 岁时，出现肾功能衰竭，不得不行肾移植手术。肾移植手术后，行 CIC 以维持低压膀胱和间歇排空膀胱也至关重要。如果 NB 的诊断治疗和随访的原则得不到落实，患者移植的肾脏也会进行性损害。

由于该患者膀胱扩大术后膀胱保留了部分功能，并且考虑到患者生活质量问题，移植肾输尿管的吻合是在原位膀胱上进行的，没有对移植肾和原位膀胱进行特殊处理。术后患者肾功能恢复良好，肌酐值维持在正常范围，并未出现尿路感染。这得益于定期复查膀胱尿道造影以检验肾积水、输尿管肾积水以及移植肾是否存在反流。患者的依从性和移植团队的经验会对结果有重大影响。因此，肾移植手术后 VUDS 随访非常重要，能够帮助判断是否有膀胱输尿管反流（vesicoureteral reflux，VUR）和残余尿量，以便采用相应的治疗措施避免移植肾脏的进一步损害。

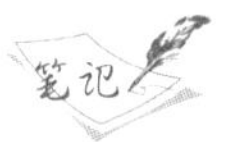

此患者同时合并 PTDM。研究表明，PTDM 出现急、慢性并发症的风险同 2 型糖尿病大致相同。术后常规应用糖皮质激素以及钙调磷酸酶抑制剂可造成糖尿病发病率上升，同时感染、伤口愈合延迟及排斥反应等不良事件的发生率显著增加，从而使移植物功能恢复期延长、存活率下降、术后死亡率增加，最终导致移植受者的长期存活率下降。撤除糖皮质激素及选择性应用免疫抑制药物需根据受者病情而定，很难应用于所有 PTDM 受者。因此使用药物控制血糖是极其必要的。选用降糖药物的原则是最大限度地提高疗效和减少对机体及移植物的损害和负担。目前治疗高血糖的方法包括口服降糖药物和注射胰岛素。该患者在确诊糖尿病后采取皮下注射胰岛素治疗，但仍发生移植肾功能下降和间歇性尿路感染。这对临床医生提出了更高的挑战，需要多学科协同治疗。此外，我国在治疗由下尿路功能障碍导致慢性肾功能衰竭进而接受移植患者的经验较少，还需更多个案报道。

参考文献

1. 文建国，李云龙，袁继炎，等 . 小儿神经源性膀胱诊断和治疗指南 [J] . 中华小儿外科杂志，2015，36（3）：163-169.
2. BALABAN M，ÖZKAPTAN O. Efficiency and safety of the sting operation on kidney transplanted patients with symptomatic vesicoureteral reflux and neurogenic bladder dysfunction[J]. Transplant Proc，2020，52（1）：191-195.
3. KAYA AKSOY G，KOYUN M，et al. Graft survival in patients with lower urinary tract dysfunction[J]. Exp Clin Transplant，2021 ，19（2）：125-130.
4. OZDEMIRKOKEN Z，SEZER RE，TOSUN K. Nursing care of the patient with neurogenic bladder after kidney transplantation：acase report[J]. Transplant Proc，2019，51（7）：2501-2502.
5. 陈一梅，石炳毅，申晶 . 移植后糖尿病的发病机制及诊疗进展 [J]. 中华器官移植杂志，2019，40（11）：701-704.

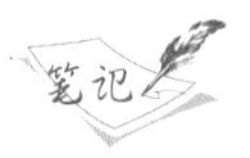

第五章

神经源性膀胱误诊误治

病例 37 尿道下裂术后非神经源性神经性膀胱 1 例

病历摘要

【基本信息】

患儿，男，5 岁。

主诉：20 天前无明显诱因出现右侧腰部疼痛，尿频、尿急症状加重。

现病史：患者自幼漏尿，尿频、尿急，2 岁时在外院诊断为尿道下裂并行尿道成形术手术治疗。手术后有尿频、尿急、尿线细等症状。外院诊断为尿道下裂和神经源性膀胱，治疗效果欠佳。

既往史：无外伤病史。

个人史：患儿足月顺产，其母亲孕前和孕期前 3 个月正常服用叶酸。母乳喂养，发育尚可。

【专科检查】

右肾区无隆起，有压痛、叩击痛，左肾区无隆起，无压痛、叩击痛，双侧输尿管走行区无压痛、叩击痛，耻骨联合上膀胱区无膨隆。阴茎有尿道下裂手术瘢痕，余无异常。无腰骶部肿块、皮肤异常、脊柱和下肢畸形。

【辅助检查】

1. 泌尿系统超声：右肾 109 mm × 59 mm × 58 mm，实质厚 3 ~ 7 mm。包膜光滑，实质未见异常回声。右肾集合系统分离，分离前后径约 32 mm（排尿前）、24 mm（排尿后），肾盏多发扩张，较大者约 46 mm × 40 mm（排尿前）、42 mm × 36 mm（排尿后）。血流灌注尚正常，右侧输尿管全程扩张，排尿前：上段宽约 15.0 mm，中段宽约 14.0 mm，下段宽约 13.0 mm，膀胱壁内段宽约 3.6 mm；排尿后：上段宽约 11.0 mm，中段宽约 9.5 mm，下段宽约 10.0 mm，膀胱壁内段宽约 3.2 mm。左肾形态大小正常。膀胱充盈好，壁毛糙，局限性小房小梁样改变，内透声欠佳。膀胱壁厚度为 3.93 ~ 5.05 mm，残余尿量约 35.8 mL（图 36–1）。

2. 影像尿流动力学检查：①自由尿流率测定：低平尿流率曲线（68 mL），最大尿流率降低（12.5 m/s），残余尿量约 40 mL。②压力容积 – 压力流率测定：膀胱感觉敏感，顺应性尚可，最大膀胱测压容积减小（119 mL）。多次重复检查，充盈期尿量最多充盈至约 119 mL 时（P_{det}=12 cmH_2O）可见逼尿肌无抑制性收缩，有尿液排出（图 36–2）。重复充盈膀胱，排尿长时间等待，未见逼尿肌主动收缩，无尿液排出。③同步 X 线影像提示：充盈期膀胱形态失常，壁毛糙，充盈期出现逼尿肌无抑制性收缩波时，可见膀胱颈口及尿道开放，有尿液排出，膀胱可见残余尿量 50 mL 左右，排尿期未见输尿管反流，长时间等待未见尿液排出。

3. 膀胱镜检查：尿道全程未见异常，膀胱颈口光滑，膀胱容量减小。右侧输尿管口狭窄，左侧正常，双侧间断喷尿清，膀胱前壁、

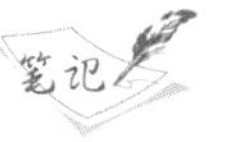

后壁、左右侧壁及顶壁黏膜可见多发小梁及憩室生成，顶壁黏膜可见充血水肿伴息肉生成，余膀胱黏膜充血。

4. MRI 检查：①腰椎 MRI 平扫未见明显异常；②右侧肾积水伴右侧输尿管扩张，请结合临床；③腰骶丛神经 MRI 检查未见明显异常。

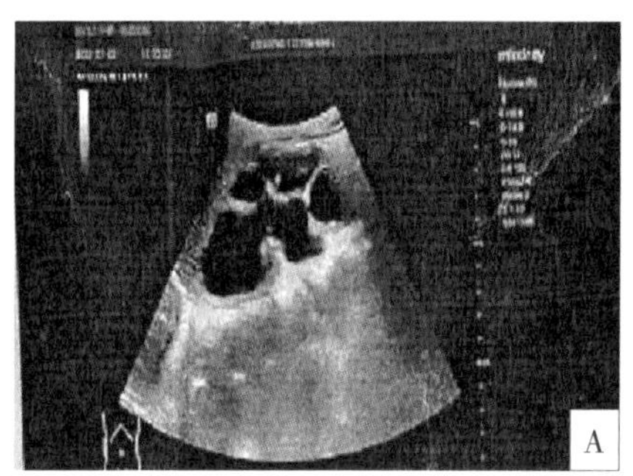

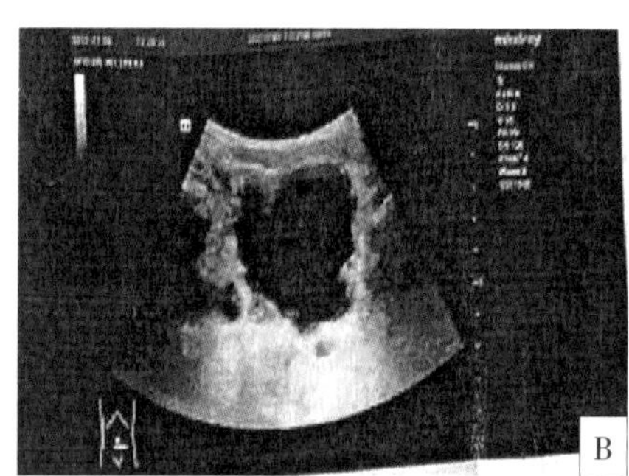

A. 右肾积水；B. 膀胱壁毛糙，局限性小房小梁样改变。

图 36-1 泌尿系统超声检查

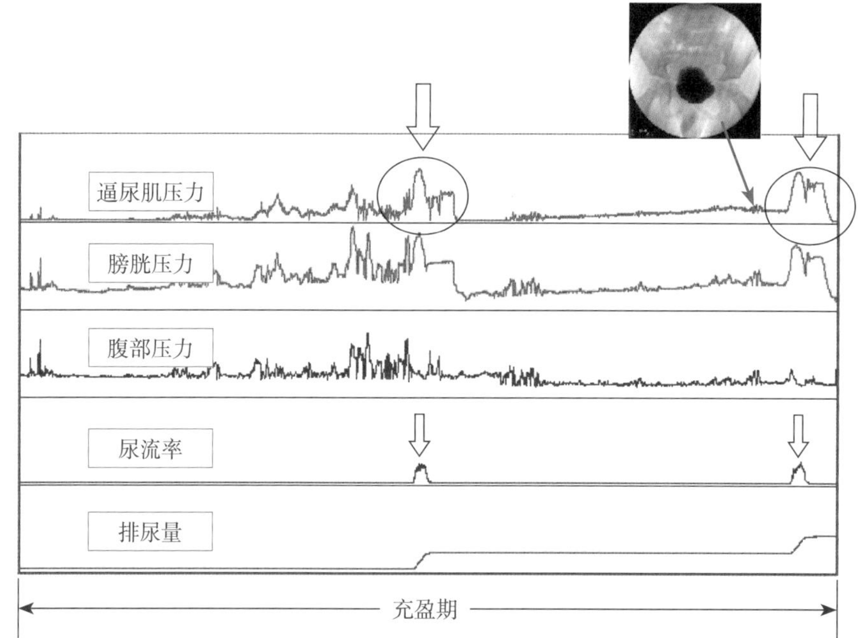

两次测定都在充盈期灌注至 110 mL 左右时逼尿肌出现无抑制性收缩（圈），有尿液排出（空心箭头）。

图 36-2 影像尿流动力学检查

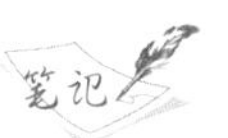

【诊断】

1. 非神经源性神经性膀胱。

2. 右侧输尿管膀胱交界处狭窄（右侧肾输尿管积水）。

【治疗经过】

患者自幼漏尿，尿频、尿急，2 岁于外院就诊时发现尿道下裂并行尿道成形术治疗。手术后有尿频、尿急、尿线细等症状。20 天前（5 岁）无明显诱因出现右侧腰部疼痛，尿频、尿急症状加重，遂到我院诊治。经过进一步检查，发现膀胱形态失常，壁毛糙，可见多发小梁及憩室形成；右侧肾积水，右侧输尿管扩张；充盈期逼尿肌过度活动，排尿期逼尿肌无收缩，最大膀胱测压容积减小。患者无明显神经病变。推测患者是由尿道下裂术后并发尿道狭窄引起的非神经源性神经性膀胱。随后，患者行尿道检查，发现尿道下裂手术后尿道吻合口环状狭窄并进行狭窄环切开保留尿管。手术后 1 周拔除尿管，患者可自主排尿，超声测定残余尿量约 20 mL。随访 1 个月，患者排尿恢复正常，右肾输尿管积水明显减轻。出院后 3 个月进行电话随访，患者尿频、尿急症状消失，无残余尿量，排尿日记记录最大排尿量可达 180 mL，肾积水进一步减轻。患者继续随访中。

病例分析

患儿自幼湿裤子、漏尿，在外院诊断为神经源性膀胱。此次于我院就诊，排除神经源性膀胱的可能。主要依据如下：①无神经损害证据：经过详细问诊和检查，发现患儿无盆腔手术史，无外伤史，且 MRI 检查提示未见隐匿性脊柱裂和脊髓栓系综合征等神经系统异常的影像学依据。②尿流动力学检查结果不支持：从影像尿流动力学的检查结果可见患儿膀胱形态异常，憩室形成，小梁增生。膀胱形态异常推测是由于尿道成型术后排尿不畅，逼尿肌代偿肥厚发生慢性膀胱炎，从而形成膀胱多发小梁和憩室。尿流动力学曲线提示

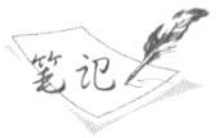

膀胱收缩力良好，残余尿量不多。③肾积水为单侧，仅发现右肾出现肾积水，而神经源性膀胱一般为双侧肾积水。单侧肾积水可能是由于膀胱输尿管狭窄造成。对该患者的治疗应首先解决膀胱出口梗阻问题。排尿通畅后，膀胱功能改善，对上尿路的影响减轻，肾积水缓解。为了进一步探究患者出现右侧肾积水的原因，给予患者膀胱镜检查。膀胱镜检查发现右侧输尿管口狭窄，这可能是由膀胱慢性炎症、逼尿肌代偿性肥厚所致。

病例点评

非神经源性神经性膀胱（non-neurogenic neurogenic bladder，NNB）指由不良的排尿习惯、心理或精神等非神经病变因素引起的排尿功能障碍，多伴有尿潴留、排尿困难等临床表现，也叫欣曼综合征。尿流动力学检查常有逼尿肌-括约肌协同失调。但是检查不能发现神经性缺陷或病变，而临床症状和膀胱的形态改变却符合神经性膀胱的变化。很多学者猜测 NNB 确实存在潜在神经源性病因的可能，只是因现代检查技术的限制而不能准确识别神经解剖上的损害。详细了解病史和排尿习惯，判断是否有神经性因素的存在是诊断 NB 和 NNB 的关键。尿流动力学检查是公认的诊断 NB 和明确 NB 类型的最佳方法。NNB 是否需要进行常规尿流动力学检查仍存在争议。但是存在严重的排尿异常和已经出现膀胱形态改变的患者在治疗前一定要进行尿流动力学检查。NNB 患者膀胱形态发生明显变化后，即使去除病因，膀胱的形态和功能也很难很快恢复。NNB 的治疗强调个体化，对于临床表现和膀胱继发性改变较轻者，治疗以解除病因和改变不良的排尿习惯、心理干预为主；对于临床症状较重甚至上尿路出现明显改变的患者，尽可能参照 NB 的诊断和治疗措施实施救治。

尿道下裂手术后尿道长期部分梗阻是形成非神经源性神经性膀胱的原因。该患者右肾输尿管积水估计也与长期慢性膀胱梗阻有关。

笔记

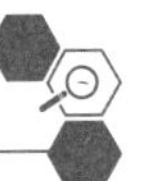

膀胱壁增厚和小梁形成很容易引起膀胱输尿管狭窄。本病例先治疗膀胱出口梗阻，再密切随访肾积水的变化，如果无改善或进行性加重，则进行右侧输尿管膀胱再植手术。

参考文献

1. BARKEN K B，VAABENGAARD R. A scoping review on the impact of hydrophilic versus non-hydrophilic intermittent catheters on UTI，QoL，satisfaction，preference，and other outcomes in neurogenic and non-neurogenic patients suffering from urinary retention[J]. BMC Urol，2022，22（1）：153.
2. 文建国 . 神经性膀胱和非神经源性神经性膀胱的诊断和治疗 [J]. 现代泌尿外科杂志，2011，16（6）：557-559.
3. 文建国，李云龙，袁继炎，等 . 小儿神经源性膀胱诊断和治疗指南 [J]. 中华小儿外科杂志，2015，36（3）：163-169.
4. STEIN R，BOGAERT G，DOGAN HS，et al. EAU/ESPU guidelines on the management of neurogenic bladder in children and adolescent part I diagnostics and conservative treatment[J]. Neurourology and urodynamics，2020，39（1）：45-57.

笔记

病例 38
尿不湿依赖综合征误诊神经源性膀胱行脊髓栓系松解术后症状无改善 1 例

病历摘要

【基本信息】

患儿，男，9 岁。

主诉：尿失禁 7 年，脊髓栓系松解术后 4 年。

现病史：患者 2 岁时停用尿不湿发现漏尿。腰骶部 X 线提示 L_5 隐匿性脊柱裂。于当地医院行尿流动力学检查，发现膀胱过度活动，膀胱容量小，诊断为脊髓栓系综合征和神经源性膀胱。5 岁时患儿仍无法停用尿不湿。在当地医院行脊髓栓系松解术，手术后仍存在尿失禁，患儿日常生活离不开尿不湿。

个人史：患儿足月顺产，其母亲妊娠期正常服用叶酸。母乳喂养，发育尚可。

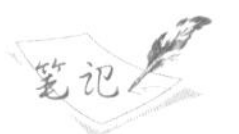

【专科检查】

双肾区无隆起，无压痛、叩击痛，双侧输尿管走行区无压痛、叩击痛，耻骨联合上膀胱区稍膨隆。阴茎包皮过长，尿道外口及外阴皮肤因长期尿失禁略发红。腰背部可见 $L_{2\sim3}$ 沿脊柱手术瘢痕（图 37–1）。患者行走无障碍，脚踝无畸形，肥胖体质。

【辅助检查】

1. MRI 检查：S_1 及以下水平椎板未闭，骶尾骨锥体形态正常，腰骶尾椎生理曲度存在，顺列良好。锥体形态、信号正常。未见椎间盘向后突出，椎管内脊髓走行顺畅，脊椎圆锥位置、形态正常，马尾神经分布正常。硬膜外脂肪间隙清晰，椎间隙、椎管未见变窄。增强后脊膜未见明显增厚，神经根未见异常强化。

2. 腰骶部正侧位 X 线检查：L_5 隐匿性脊柱裂，L_5 椎体后方椎板似不连续。余腰骶椎诸骨未见明显骨折及脱位征象，诸骨形态结构完好，关节间隙清楚。

3. 泌尿系统彩超：双肾大小形态正常，包膜光滑，实质未见异常回声，集合系统无分离，血流灌注正常。双侧输尿管无明显扩张。膀胱充盈好，壁光滑，厚度正常，内透声好。残余尿量约 1 mL。

4. 术前尿流动力学检查：①尿流率检查：尿量过少，尿流率参数未记录，残余尿量约 5 mL。②充盈期膀胱容积 – 压力测定：充盈期膀胱感觉敏感，顺应性良好（35 mL/cmH_2O），最大膀胱测压容积减小，充盈期可见逼尿肌无抑制性收缩。排尿期可见逼尿肌主动收缩。最大逼尿肌收缩压力升高约 56 cmH_2O，有尿液排出（图 37–2）。

5. 术后尿流动力学检查：①自由尿流率测定：正常尿流率曲线，最大尿流率正常（21 mL/s），无残余尿量。②压力容积 – 压力流率测定：膀胱感觉正常，顺应性正常，最大膀胱测压容积正常（385 mL）。重复 2 次检查，充盈期可见逼尿肌无抑制性收缩波，未见尿液排出，充盈至 300mL 时嘱患者咳嗽并行 Valsalva 动作，可见尿液自尿道口排出（VLPP=83 cmH_2O）。排尿期可见逼尿肌主动收

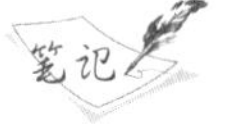

缩，最大逼尿肌收缩压力升高约 22 cmH_2O，有尿液排出。

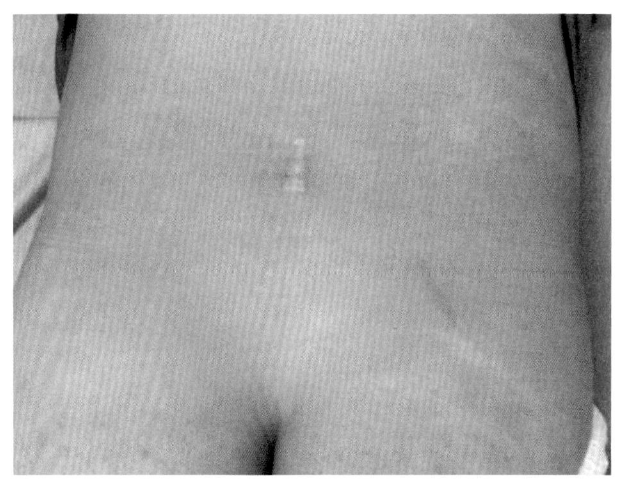

图 37-1　患儿腰背部 $L_{2\sim3}$ 沿脊柱手术瘢痕

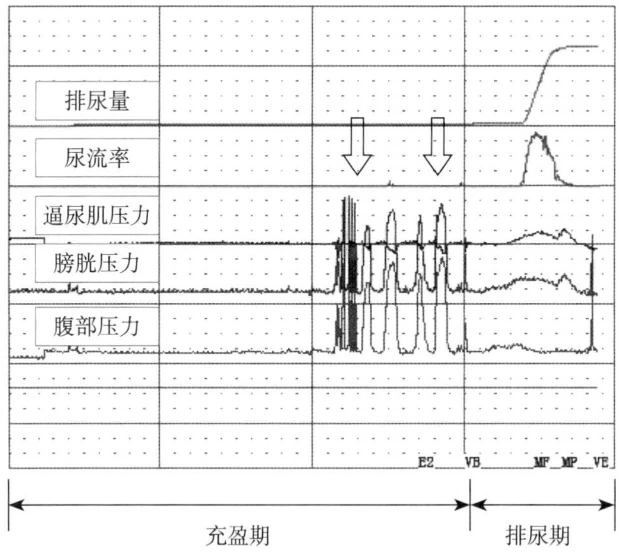

患儿膀胱充盈至 300 mL 时嘱患者咳嗽并行 Valsalva 动作，可见尿液自尿道口排出（箭头）。

图 37-2　患儿术后压力 - 流率曲线

【诊断】

1. 神经源性膀胱。
2. 尿失禁。
3. 尿不湿依赖综合征。

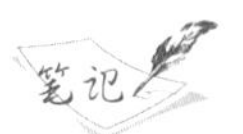

【治疗经过】

患儿 2 岁时漏尿，在外院诊断为脊髓栓系综合征，未给予重视，未进行治疗。5 岁时漏尿症状加重，于外院行脊髓栓系松解术，术后予鼠神经生长因子注射和甲钴胺（0.5 片 / 日）3 个疗程，促进神经恢复，同时口服索利那新（1 片 / 日）、阿莫西林克拉维酸颗粒（1 包 / 日），但是患儿术后泌尿系统症状没有缓解反而加重。

患者来我院行尿流动力学检查提示膀胱压力容积基本正常，存在压力性尿失禁、漏尿，推测是尿道括约肌功能障碍所致。遂对患者进行排尿基础疗法：盆底肌收缩训练每天 2 ～ 3 次，每次 15 ～ 30 分钟，交替收缩和放松盆底（肛门）。盆底肌训练可增加盆底肌的力量，尤其是尿道外括约肌。鼓励患者多排尿，不憋尿。嘱家长记录排尿日记，掌握患儿排尿规律，随时调整训练方式。择日行包皮环切术。建议患儿每半年复查 1 次泌尿系统超声，1 年复查影像尿流动力学检查。如果膀胱功能稳定，改为每 2 年复查 1 次影像尿流动力学检查。随访 3 个月，患者尿失禁症状显著减轻，尿流率测定显示患儿排尿量、最大尿流率等均在正常范围。

病例分析

患者于外院行 MRI 检查提示骶椎椎板裂，腰骶部正侧位 X 线提示 L_5 隐匿性脊柱裂，尿流动力学检查提示膀胱过度活动和膀胱容量偏小，结合日间尿失禁的临床表现，诊断为 NB。但该患者能否诊断为脊髓栓系综合征值得商榷。其尿流动力学检查结果基本正常，残余尿量不多，膀胱形态正常，没有泌尿系统之外的临床症状，诊断脊髓栓系综合征的证据不足。本病例脊髓栓系松解术后，尿流动力显示 Valsalva 漏尿点压＜ 90 cmH_2O，尿道固有括约肌功能处于正常和异常的交界区，且在逼尿肌收缩压力升高约 30 cmH_2O 时有尿液排出，相对于术前有明显的降低，提示尿道括约肌功能下降，因此患儿术后出现尿失禁加重的情况。分析其原因，可能与手术中损害了支配尿道括约肌功能的神经有关，加重了尿道括约肌功能的损害。

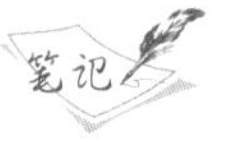

无论是影像学还是尿流动力学检查，该患者都没有典型的脊髓栓系综合征的表现。该患者在外院行脊髓栓系松解术似乎没有必要。应该在决定手术之前根据其病史分析其他疾病的可能。患儿有尿不湿依赖的病史，尿流率和膀胱残余尿量正常，应该考虑患儿存在尿不湿依赖综合征。患儿来我院后经过排尿基础疗法，逐渐养成正确的排尿习惯。经过 3 个月的随访，发现患者尿失禁情况明显好转，能够停用尿不湿。该治疗效果支持该病例的确存在尿不湿依赖综合征。但是考虑患者有 L_5 隐匿性脊柱裂和排尿症状，患者应该同时存在神经源性膀胱，只是病变程度较轻，不需要手术治疗。

病例点评

该患儿在 2 岁时去掉尿不湿后发现尿失禁，可能当时存在尿不湿依赖综合征，应先进行行为治疗。此外，患儿还存在肥胖体质和包皮过长的泌尿系统影响因素，可嘱患儿减肥并行包皮环切术排除其影响。患儿在行脊髓栓系松解术前 MRI 检查未提示脊髓栓系综合征（tethered cord syndrome，TCS）改变，UDS 也无明显异常；此外，患者未进行泌尿系统、骨科、消化系统的综合评估和基础泌尿疗法，而直接行手术。手术比较仓促，没有把握好手术适应证，显然手术不会有明显效果。

TCS 的诊断需要结合神经系统损害的证据，其首选的检查方法是 MRI 检查。MRI 检查不仅可显示有无脊髓病变，如脊髓纵裂、空洞、脊髓脊膜膨出、椎管内脂肪瘤等，还能明确脊髓圆锥最低位置和终丝走向、形态与椎管内其他组织的关系；MRI 对椎体和脊髓病变的显示不受骨骼影响，可明确显示锥体、蝴蝶椎、椎板裂等脊柱畸形，双硬膜囊、双脊髓及脊髓空洞形成等脊髓改变，圆锥位置降低、膨大、形态消失、终丝增粗等解剖形态改变，是目前诊断 TCS 的可靠手段。评估 TCS 对患者泌尿系统的损害离不开 UDS。TCS 主要的尿流动力学改变为逼尿肌无反应、低顺应性及最大尿流率降低，部分病例可表现为逼尿肌亢进。脊髓栓系松解术前后进行 UDS 是很

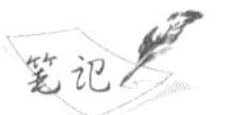

有必要的，用于术前鉴别下尿路功能损害性质及评价术后疗效。目前国内对 UDS 的重视程度缺乏，国内医院尿流动力室尚未普及，造成手术前后患者泌尿系统评估困难、脊髓栓系松解术对泌尿系统疗效评估困难以及脊髓栓系松解术指征无法明确。

目前国际上公认的脊髓栓系松解术指征包括：特征性的症状与体征，并有影像学检查证实；其中患者症状、体征急剧进展是手术的明确指征。该病例在外院诊治时没有严格遵守手术指征，造成治疗效果不佳。此外，脊髓栓系松解术涉及患者脊髓损伤、术后并发症的高风险和较高的再栓率，对膀胱功能的影响难以预测，可能会进一步加重膀胱的功能损害。未严格控制手术指征不仅会增加患儿家庭的经济负担，还会降低患者对医疗机构的信任感。目前临床上尚未明确脊髓栓系手术的指征，建议在术前先排除一切影响泌尿系统的因素，症状仍然未得到缓解时，再行手术。本病例于我院就诊后，行排尿基础疗法和盆底肌收缩训练，症状逐渐减轻，进一步证实患者存在尿不湿依赖综合征。这与父母过度依赖尿不湿，忽略了对婴幼儿的排尿训练，影响了婴幼儿排尿控制发育有关。应提倡父母采用“排泄沟通”的模式（传统把尿训练）对婴幼儿进行训练，从而促进膀胱排空。

参考文献

1. 蔡明，刘建民，修波 . 无症状儿童脊髓栓系早期预防性手术治疗研究 [J]. 中华神经外科疾病研究杂志，2016，15（1）：62–65.
2. LI X，WEN JG，SHEN T，et al. Disposable diaper overuse is associated with primary enuresis in children[J]. Sci Rep，2020，10（1）：14407.
3. 文建国 . 小儿尿动力学 [M]. 北京：人民卫生出版社，2021.
4. BRADKO V，CASTILLO H，JANARDHAN S，et al. Guideline–based management of tethered cord syndrome in spina bifida：aglobal health paradigm shift in the era of prenatal surgery[J]. Neurospine，2019，16（4）：715–727.
5. 李一冬，王一鹤，杨静，等 . 幼儿尿不湿依赖 86 例临床特征和治疗效果分析 [J]. 现代泌尿外科杂志，2021，26（8）：651–654.

病例 39
神经源性膀胱误诊为输尿管下段梗阻并发肾积水 1 例

病历摘要

【基本信息】

患者，女，13 岁。

主诉：发现肾功能不全 6 月余。

现病史：自幼脊柱腰段侧弯。半年前因腰痛、食欲缺乏、少尿 1 周为主诉就诊。患者于外院检查提示血肌酐、尿素高（血肌酐 233 μmol/L，尿素 18.5 mmol/L），尿白细胞增加；静脉肾盂造影提示左肾及输尿管重度积水；CT 提示右肾积水，左肾轻度萎缩并肾盂、输尿管上段积水，脊柱 $L_{4\sim5}$ 侧弯；同位素肾图扫描提示双侧输尿管呈持续上升型曲线，提示上尿路排泄功能严重障碍。诊断为双肾输尿管下段梗阻并肾积水，肾后性肾功能不全，行经膀胱右输尿管逆

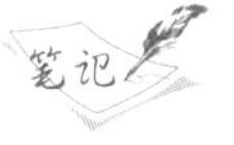

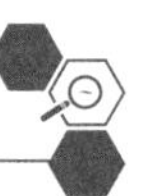

行插管内引流，置管引流 1 周后患者出现高热、寒战，考虑为肾盂肾炎，拔除引流管。服用抗生素治疗，烧退，病情好转。

既往史： 无传染病、高血压、心脏病、糖尿病、脑血管疾病等病史；无外伤、输血史；无过敏史。

个人史： 患者足月顺产，生长发育欠佳。

【专科检查】

右肾区有压痛、叩击痛，脊柱腰段 $L_{4\sim5}$ 侧弯。

【辅助检查】

1. 腰骶部 X 线正位片提示腰骶部脊柱裂。

2. 尿常规血肌酐、尿素高（血肌酐 233 μmol/L，尿素 18.5 mmol/L），尿白细胞增加，提示尿路感染，肝肾功异常。

3. 外院膀胱造影示双侧输尿管反流，膀胱呈典型“圣诞树”样改变。

4. 尿流动力学检查：患者不能自主排尿，膀胱残余尿量约 500 mL。压力容积 – 压力流率测定显示膀胱感觉尚可，顺应性差，最大膀胱测压容积减小。充盈期未见逼尿肌无抑制性收缩波，充盈至 283 mL 时嘱患者排尿，排尿期未见逼尿肌主动收缩，患者为腹压排尿，有少量尿液排出。同步 X 线影像提示充盈期膀胱形态失常，壁毛糙，膀胱颈口部分开放。排尿期未见膀胱输尿管反流，膀胱颈口可见开放，尿道未见明显开放显影，有少量尿液排出。结果提示：逼尿肌无收缩、膀胱顺应性差、膀胱壁毛糙、逼尿肌 – 括约肌协同失调（detrusor-sphincter dyssynergia，DSD）、残余尿量显著增多。

【诊断】

神经源性膀胱（膀胱输尿管反流和双肾积水）。

【治疗经过】

外院诊断为双肾输尿管下段梗阻并肾积水，肾后性肾功能不全后，行经膀胱右输尿管逆行插管内引流，置管引流 1 周后患者出

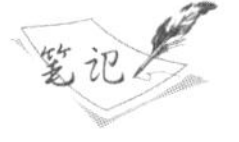

现高热、寒战，考虑为肾盂肾炎。经抗生素控制感染，更换引流管后病情好转，体温恢复正常，血肌酐降至 116 μmol/L，尿素降至 13.1 mmol/L。后来我院就诊，根据病史、影像学检查和尿流动力学检查结果，本病例诊断为神经源性膀胱。患者保留尿管持续引流膀胱，1 周后间断夹闭尿管，定期开放尿管排空膀胱，1 个月后复查肾功能改善。后改为 CIC，每天需导尿 4 ~ 6 次。根据导尿日记调整导尿频率，CIC 具体操作可参考文献。随访 3 个月，肾功能恢复正常。开始鼓励患者自主排尿，逐步减少导尿次数，过渡到部分 CIC。

病例分析

该病例在外院误诊为上尿路梗阻引起的肾积水和肾功能不全，采用经输尿管置管引流肾脏积水的治疗措施，引起患者发热，加重尿路感染。去除内引流管改为尿管膀胱持续引流后，病情缓解，提示膀胱排空障碍是患者肾功能损害的原因。首先应考虑排空膀胱，肾脏积水会自然缓解。患者脊柱侧弯可能会影响脊髓的发育，从而导致 NB。结合尿流动力学检查确定膀胱尿道的功能变化，是否存在膀胱输尿管反流及反流程度，是诊断 NB 的重要依据。膀胱形态呈“圣诞树”样改变，膀胱长轴变垂直、壁增厚和憩室形成是 NB 的典型改变之一。CIC 是排空膀胱和预防上尿路损害的有效方法，本病例采用该方法后，病情得到显著缓解。

病例点评

此病例误诊原因主要是接诊医师对 NB 的认识不足，没有分析双肾积水可能是因为 NB 所致。上尿路梗阻引起的肾积水常为单侧。双侧肾积水并显示输尿管扩张、迂曲、拉长以及积水，尤其膀胱形态呈“圣诞树”样改变，应警惕神经源性膀胱的可能。本病例外院就

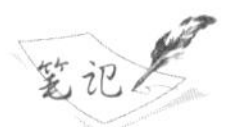

诊时已经发现膀胱形态呈“圣诞树”样改变，但是没有考虑脊柱侧弯可能会引起 NB，更没有考虑影像尿流动力学检查评估膀胱尿道的功能状态。只是考虑引流肾脏积水，结果导致尿路感染加重。随后认识到了肾功能损害的原因，更换引流管和抗生素治疗后，尿路感染得到控制，缓解了肾脏功能的进一步恶化。

参考文献

1. 于同，孟宪荣，刘钦毅 . 尿动力学在神经源性膀胱诊断中的研究进展 [J]. 中国实验诊断学，2020，24（8）：1395–1399.
2. COOPER C S，STEINBERG R L，THOMAS L J，et al. Neurogenic bladder monitoring using the cystomanometer and cystoelastometer[J]. J PediatrUrol，2020，16（2）：182–188.
3. 中华医学会小儿外科学分会小儿尿动力和盆底学组 . 儿童清洁间歇导尿术中国专家共识 [J]. 中华医学杂志，2022，102（34）：2669–2678.

病例 40 神经源性膀胱误诊为剖宫产术后上尿路梗阻 1 例

病历摘要

【基本信息】

患者，女，24 岁。

主诉：腰痛、恶心、呕吐 1 月余，排尿困难。

现病史：2 年前在当地医院于椎管内麻醉下行剖宫产及输卵管结扎术。手术后小便失禁。血生化检查显示血肌酐、尿素高于正常水平，提示肾功能轻度损害；超声、静脉尿路造影检查提示双肾轻度积水，双侧输尿管扩张，考虑为手术损伤致上尿路梗阻；行膀胱镜检查示膀胱颈口无挛缩，顶底部见较多小梁、小室，双侧输尿管口位置正常。留置尿管持续导尿，病情好转。

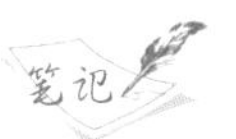

既往史：剖宫产、输卵管结扎术及输血史；无传染病、高血压、

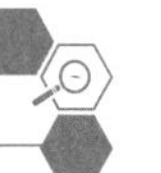

心脏病、糖尿病、脑血管疾病等病史；无过敏史。

【专科检查】

右肾区有压痛、叩击痛，膀胱区充盈、轻压痛。

【辅助检查】

1. 血生化检查：外院查血肌酐 233 μmol/L，尿素 18.5 mmol/L；尿白细胞 8 ~ 10/HP，红细胞沉降率 70 mm/h；查结核抗体、抗酸杆菌均阴性，胸部 X 线检查双肺亦无结核表现。

2. 泌尿系统超声：左肾集合系统分离 11 mm，右肾集合系统分离 12 mm，双输尿管扩张约 11 mm，膀胱壁增厚、毛糙，腔内未见明显实质性占位。

3. 膀胱镜检查：膀胱颈口无挛缩，顶底部见较多小梁、小室，双侧输尿管口位置正常。

4. 尿流动力学检查：①自由尿流率测定：低平延长间断尿流率曲线，最大尿流率约 2 mL/s，残余尿量约 140 mL。②压力容积 – 压力流率测定：顺应性降低（15 mL/cmH_2O），最大膀胱测压容积减小（280 mL）。充盈期未见逼尿肌无抑制性收缩波，充盈过程中嘱患者咳嗽并行 Valsalva 动作，未见尿液自尿道口排出。充盈至 250 mL 时患者诉憋胀，嘱其排尿，排尿期未见逼尿肌主动收缩，腹压排尿，排尿量约 80 mL。③同步 X 线影像：充盈期膀胱形态欠佳，壁毛糙，充盈至 180 mL 时可见左侧膀胱输尿管反流至左侧肾盂。充盈至 230 mL 时可见右侧输尿管反流至右侧肾盂。排尿期膀胱颈口及尿道未见明显开放显影，无尿液排出，使用腹压后可见尿液排出；尿道压力测定：最大尿道压及最大尿道闭合压未见明显异常。

5. 腰骶部 MRI 及 X 线检查：未见明显异常。

【诊断】

1. 神经源性膀胱。

2. 膀胱输尿管反流。

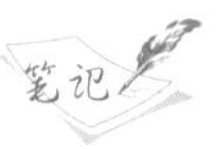

3. 肾输尿管积水。

4. 剖宫产及输卵管结扎术后尿失禁。

【治疗经过】

患者在外院行右输尿管内留置引流管，以期改善肾功能，置管引流 1 周后患者出现高热、寒战，考虑为肾盂肾炎，拔除引流管。留置尿管持续导尿，采取抗感染、对症等治疗后病情好转，体温恢复正常，血肌酐降至 106 μmol/L，尿素降至 10.8 mmol/L。

在我院就诊后，根据盆腔手术和骶管麻醉史及 VUDS 的变化，初步考虑 NB 的诊断。VUDS 检查提示膀胱逼尿肌无收缩，膀胱壁小梁增生，双侧膀胱输尿管反流等，符合 NB 的典型改变。之后对患者进行排尿基础疗法，考虑患者有膀胱输尿管反流（vesicoureteral reflux，VUR）及肾功能损害，建议膀胱留置尿管持续引流，血肌酐和尿素恢复正常后改为 CIC，以后逐渐过渡到部分 CIC。同时配合行为治疗，进行盆底肌训练，每次收缩 15 ～ 30 次，每天 2 ～ 3 次。记录导尿日记，确定膀胱安全容量，规律导尿。建议患者每 3 个月复查泌尿系统超声，每 1 年复查影像尿流动力学检查。随访 1 年后，患者双侧输尿管及肾脏积水消失，患者开始部分 CIC。

病例分析

该病例剖宫产手术后发现上尿路扩张、肾输尿管积水，推测是上尿路梗阻所致。当时缺乏进一步检查（尤其是没有进行 UDS），导致 NB 没有被发现。进行了右输尿管内留置引流管，而没有同时进行引流膀胱，导致患者出现高热、寒战，不得不拔除输尿管引流管。之后采取了正确的治疗措施，留置尿管持续导尿和抗感染治疗后病情好转，血肌酐和尿素下降。

该病例 UDS 检查提示膀胱逼尿肌无收缩，膀胱输尿管反流，腹压排尿，膀胱形态欠佳、壁毛糙和残余尿量明显增多（140 mL）。这

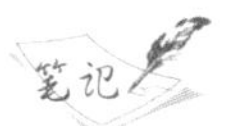

些都是典型的 NB 改变。结合患者骶管麻醉和盆腔手术史，不能排除支配膀胱的神经受损。此外，患者有可能是隐匿性 NB，受到手术和麻醉创伤后，膀胱功能失代偿，出现充盈性尿失禁和双侧 VUR 的表现。总之，该患者第一诊断应为神经源性膀胱。

尿流动力学检查是神经源性膀胱诊断、治疗效果评估和随访的主要手段。影像尿流动力学检查是将压力流和膀胱尿道造影结合起来的检查手段，可提供准确的诊断依据。它被视为评估神经源性膀胱患者尿路功能障碍及其病理生理改变的金标准，可观察整个尿道充盈和排泄阶段，确诊泌尿系统的解剖和功能异常，即膀胱形态、是否存在膀胱憩室和 VUR、膀胱颈部的开放情况等，临床实践过程中需要重视 UDS 检查。此外，通过 UDS 确定的膀胱残余尿量和安全容量并结合导尿（排尿）日记是调整导尿频率和确定是否继续导尿的客观依据。因此，当患者出现双肾积水和肾功能损害时，首先需要确定是否有 NB，以免造成进一步的肾脏损害。此患者可通过 CIC 尽可能地保护上尿路的安全，主动参与膀胱的管理，降低泌尿系统并发症的风险，改善排尿异常症状，避免上尿路功能损害。

病例点评

该病例缺乏典型的支配膀胱尿道功能神经损害的证据，一般情况下不会考虑 NB 的存在。临床上常见的引起 NB 的神经损伤主要来自神经系统疾病或神经系统手术，如脊髓损伤、脑血管疾病、帕金森病、多发性硬化症、脊髓膨出、脊髓侧索硬化性肌萎缩、脊柱手术、椎间盘突出或盆腔手术（骶尾部畸胎瘤切除术、子宫切除术、经腹会阴直肠切除术等）。本患者有剖宫产手术和椎管内麻醉史。剖宫产一般不会对盆腔有太大的影响。但是，椎管麻醉可引起尿潴留，甚至导致神经损伤或脊柱损伤。如果临床医生对这些病史缺乏充分认识，并且未重视 UDS，容易造成误诊。

本病例 UDS 尤其是 VUDS 呈现的典型 NB 改变再次证明了 UDS

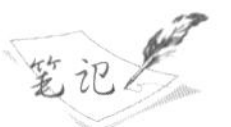

评估 NB 的重要性。因此，临床遇到排尿异常和残余尿量明显增多的患者，应首先考虑进行 UDS，尤其是 VUDS 评估。VUDS 评估的优点是能显示膀胱输尿管反流及反流程度，严重的患者可能出现 NB 膀胱典型的“圣诞树”样改变，膀胱长轴变垂直、壁增厚和憩室形成；还可为逼尿肌活动不足和排尿功能障碍患者的诊断治疗提供排尿时膀胱出口狭窄的重要依据。总之，VUDS 可发现上、下尿路膀胱和尿道功能障碍及形态病理。本病例提示，临床工作中应采用循证医学的思维方式，对于神经源性膀胱患者，重视神经系统的损伤病史，综合分析影像学、尿流动力学以及内镜检查结果，才能最大程度减少误诊。

CIC 是治疗有症状的残余尿量增多的首选方法。进行 CIC 时应该遵循 CIC 技术的几个基本原则：①以非感染和无创伤的方式插入导尿管；②导尿管插入直至尿液流出；③引流出尿液后，尽可能保持尿管位置不变；④导尿期间辅以 Valsalva 动作或 Crede 手法将膀胱尿液尽可能全部排出；⑤尿液排完后缓慢拔除尿管，使残余尿液排出。

参考文献

1. PANICKER JN. Neurogenic bladder：epidemiology，diagnosis，and management[J]. Semin Neurol，2020，40（5）：569-579.
2. 何霞 . 间歇性导尿治疗神经源性膀胱的研究进展 [J]. 中外医学研究，2022，20（27）：181-184.
3. DEWITT-FOY M E，ELLIOTT S P. Neurogenic bladder：assessment and operative management[J]. Urol Clin North Am，2022，49（3）：519-532.

笔记

病例 41
青少年女性非神经性神经源性膀胱 1 例

病历摘要

【基本信息】

患者，女，15 岁。

主诉： 排尿困难伴有便秘 4 月余。

现病史： 4 个月前排尿不畅，自诉上学期间精神压力大，饮水少，经常憋尿。无发热、尿频、尿急、漏尿等。

个人史： 患者足月顺产，其母亲孕期曾服用叶酸，生长发育正常。

【专科检查】

双肾区无压痛、叩击痛，无耻骨上包块，腰骶部未见肿块和皮肤异常，无脊柱畸形和异常步态，无下肢畸形和功能障碍。

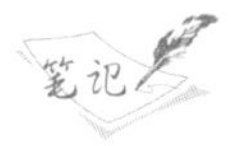

【辅助检查】

本院就诊后行尿流动力学检查，自由尿流率测定时蹲位排尿，长时间等待，排尿后残余尿量约 10 mL；压力 – 流率测定未见逼尿肌主动收缩波，同步 X 线影像提示排尿期膀胱颈口开放不明显，无尿液排出。腰椎及骶尾椎 MRI 平扫示 L_5/S_1 椎间盘轻度突出，骶尾椎未见异常，脊髓圆锥、终丝及马尾神经内未见明显异常。泌尿系统彩超示双肾、膀胱未见明显异常，双侧输尿管未见明显扩张。4 次行超声测定残余尿示间断存在残余尿量，时有时无。

【诊断】

非神经性神经源性膀胱。

【治疗经过】

患者病初自行服用中成药治疗便秘，服药后便秘症状改善。后自行服用克拉霉素治疗排尿困难，症状无改善。后因排尿困难症状加重，在当地医院就诊，超声测量残余尿量约 22 mL；尿常规未发现明显异常。此后，服用坦索罗辛 1 月余，排尿困难症状改善，停药后又出现排尿困难，为进一步检查及诊治到我院就诊。根据病史、影像学和尿流动力学检查结果，本病例诊断为非神经性神经源性膀胱。嘱患者继续坦索罗辛药物治疗，同时开始排尿基础疗法，包括鼓励多排尿、定时排尿、禁止憋尿、盆底收缩和舒张训练，并行磁电理疗。嘱患者连续记录排尿日记，鼓励其多排尿，每 2 周复查 1 次残余尿量。随访 4 个月后，患者排尿困难症状好转。

病例分析

NNB 是由不良的排尿习惯、心理或精神等非神经病变因素引起的排尿功能障碍，多伴有尿潴留、排尿困难等表现，也叫欣曼综合征。NNB 的主要特点是，目前用现代的检查方法尚不能发现患者存

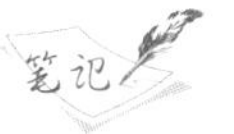

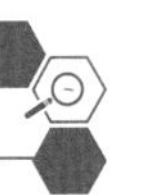

在神经性缺陷或病变，而临床症状和膀胱的形态改变却符合神经源性膀胱的变化。NNB 的诊断需要详细地了解患者的病史、排尿习惯，以及是否有神经性致病因素的存在等。尿常规，肾功能检查，泌尿系统超声检查，肾、输尿管及膀胱平片，泌尿系统造影和膀胱镜等也是评估 NNB 的重要手段。本病例的临床症状和 UDS 结果符合 NB 的表现，但是 MRI 检查提示脊髓圆锥、终丝及马尾神经内未见明显异常，符合 NNB 的诊断标准。

考虑 UDS 提示存在残余尿、逼尿肌－括约肌协同失调（detrusor-sphincter dyssynergia，DSD）（同步 X 线影像提示排尿期膀胱颈口开放困难，无尿液排出），本病例采用坦索罗辛治疗。该药为选择性 α1 肾上腺素受体阻断剂，其主要作用机理是选择性地阻断膀胱颈口的 α1A 肾上腺素受体，松弛后尿道，从而改善排尿困难等症状。因为患者存在憋尿等不良排尿习惯和显著的 DSD，故选择排尿基础治疗，加强排尿训练，养成良好的排尿习惯；采用磁疗等改善逼尿肌盆底的协同性。

病例点评

本病需与神经源性膀胱相鉴别。NB 指控制排尿的中枢神经（脑或脊髓）或周围神经受到损害后引起的排尿功能障碍。常见的神经源性膀胱病因有脊柱裂（脊膜膨出）、脊髓损伤、脑血管病变、糖尿病以及手术引起的神经损伤等。NNB 的治疗原则与 NB 类似，主要是改善排尿症状和保护肾脏功能。对排尿功能障碍及伴随上尿路病变较轻的 NNB 患儿可选择保守的综合治疗，预后较好；非保守治疗适用于器质性排尿障碍合并反流性肾病伴肾功能不全的 NNB 患儿，包括间歇清洁导尿、肉毒毒素注射和骶神经调控等多种方法。本例患者因上学期间经常性憋尿，且精神压力较大，日常饮水量少，不注重饮水和排尿，而患有非神经源性神经性膀胱。因此患者应放松心情，积极改善饮水及排尿习惯，鼓励多饮水、多排尿。病情较重，

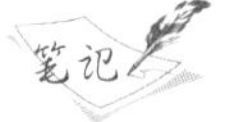

残余尿量增多到引起尿失禁等症状时，需要考虑部分 CIC 治疗。

患者早期治疗期间自行服用克拉霉素治疗排尿困难，显然是错误的。克拉霉素主要用于敏感菌所致上呼吸道感染、下呼吸道感染以及皮肤和软组织感染的治疗。

盆底磁疗是利用人造磁场和脉冲刺激局部神经，改善肌肉功能，达到治疗 DSD 的效果。盆底肌磁疗和电刺激都是改善盆底肌肌张力高的治疗方法。根据病情情况选择使用这两种方法，效果都比较理想。盆底肌电刺激是指在体内植入电极或会阴部放置表面电极，用特定参数的电流刺激局部或支配它们的神经，恢复神经兴奋性，达到治疗效果。要注意治疗过程可能会产生痛感，需要注意私处护理，保持干燥清洁，避免出现感染的现象。成人治疗期间尽量不要进行性生活，避免出现不良反应。可以适当运动，提高身体抵抗力，加快恢复。

参考文献

1. NAMBIAR A K，ARLANDIS S，BØ K，et al. European Association of Urology Guidelines on the Diagnosis and Management of Female Non-neurogenic Lower Urinary Tract Symptoms. Part 1：Diagnostics，Overactive Bladder，Stress Urinary Incontinence，and Mixed Urinary Incontinence[J]. EurUrol，2022，82（1）：49-59.
2. 文建国 . 神经性膀胱和非神经源性神经性膀胱的诊断和治疗 [J]. 现代泌尿外科杂志，2011，16（6）：557-559.
3. 张艳 . 小儿排尿控制及神经源性膀胱的临床和基础研究 [D]. 郑州：郑州大学，2017.
4. PANG K H，CAMPI R，ARLANDIS S，et al.Diagnostic Tests for Female Bladder Outlet Obstruction：A Systematic Review from the European Association of Urology Non-neurogenic Female LUTS Guidelines Panel[J]. EurUrol Focus，2022，8（4）：1015-1030.

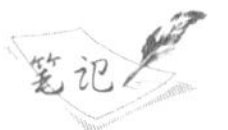

病例 42 神经源性膀胱合并膀胱结直肠瘘误诊为顽固性腹泻 1 例

病历摘要

【基本信息】

患者，男，63 岁。

主诉：渐进性排尿困难 15 年，伴腹泻 13 年。

现病史：因长期腹泻，12 年间多次到当地医院消化内科行药物治疗，无效果。排尿困难十余年，长期腹压排尿，尿路感染反复发作，常规抗生素治疗无效，伴间断性尿液混浊，饮水后尿液变清亮。泌尿系统超声提示残余尿量增多（$>$ 100 mL），双肾轻度积水。

既往史：糖尿病病史 20 余年，间断性口服降糖药，血糖控制欠佳。13 年前于当地医院行内痔切除手术（术式为吻合器痔上黏膜环切术）。无外伤、输血史，无食物、药物过敏史。

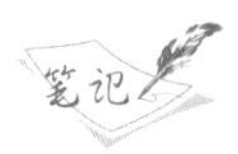

个人史：无吸烟、饮酒史。

【专科检查】

双肾区无隆起，无压痛，轻微叩击痛，双侧输尿管走行区无压痛、叩击痛，耻骨上膀胱区轻度膨隆、压痛。阴毛呈男性分布，阴茎发育正常，双侧睾丸、附睾未触及明显异常。双侧精索静脉未触及明显异常。尿道外口少量分泌物，无赘生物。肛门处可见部分外痔表现。

【辅助检查】

1. 泌尿系统彩超：双肾轻度积水，残余尿量约 130 mL。

2. 影像尿流动力学检查：①压力容积－压力流率测定：膀胱感觉迟钝，顺应性降低，最大膀胱测压容积正常。充盈至 200 mL 时，嘱患者咳嗽并逐渐增加压力，行 Valsalva 动作，未见尿液自尿道口排出。充盈至 423 mL 时，可见尿液自尿道口不自主流出，逼尿肌漏尿点压约 48 cmH_2O。最多重复充盈至 420 mL 时，嘱患者主动排尿，排尿期长时间等待，腹压协助下最大逼尿肌压力升高 8 ～ 10 cmH_2O，可见少量尿液排出（图 41–1）。②同步 X 线影像：充盈期膀胱形态稍改变，体积稍减小，壁毛糙，充盈期未见输尿管反流。充盈至 300 mL 时可见结直肠造影剂显影（图 41–2A），排尿期腹压排尿下可见膀胱颈口及尿道部分开放，未见膀胱输尿管反流，可见部分尿液排出。尿道中段及后段可见间断显影。③膀胱镜检术：发现膀胱三角区靠近直肠处瘘口，周边膀胱黏膜隆起（图 41–2B）。

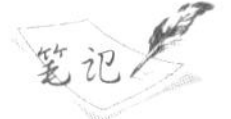

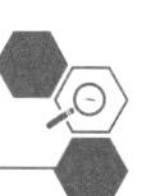

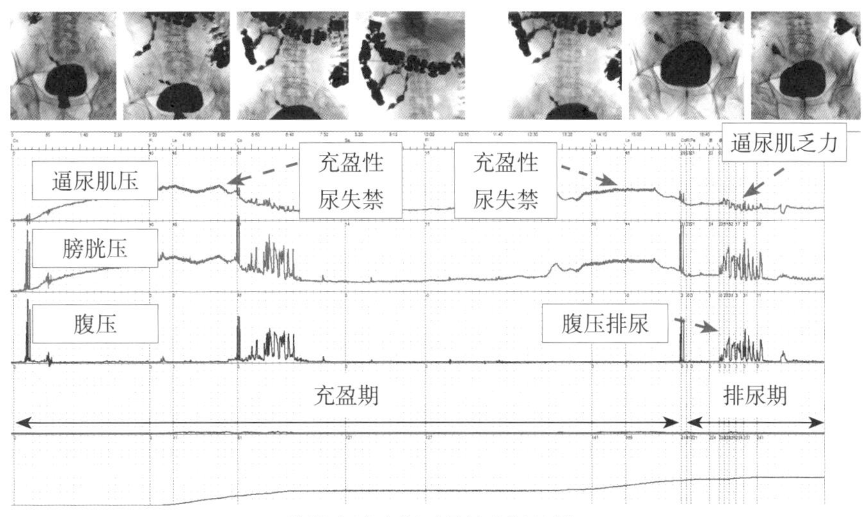

膀胱充盈末期可见结直肠显影。

图 41-1 影像尿流动力学泌尿系统造影及膀胱压力容积 - 压力流率测定

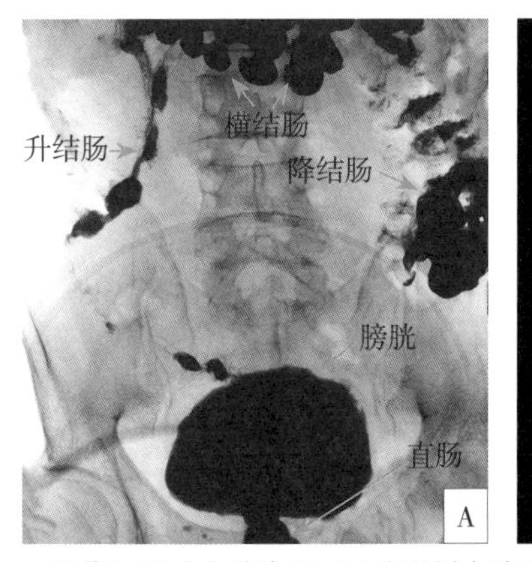

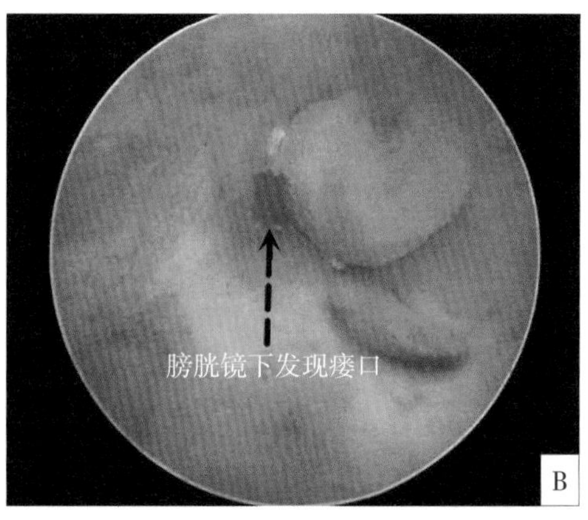

A. 影像尿流动力学检查可见造影剂自膀胱填充入结直肠；B. 膀胱镜检下见膀胱三角区瘘口，发现膀胱三角区靠近直肠处瘘口，周边膀胱黏膜隆起（箭头）。

图 41-2 影像尿流动力学检查及膀胱镜检查

【诊断】

1. 神经源性膀胱。
2. 充盈性尿失禁。
3. 双肾轻度积水。
4. 膀胱结直肠瘘。
5. 糖尿病。

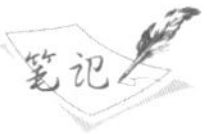

【治疗经过】

入院后完善相关术前准备，行膀胱镜检术发现瘘口，后行腹腔镜下直肠膀胱瘘修补术 + 耻骨上膀胱造瘘术。术后 3 个月复查，患者腹泻消失，膀胱内灌注造影剂仅膀胱内显影。

病例分析

患者腹泻多年，并反复性尿路感染，尿液间断性混浊，合并排尿困难。仅以功能性胃肠病、膀胱炎、前列腺增生等疾病进行药物治疗，且止泻剂疗效不好，抗生素难以控制反复发作性尿路感染。因长时间残余尿量增加及尿路感染就诊，行泌尿系统超声发现肾积水，影像尿流动力学诊断为神经源性逼尿肌收缩乏力、充盈性尿失禁。

追问病史，有 20 年糖尿病病史，考虑为糖尿病周围神经病变相关神经源性膀胱。患者 13 年前曾行内痔手术（吻合器痔上黏膜环切术），需要考虑膀胱结直肠瘘是由该手术所致。膀胱结直肠瘘由影像尿流动力学检查发现膀胱充盈期造影剂进入结直肠和膀胱镜检查发现瘘口确诊。

病例点评

除中枢神经病变外，糖尿病周围神经病变是神经源性膀胱发生的因素之一。尤其是病史 10 年以上的糖尿病患者，可表现为长期的排尿困难、腹压排尿、残余尿量增加，甚至发生肾积水等。但随着膀胱的代偿，可能会引起膀胱感觉迟钝，憋尿感降低，长期腹压排尿。通过尿流动力学检查可确诊，而影像尿流动力学检查更能明确诊断有无输尿管反流及尿道括约肌功能状态等，评估膀胱安全容量更准确。

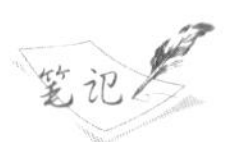

痔疮患者行内痔手术后引起膀胱直肠瘘罕见。糖尿病病史、糖

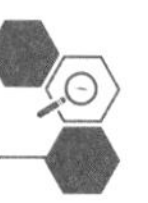

尿病周围神经病变、神经源性低顺应性膀胱、长期腹压排尿等因素都是手术并发症的高危因素。影像尿流动力学检查、膀胱镜检、结肠镜、腹腔镜探查等是该并发症的主要诊断方法。

直肠和膀胱之间组织薄弱，尤其狄氏筋膜处容易因为手术引起医源性损伤。狄氏筋膜位于直肠和膀胱、精囊和前列腺之间，上起自腹膜，下则围绕着精囊和前列腺。它分为前后两叶，其间有一个间隙。前叶紧贴着前列腺，也就是前列腺囊的组成部分；后叶是直肠膀胱膈，位于前列腺、精囊之后（图 41–3）。做膀胱全切术，分离精囊及前列腺时，如错误地进入直肠和膀胱间隙，即进入了狄氏筋膜后叶和直肠之间，就会损伤直肠，引起粪瘘。同时，行直肠手术时也应该谨慎操作。

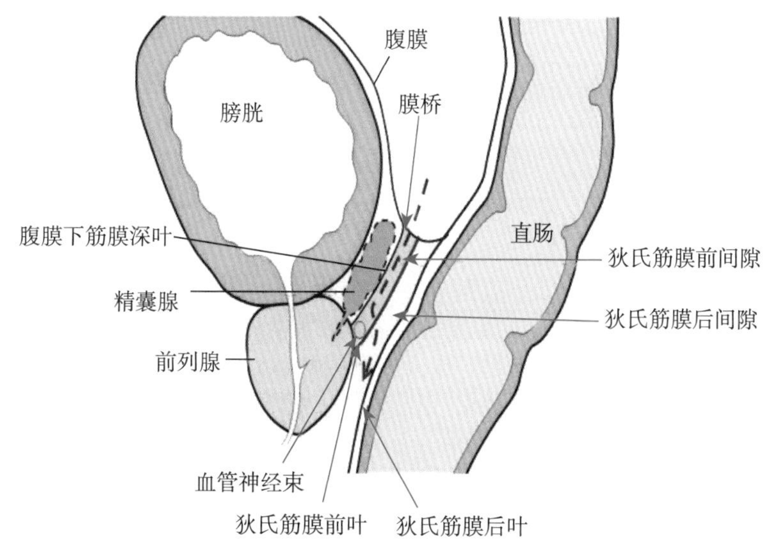

图 41-3　膀胱直肠毗邻及狄氏筋膜解剖部位

参考文献

1. HAN X，GAO Y，WANG S，et al. Effect of electroacupuncture on diabetic neurogenic bladder：a randomized controlled trial protocol[J]. Medicine，2020，99（17）：e19843.

2. 林玮键，唐琦，肖宁，等 . 尿动力学指标对糖尿病神经源性膀胱的诊断价值 [J]. 国际泌尿系统杂志，2022，42（2）：268–272.

3. 李涵，胡兴平，张力，等 . 1 例膀胱癌根治术后新膀胱直肠瘘的病例报道并文献

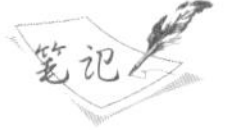

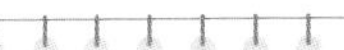
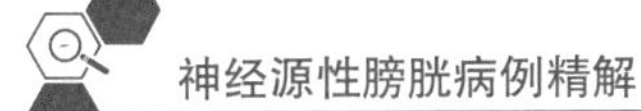

复习 [J]. 重庆医学，2019，48（21）：3758–3760.

4. 邱志磊，梁鑫，徐立柱，等 . 腹腔镜下根治性前列腺切除术后膀胱直肠瘘二例报告 [J]. 中华泌尿外科杂志，2015，10：792–793.
5. 张宝华 . 吻合器痔环切钉合术治疗痔疮致直肠阴道瘘 1 例报道 [C]// 第十七届中国中西医结合学会大肠肛门病专业委员会学术会议暨第三届全国结直肠肛门外科微创学术交流会论文集，2014：153–154.
6. 袁莉萍，秦慧 . 混合痔术后尿潴留致膀胱穿孔 1 例护理体会 [J]. 中国肛肠病杂志，2011，31（5）：29.

笔记

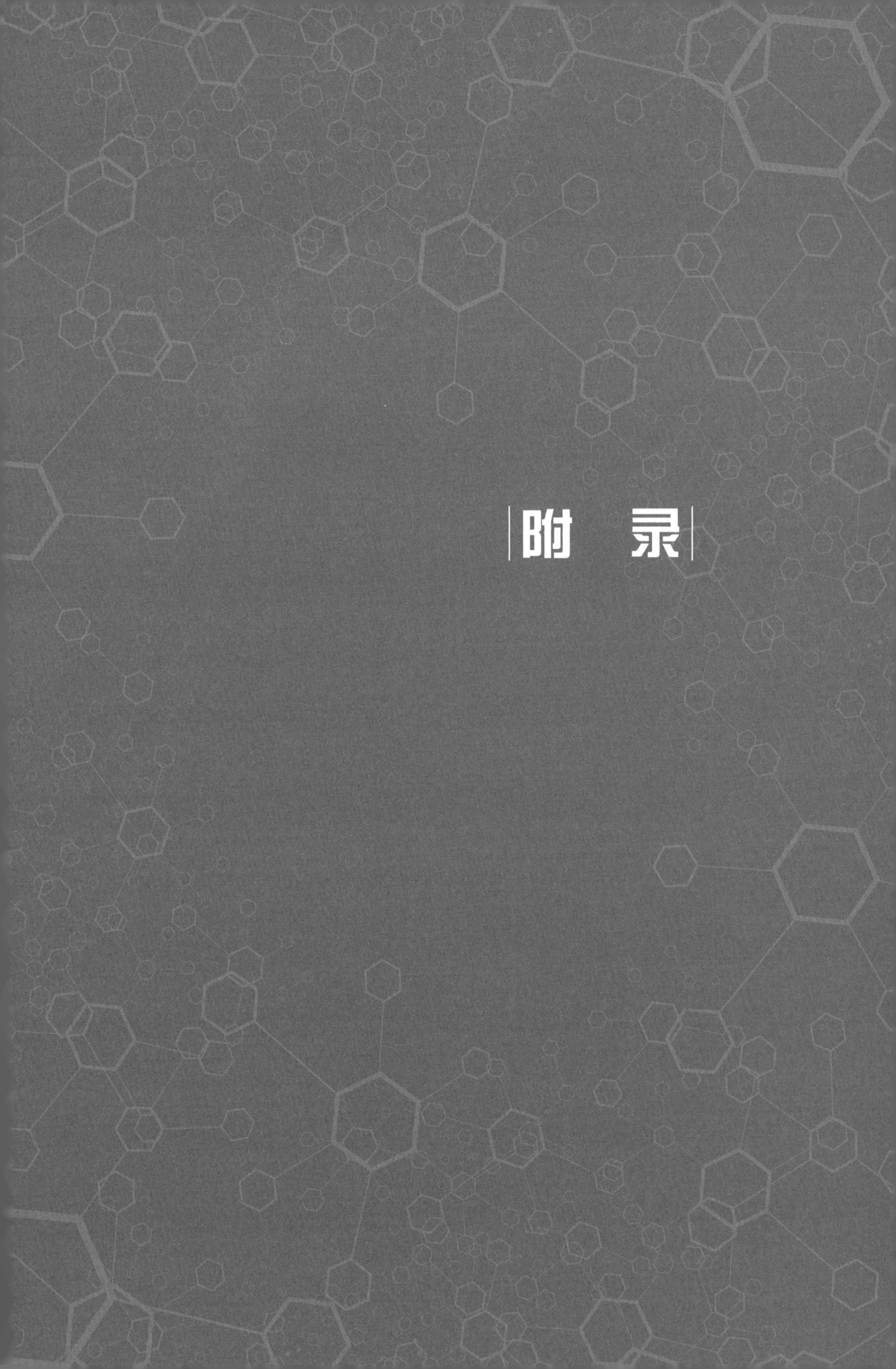

附　录

附录 1
神经源性膀胱诊断和治疗进展

NB 是指控制膀胱或尿道的神经系统发生病变导致的储尿或排尿功能障碍。

NB 的病因主要包括：①周围神经病变：包括糖尿病引起的膀胱功能异常、盆腔手术后、感染性疾病等；②中枢神经病变：如神经脱髓鞘病变（多发性硬化）、阿尔茨海默病、帕金森病、脑血管意外、脑肿瘤、腰椎间盘突出、脊髓肿瘤和脊髓损伤等；③医源性因素：如脊柱手术、盆腔手术等易造成神经损伤。除此之外，任何患有肛门直肠畸形和泄殖腔畸形的儿童都有可能发展为 NB。脑瘫患者也可能出现不同程度的排尿功能障碍，通常表现为无抑制的膀胱收缩（通常是由于盆底肌和括约肌复合体的痉挛）和尿失禁。而 NNB 如欣曼综合征或奥乔亚综合征，没有发现神经源性异常，但存在 NB 所见的严重膀胱功能障碍。儿童 NB 的最常见原因是脊髓发育不良，由神经管闭合缺陷所致，包括显性和隐性脊柱裂、脊膜膨出、

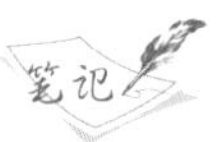

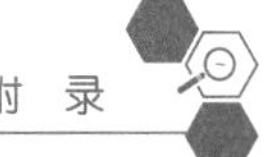

脂肪脊髓脊膜膨出或脊髓脊膜膨出。神经管缺陷在欧洲的发病率为9.1/10 000，尽管建议孕妇长期补充叶酸，但近年来其发病率并没有明显下降。

NB 临床常见表现为尿频、尿急、尿失禁或排尿困难等下尿路症状。有的患者在初期临床症状表现不明显或可以通过腹压排尿等导致临床症状未引起重视。NB 常见并发症有 UTI、膀胱输尿管反流（vesicoureteral reflux，VUR）、肾积水、肾盂肾炎等，严重影响患者生活质量，甚至会进一步发展为肾衰竭、尿毒症等，最终危及患者生命。研究显示，大多数患者出生时上尿路正常，但如果治疗不当，高达60%的患者会因膀胱改变、UTI和（或）VUR而出现上尿路恶化。一项关于成人脊髓脊膜膨出患者预后的系统综述显示，25% 的患者有一定程度的肾损害，1.3% 的患者有终末期肾功能衰竭。因此，及时诊断并尽早治疗是预防上尿路损害、改善 NB 患者预后的关键。

一、诊断

只有存在明确的支配膀胱尿道神经系统损害的证据和下尿路排尿障碍的症状才能诊断为 NB。过去往往依靠病史和体格检查，随着对 NB 认识的深入和尿流动力学检查等技术的发展，现在医学界认识到，只有病史、体格检查和尿流动力学检查评估相结合，才能精准、详细地评估 NB 的病理生理改变，选择合理的治疗方案。

（一）病史和体格检查

病史应包括临床症状（如尿频、尿急、尿失禁、大便失禁、排尿困难、便秘、下肢畸形及步态异常等）、既往病史（如尿路感染、肠道功能异常、神经系统疾病病史）和治疗史（如 CIC、服用药物、针灸和手术史等）。全面的临床体格检查是十分必要的，重点是外生殖器发育情况和腰背部皮肤是否有凹陷和色素沉着等异常。记录3 ~ 7 天的排尿（或导尿）日记，包括饮水量、饮水次数、CIC 频率和间隔时间、排尿量和膀胱漏尿量等，可提供更多的排尿功能信息。

（二）实验室检查

怀疑尿路感染的患者可以进行血常规、尿常规检查，尿细菌培养和药敏试验等，血液生化检查有助于发现肾功能异常，随访过程中也应注意肾功能变化，以尽早发现上尿路损害。

（三）影像学检查

1. 超声检查

对于出生有脊髓栓系综合征等神经系统疾病、可能导致 NB 的患者，应进行肾脏和膀胱超声检查。病情稳定者，至少每年检查 1 次。超声作为临床常用的简便、高效、无创的影像检查手段，对于 NB 患者是否有上尿路积水、膀胱挛缩等有着直观的判断，在 NB 患者初诊以及随访时都有着重要的作用，可以观察肾脏形态、判断肾盂肾盏和输尿管扩张程度、膀胱残余尿量、膀胱颈部的开闭状态和膀胱壁厚度等，还能显示胎儿、新生儿及婴幼儿（年龄小于 6 个月）的脊柱区各结构，是新生儿脊髓栓系综合征早期诊断的首选方法。但有研究表明，膀胱壁厚度不能预测排尿期和储尿期的膀胱高压，也不能作为判断上尿路风险的非侵入性工具，但是可以作为判断膀胱是否明显纤维化和膀胱结构是否损害的依据。超声检查与尿流动力学检查结合，如自由尿流率和残余尿量测定，可以作为 NB 患者随访时的重要检查内容，指导患者改进治疗方案，如调整 CIC 频率等。

2. 腰骶部 X 线片

较大儿童行脊柱 X 线平片可发现脊柱畸形，如脊柱侧弯和腰骶椎裂等。

3. 尿路 MRI 检查和肾脏放射性核素扫描

可用于评估肾脏功能、肾脏瘢痕及肾盂和输尿管排泄情况。MRI 检查能清晰地显示中枢神经病变情况，如脊柱和脊髓的畸形和损伤程度以及脊髓发育情况，包括脊髓圆锥的位置等。

4. 膀胱尿道造影

能显示膀胱输尿管反流及反流程度，严重的患儿膀胱形态呈“圣诞树”样改变，膀胱长轴变垂直、壁增厚和憩室形成。

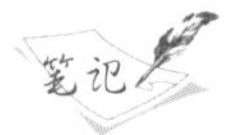

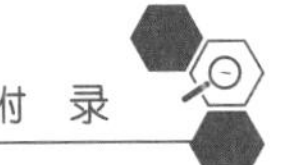

5. 膀胱镜检查

可发现后尿道瓣膜以及膀胱内各种病变，各种类型的神经源性膀胱内部情况在早期大致正常，随着时间推移，小梁逐渐增多，小室、憩室逐渐形成。

（四）尿流动力学检查

UDS 是 NB 患者最重要的诊断工具之一。UDS 又分为无创和微创检查。

无创检查指不用植入测压管的检查，如自由尿流率测定（uroflowmetry，UFM），对于能够自行排尿的患者可以初步筛查排尿功能是否异常。自由尿流率测定作为最简便的判断排尿功能的工具在临床应用广泛。家庭 UFM 的发展使随时掌握患者的排尿功能变化成为可能，有望成为未来常规的无创检查手段。

微创性 UDS 包括普通 UDS、影像尿流动力学检查（video urodynamic studies，VUDS）和动态尿流动力学检查（ambulatory urodynamic study，AUDS）等。由于很多 NB 患者都很难自行排尿，就需要考虑行膀胱插入测压管的微创 UDS 检查。普通 UDS 包括压力 – 容积测定和压力 – 流率测定，可以了解患者膀胱的储尿和排尿功能、膀胱顺应性、膀胱压力和漏尿点压力等，是 NB 患者诊断、治疗效果评估和随访的主要手段。VUDS 可同时了解膀胱形态、是否存在膀胱憩室和 VUR、膀胱颈部的开放情况等，在 NB 患者初诊时可以行 VUDS，判断以上情况后进行治疗方案的确定。AUDS 是指在膀胱自然充盈状态下测得的更加接近患者生理状况的 UDS 检查，与常规 UDS 相比，AUDS 能检出 NB 患者更多的膀胱过度活动（overactivity bladder，OAB）。当普通 UDS 的结果与临床症状或其他临床发现不一致时，AUDS 可能是一种选择。

在有显性脊柱裂（发育中椎管上的中胚叶发育失败导致最常见于腰骶部的开放性病变，包括脊柱闭合不全且未被皮肤覆盖）的新生儿中，第一次 UDS 应在闭合后出现脊柱休克期之后进行，通常在出生后 2 ~ 3 个月。特别是在新生儿中，由于缺少正常参考值，UDS

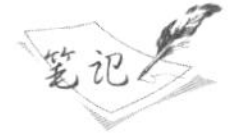

的检测和解读可能会很困难。之后应根据患者临床状况每年进行 1 次。在青春期期间和之后，膀胱容量、最大逼尿肌压力和逼尿肌漏尿点压显著增加，因此必须在此期间进行仔细的随访。有骨髓发育不良且最初尿流动力学检查正常的新生儿有继发于脊髓栓系综合征的神经功能恶化的风险，尤其是在 6 岁前。对此类患儿进行密切的 UDS 随访，对于脊髓栓系综合征的早期诊断和及时手术矫正，以及防止尿路进行性恶化具有重要意义。

研究显示，UDS 可以评估 NB 患者发生上尿路损害的风险。传统观点认为膀胱充盈期逼尿肌压力超过 40 cmH_2O 是预测上尿路损害的临界值，但近年许多研究显示膀胱充盈压力＞ 20 cmH_2O 时对上尿路产生显著影响，还有研究显示膀胱内压力＞ 25 cmH_2O 时就会增加肾积水等上尿路损伤的风险，另一研究的临界值为33.25 cmH_2O。因此，把膀胱充盈压力 30 cmH_2O 左右作为膀胱安全压力的上限更合适。

（五）鉴别诊断

神经源性膀胱表现多样，与许多疾病的临床表现有相似之处，在诊断中需与下列非神经源性排尿异常的疾病进行鉴别诊断。

1. 先天性尿道瓣膜和尿道狭窄

多见于小儿，表现为排尿困难、尿潴留，尿道镜检查或尿道造影可鉴别。尿道狭窄可为先天性或后天性，以排尿困难为主要表现，尿道探子检查有明显狭窄段，尿道造影可明确诊断。

2. 原发性遗尿

尤其是伴有日间常有尿频、尿急症状或年龄较大患者的原发性遗尿，需要排除有无隐匿性脊柱裂或其他神经系统器质性病变。

3. 膀胱过度活动症

主要表现为白天尿频、尿急伴或不伴有尿失禁。无神经和泌尿系统器质性改变。

4. 输尿管异位开口

女孩多见，主要表现为正常排尿的同时有持续性尿失禁和尿路感染。超声检查和静脉尿路造影有助于发现重复肾脏和重复输尿管。

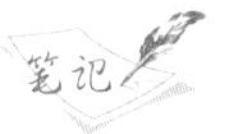

有必要行 CT 和 MRI 检查进行确诊。

5. 非神经源性神经性膀胱

非神经源性神经性膀胱指由不良的排尿习惯、心理或精神等非神经病变因素引起的排尿功能障碍，多伴有尿潴留、排尿困难等临床表现，也叫欣曼综合征。尿流动力学检查常有逼尿肌－括约肌协同失调。但是检查不能发现神经性缺陷或病变，而临床症状和膀胱的形态改变却符合神经性膀胱的变化。

二、NB 的治疗

NB 的治疗原则是保护肾脏、治疗原发病和提高生活质量。治疗目标是：①膀胱有相当的容量；②膀胱充盈期和排尿期的压力均在安全范围，避免损害上尿路；③膀胱基本排空，少量或无残余尿；④没有明显的下尿路症状，如尿失禁等。

NB 的治疗方法很多，低频电刺激和骶神经调节治疗 NB 是近年国内外研究热点，A 型肉毒毒素治疗儿童 NB 越来越受到重视。针对 NB 患者应早诊断、早治疗，对于明确神经缺陷（如脊柱裂等）的患儿在出生后 1 年内首选保守治疗，如 CIC 和抗胆碱能药物治疗等，但后期可能需要手术以建立正常的膀胱储尿、控尿和引流。尿路相关治疗的主要目标是预防尿路感染、尿路恶化，在合适的年龄达到控尿和尽可能提高生活质量。关于 NB 相关的肠道功能障碍，需要通过教育培训以提高排便技巧，采用各种方法解决在社会不可接受的时间排便的大便失禁问题。

（一）排空膀胱

1. 辅助排尿法

膀胱收缩无力的 NB 患者仅通过膀胱收缩往往无法有效排空膀胱，需要借助按压下腹部（Crede 手法）或屏气增加腹压（Valsalva 动作）等方法辅助排尿，可有效改善排尿困难、减少残余尿量。使用此方法的前提是患者没有膀胱输尿管反流。Crede 手法适用于骶部神经病变、腹肌收缩无力和尿道括约肌收缩不良者。对于骶上病变，

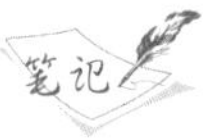

Crede 手法会引起盆底肌和尿道括约肌收缩，造成膀胱高压和出口阻力增加，不但不能排出尿液，反而会加重尿路梗阻。

2. CIC

CIC 是指通过定期将导尿管插入尿道或改道口排空膀胱的方法，适用于不能自主排尿、残余尿量持续增多的患者。CIC 又分为完全 CIC 和部分 CIC（早晚 CIC），需要专科医生根据排尿日记和尿流动力学检查结果制定个性化的 CIC 方案。首先明确患者的膀胱安全容量，如果每次导尿量超过安全容量，则需要增加导尿量以保证每次导出的尿量在安全容量以下。CIC 没有年龄限制，只是新生儿及婴幼儿需父母帮助实施，一般 6 岁左右就可以开始训练自行 CIC。为保证 CIC 的依从性，可以定期对患者进行心理辅导，并注意检查其操作规范性，以减少不必要的并发症。CIC 能有效治疗逼尿肌无反射患者的排尿困难和尿失禁，膀胱顺应性良好的患者可同时采用增加膀胱出口阻力的手术以改善尿失禁。

3. 药物治疗

目前尚没有直接改善排尿功能的药物。新斯的明能兴奋膀胱逼尿肌，促进排尿，多用于手术后腹胀和尿潴留。作用于内括约肌的 α 肾上腺素受体阻滞剂和作用于外括约肌的肌肉松弛药可能对括约肌高张力者有效，但有不良反应且效果差，如地西泮等（新生儿禁用，6 个月以上，一次 1 ～ 2.5 mg 或 40 ～ 200 μg/kg）。

4. 神经切断术和括约肌切开手术

切断支配尿道括约肌的神经或切开括约肌虽然可以彻底解除尿道梗阻，但会导致完全性尿失禁，让患者和家属难以接受。

5. 膀胱皮肤造瘘

以前认为膀胱皮肤造瘘是一项有效的保护上尿路的方法，现在一般只用于高膀胱内压（充盈期＞ 40 cmH_2O）时的暂时减压。

（二）扩大膀胱容量

1. 药物治疗

抗胆碱能药物常用于扩大膀胱容量和治疗膀胱活动亢进引起的

尿频、尿急和尿失禁。常用的药物有奥昔布宁、托特罗定、曲司氯铵和丙哌维林，但产生的不良反应，如口干、便秘和发热等使其应用受到限制。奥昔布宁 5 岁以上儿童口服常用量为 1 次 5 mg，1 日 2 次，5 岁以下儿童慎用。临床推荐从小剂量开始，根据临床反应调整剂量。新一代抗胆碱能药——索利那新具有选择性高、不良反应小的优点，但在儿童的应用有待进一步积累临床经验。理论上，地西泮有松弛逼尿肌和括约肌的作用。丙米嗪和 β 受体兴奋剂（如异丙肾上腺素）也有松弛逼尿肌的作用，但是不良反应太大，不予推荐。最新研究显示 β3 受体激动剂（如米拉贝隆）也可作为替代药物，可能对神经源性膀胱患者有效，但在儿童中不推荐。

2. 膀胱训练

（1）延迟排尿，即主动延迟排尿间隔时间，达到增加膀胱尿意容量、减少排尿次数、抑制膀胱活动亢进的目的。适用于尿频、尿急、尿失禁，或有逼尿肌不稳定、膀胱尿意容量小但膀胱实际容量正常（如麻醉后膀胱容量正常），无明确器质性下尿路梗阻的患者。对于有严重低顺应性膀胱、器质性膀胱容量减小、有明确器质性下尿路梗阻的患者禁用。

（2）定时排尿，即按规定的排尿间隔时间表进行排尿，达到控制膀胱容量、减少尿失禁的发生或预防膀胱高压对上尿路损害的目的。适用于膀胱感觉功能障碍、膀胱尿意容量巨大、严重的低顺应性膀胱或者上述情况并发的患者。应注意的是：低顺应性膀胱的患者应根据膀胱测压结果，以逼尿肌压力 $< 30\ cmH_2O$ 时的膀胱容量作为排尿量参考值，制定排尿间隔时间，并定期随访膀胱压力变化，对其进行调整；对有残余尿或有 VUR 的患者，可在第 1 次排尿后间隔 1 ~ 2 分钟做第 2 次排尿（二次排尿法）。

3. A 型肉毒毒素治疗

对于抗胆碱能 / 毒蕈碱类药物治疗无效的 NB 患者，下一步应考虑在逼尿肌内注射 A 型肉毒毒素（botulinum toxin A，BTX-A），以恢复低压、高容量的膀胱。临床已将该方法用于治疗膀胱活动亢进的

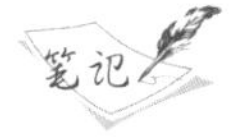

NB 患儿。最近一项针对 NB 儿童的系统综述表明，该治疗方法可使控尿率达到 32% ~ 100%，最大逼尿肌压力降低 32% ~ 54%，最大膀胱测压容积增加 27% ~ 162%，膀胱顺应性改善（28% ~ 176%）。已有研究显示经尿道括约肌注射 BTX-A 可有效降低尿道阻力，但目前的证据仍不足以推荐使用该方法来降低膀胱出口阻力。对于一些不愿意或无法进行 CIC 的患者可以考虑使用。

4. 膀胱扩大术

当抗胆碱能药物和 A 型肉毒毒素注射不能维持膀胱的低压、高容量和良好顺应性时，应考虑施行膀胱扩大术。

（1）膀胱自体扩大术：适用于膀胱安全容量过小、逼尿肌反射亢进、经保守治疗无效的患者。将膀胱逼尿肌纤维沿膀胱正中纵形切开，在膀胱黏膜外将其与肌层充分剥离，下端直到近膀胱颈处，以使膀胱黏膜膨出，膀胱扩大，降低膀胱内压。术后仍需进行 CIC。但部分患者术后在裸露的膀胱黏膜周围形成纤维粘连，可能再度出现膀胱顺应性降低。

（2）其他膀胱扩大术：用于膀胱扩大的其他材料有结肠、回肠、胃或扩张的输尿管。回肠扩大膀胱术的相关文献报道最多，手术时强调去管化技术，以预防肠蠕动引起的膀胱活动亢进，主要并发症包括肠黏膜分泌物、反复尿路感染、电解质紊乱、结石和肿瘤形成等。除手术并发症外，还必须考虑将肠管段并入尿路的代谢后果，例如酸碱平衡失调、维生素 B_{12} 缺乏和骨密度丧失等。移除部分肠段后，大便次数可能增加，并可能发生腹泻。因此，需要对这些患者进行终身随访，包括体格检查，超声、血气分析（pH 和碱剩余）、肾功能和维生素 B_{12} 水平（如果使用回肠）检查等。

5. 扳机点排尿

骶上神经病变等引起的排尿困难可使用诱发膀胱逼尿肌收缩的方法，通过反复挤捏阴茎或会阴部、持续有节律地轻敲耻骨上区、肛门指诊等对腰骶感觉神经施以刺激，以诱发逼尿肌收缩、尿道外括约肌松弛。这种反射有时足以排空膀胱，但一般还需药物或手术

降低膀胱出口阻力才能排空膀胱。

6. 电刺激

成人 NB 电刺激治疗已有 20 多年历史。目前，儿童 NB 应用电刺激治疗的报道较少。刺激胫后神经治疗儿童非神经源性神经性膀胱的效果好于 NB。目前经皮神经电刺激的相关研究较多，且已成功用于儿童膀胱过度活动的治疗，但对膀胱容量扩大的效果不确切。

（三）增加尿道括约肌收缩能力

1. 药物治疗

胆碱能受体和 α 肾上腺素受体刺激剂增加括约肌收缩能力的效果不明显，而且有严重的不良反应。

2. 盆底肌训练和生物反馈治疗

盆底肌训练（即 Kegel 运动）和生物反馈治疗主要用于较大儿童和成人的压力性尿失禁治疗。盆底肌训练是通过反复主动收缩和松弛包括尿道括约肌在内的泌尿生殖器周围的骨盆横纹肌以增强盆底肌的收缩能力。生物反馈治疗是通过特定的仪器将患者不能直接感知的生物信号转化成患儿能通过五官感知的信号，如视觉或听觉信号，以帮助患儿建立相应的反应，从而达到治疗目的。它包括盆底肌肉生物反馈治疗和膀胱生物反馈治疗。膀胱生物反馈治疗是通过向患者发出反映膀胱内压力变化情况的信号，提示何时进行盆底肌收缩，通过强化训练建立起条件反射，以治疗急迫性尿失禁。通过记录盆底肌肌电图，并采用图像和声音信号形式指导患儿进行正确收缩和松弛盆底肌的生物反馈疗法，能有效治疗逼尿肌－括约肌协同失调（detrusor-sphincter dyssynergia，DSD）。

3. 康复电刺激治疗

康复训练多采用非植入性电极直接刺激外周效应器官，操作上较为简便，不会导致感染和疼痛，因而为广大医生和患者所接受。一方面，其直接作用于盆底肌，刺激尿道外括约肌，加强尿控作用；另一方面，它可以调节阴部神经的传入纤维，抑制逼尿肌收缩，改善膀胱储尿功能。

4. 膀胱颈手术

膀胱颈闭合不力的尿失禁可以用膀胱前壁组织延长尿道或行双侧髂腰肌盆底悬吊术和膀胱颈椎状肌悬吊术治疗。

5. 人工尿道括约肌

使用人工尿道括约肌的短期和中期效果不错，控尿可以达到80%，但是由于技术原因，再手术率高，平均需行 3 次手术。从长期来看，人工尿道括约肌植入对控尿和保护肾功能有较好的效果，并可以避免施行膀胱扩大术。术后常需要配合使用 CIC。

6. 注射填充剂

内窥镜膀胱颈黏膜下注射填充剂可以有效增加膀胱出口的阻力。

7. 尿流改道和可控性膀胱造瘘

尿流改道和可控性膀胱造瘘是 NB 患者的最后选择，一般应尽量避免。手术要遵循 Mitrofanoff 原则，可以将再植阑尾、去管化的肠段或输尿管用作输出道。术后可以配合 CIC 规律排空膀胱。

（四）便秘和大便失禁的治疗

NB 患者常合并神经源性肠道功能障碍，以慢性便秘伴大便失禁最为常见。这不仅会造成身体问题，而且会严重影响生活质量和心理健康。椎管闭合不全的儿童以及所有其他神经源性膀胱患者，都应早日实现规律的肠道排空。

肠道治疗的初始方案包括轻度泻药（即使是幼儿和婴儿），如矿物油，并结合灌肠以促进肠道内容物的排出。为了每天在指定时间进行一次排便，可以使用直肠栓剂或者手指刺激直肠括约肌。如今，逆行经肛门冲洗是最重要的治疗方法之一，因为定期冲洗可显著降低大便失禁的风险。

NB 是临床常见的严重影响患者生活质量的疾病，由于临床对该病认识的不足，常延误诊治，造成后期上尿路的损害，导致肾损伤、肾衰竭。尿流动力学检查结果是 NB 诊断和制定治疗方案的主要依据，有条件的情况下优先推荐进行影像尿流动力学检查。除泌尿外科外，儿科、儿外科、肛肠外科、骨科和康复科等科室联合诊治和

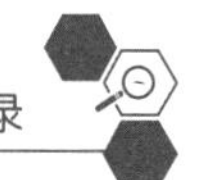

评估 NB 相关的功能变化很重要。膀胱高压、逼尿肌－括约肌协同失调、慢性尿潴留等均是上尿路损害的危险因素，应尽早采取相应的治疗措施。应首先治疗导致 NB 的神经系统原发疾病，然后依据尿流动力学检查结果进行 NB 的个体化、综合性治疗。NB 患者须终身随访，病情进展时应及时调整治疗方案。

参考文献

1. 文建国，李云龙，袁继炎，等．小儿神经源性膀胱诊断和治疗指南 [J]. 中华小儿外科杂志，2015，36（3）：163–169.
2. 蔡文智，孟玲，李秀云．神经源性膀胱护理实践指南（2017 年版）[J]. 护理学杂志，2017，32（24）：1–7.
3. KHOSHNOOD B，LOANE M，DE WALLE H，et al. Long term trends in prevalence of neural tube defects in Europe：population based study [J]. BMJ，2015，351：h5949.
4. HOPPS C V，KROPP K A. Preservation of renal function in children with myelomeningocele managed with basic newborn evaluation and close followup [J]. J Urol，2003，169（1）：305–308.
5. VEENBOER P W，BOSCH J L，VAN ASBECK F W，et al. Upper and lower urinary tract outcomes in adult myelomeningocele patients：a systematic review [J]. PLoS One，2012，7（10）：e48399.
6. KIM W J，SHIROYANAGI Y，YAMAZAKI Y. Can bladder wall thickness predict videourodynamicfindings in children with spina bifida? [J]. J Urol，2015，194（1）：180–183.
7. LYU L，YAO Y X，LIU E P，et al. A study of urodynamic parameters at different bladder filling stages for predicting upper urinary tract dilatation[J]. Int Neurourol J，2022，26（1）：52–59.
8. 中华医学会小儿外科学分会小儿尿动力和盆底学组．儿童清洁间歇导尿术中国专家共识 [J]. 中华医学杂志，2022，102（34）：2669–2678.
9. HASCOET J，MANUNTA A，BROCHARD C，et al. Outcomes of intra–detrusor injections of botulinum toxin in patients with spina bifida：A systematic review [J]. Neurourol Urodyn，2017，36（3）：557–564.
10. STEIN R，BOGAERT G，DOGAN H S，et al. EAU/ESPU guidelines on the management of neurogenic bladder in children and adolescent part II operative management[J]. Neurourol Urodyn，2020，39（2）：498–506.

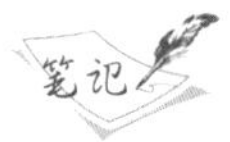

附录 2
神经源性膀胱常见尿流动力学检查结果解读

神经源性膀胱也称为神经源性下尿路功能障碍（neurogenic lower urinary tract dysfunction，NLUTD），是一类由于神经系统病变导致膀胱和（或）尿道功能障碍而产生的一系列并发症的疾病总称。所有可能累及储尿和（或）排尿生理调节过程的神经系统病变，都有可能影响膀胱和（或）尿道功能。通常有明显神经病变时才能诊断为神经源性膀胱（neurogenic bladder，NB）。NB 常表现出各种下尿路症状（lower urinary tract symptoms，LUTS）、尿路感染和膀胱输尿管反流。不同的 LUTS 可以由一种或多种 NLUTD 引起。尿流动力学检查能客观地反映逼尿肌和尿道内外括约肌功能并预测 NLUTD 对上尿路的影响，是临床制定精准治疗方案的主要依据。然而 NB 的病理生理改变复杂，其 UDS 表现形式多种多样，因此本附录主要介绍 NB 常见的 UDS 结果并对其进行深入分析，为临床诊治 NB 提供参考。

一、常用尿流动力学检查方法及正常测定曲线

（一）无创尿流动力学检查

1. 尿流率测定（uroflowmetry，UFM）

UFM 指用尿流计测定并记录尿液排出体外的速度及模式的方法，即单位时间内膀胱经尿道排出的尿量，可用尿流速度和尿流曲线形态两个术语加以描述，其表示单位为毫升 / 秒（mL/s）。正常尿流率曲线是一条呈钟形的光滑曲线。以下为国际尿控协会（Internation Continence Society，ICS）推荐并定义的常用尿流率测定参数、正常值及其临床意义（附图 1）。

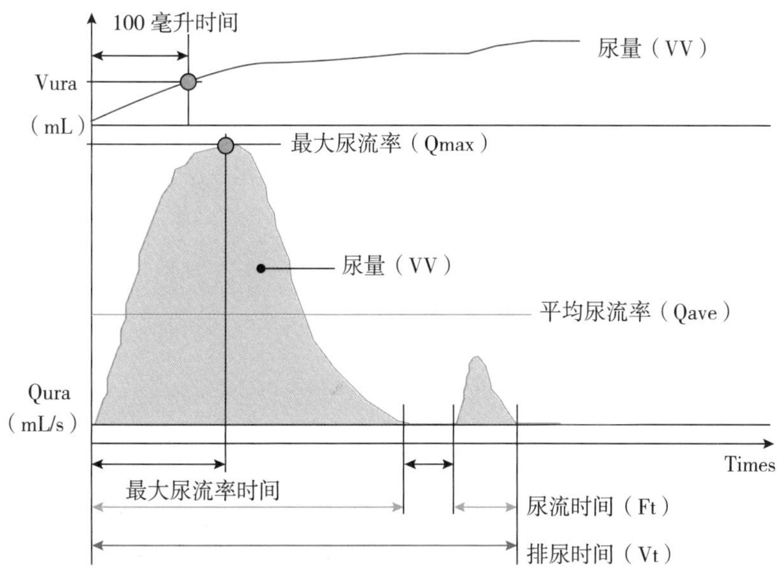

附图 1　正常尿流率曲线相关参数示意

（1）最大尿流率（maximum flow rate，Q_{max}）：是指尿流率测定过程中所获得的最大值。Qmax 是尿流率测定中最有价值的报告值。一般认为尿量在 150 ~ 400 mL 时，男性一般大于 15 mL/s，女性一般大于 20 mL/s。儿童最大尿流率随年龄及尿量而改变，一般该值约为尿量毫升数的平方根。

（2）尿量（voided volume，V_v）：是指尿流率测定过程中经尿道排出的总液体量，是尿流率测定的重要参数。一般认为成人 UFM 时

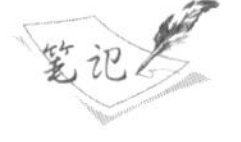

尿量应在 150 ~ 400 mL，而小儿尿量应大于预测膀胱容量的 50%，所测参数相对比较准确。

（3）平均尿流率（average flow rate，Q_{ave}）：即总的尿量除以尿流时间。是否有尿流中断或终末尿滴沥，平均尿流率中应注意解释。

（4）排尿时间（voiding time，V_t）：是指整个排尿的持续时间，包括中断期。如果整个排尿过程没有中断，则排尿时间与尿流时间相等。

（5）尿流时间（flow time，F_t）：是指尿流率测定过程中可以确切测到的尿流的时间。

2. 超声测定残余尿量（postvoid residual urine，PVR）

PVR 是指在排尿刚刚完成后膀胱内剩余液体的体积，是排尿期膀胱和尿道出口相互作用的结果。PVR 可以通过导管、膀胱镜、放射性核素、超声等方法测定。超声测定 PVR 由于其无创性、相对准确性和方便经济等优点，作为单纯尿流率测定后 PVR 测定的普遍方法。正常情况下，膀胱应该被完全排空。一般认为儿童（婴儿除外）和成人 PVR 的定点值为 10mL，但并不意味着更高的值就一定是治疗指征（附图 2）。

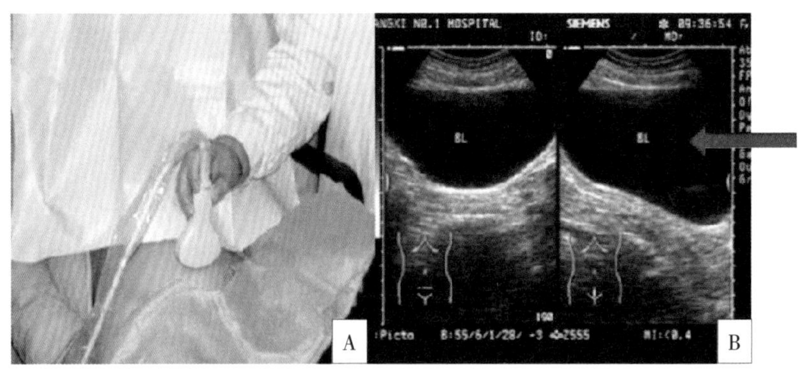

A. 耻骨上超声测定残余尿量；B. 超声图显示膀胱残余尿量增多（箭头）。

附图 2　超声测定残余尿量

（二）膀胱压力测定

膀胱压力测定是一种测定储尿期与排尿期的膀胱尿道功能，并通过这些测试再现排尿症状，找出造成这些症状的原因，以便对下

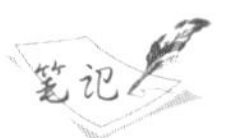

尿路功能障碍疾病进行诊断及治疗的方法。膀胱压力测定包括储尿期膀胱压力－容积测定（cystometrograms，CMG）和排尿期压力－流率测定（pressure flow study，PFS）两个部分（附图 3）。

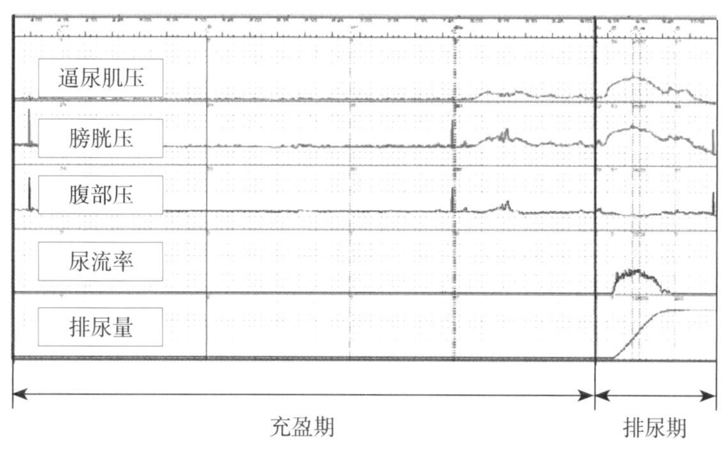

附图 3　正常膀胱压力测定图

1. 膀胱压力－容积测定

CMG 是在膀胱匀速充盈过程中记录压力和容积的关系，以反映膀胱功能的方法，通常用膀胱压力－容积曲线表示。膀胱储尿期的功能可以从膀胱感觉、逼尿肌活性、膀胱顺应性和膀胱容积等方面进行描述。以下介绍 ICS 推荐的 CMG 几个重要的测定参数。

（1）逼尿肌压力（detrusor pressure，P_{det}）：是指膀胱本身固有力量产生的压力，由膀胱内压减去腹腔内压获得。膀胱内压通过膀胱测压管测得；腹腔内压一般通过直肠测压管测得，指膀胱周围的压力。

（2）膀胱感觉：通过充盈期膀胱测压过程中语言交流或肢体活动方式进行判断，并通过膀胱容积以及患者症状与主诉之间的关系来加以评估。年龄较小的婴儿很难测定其膀胱感觉。膀胱感觉主要包括初次排尿感（first desire to void，FD）、正常排尿感（normal desire to void，ND）、强烈排尿感（strong desire to void，SD）和尿急（urgency）。膀胱感觉过敏是指 FD 提早出现（低于 100 mL）。膀胱感觉减退是指延迟出现 FD 与 ND。膀胱感觉缺乏是指患者完全丧失膀胱感觉。

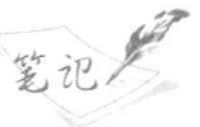

（3）膀胱容积：①最大膀胱测压容积（maximum cystometric capacity，MCC）是指感觉正常的患者在 CMG 中膀胱充盈至其感到不能再延迟排尿时的容积。②功能性膀胱容量（functional bladder capacity，FBC）：与临床更为相关，被定义为排出的尿量。除了 CMG 测定外，也可以用排尿日记判断。对于儿童，MCC 正常值与年龄有关，可用如下公式进行计算：MCC（mL）=30+[30 × 年龄（岁）]。

（4）膀胱顺应性（bladder compliance，BC）：指逼尿肌压力变化后的相应体积改变，计算方法为容积变化（△ V）除以相应的压力变化（$\triangle P_{det}$）：BC= $\triangle V/\triangle P_{det}$，以 mL/ cmH_2O 表示。

（5）膀胱活动性：是指 CMG 过程中逼尿肌所表现出来的活动性，包括正常、过高与过低等变化。①逼尿肌活动性正常：也称稳定膀胱。②逼尿肌活动性过高：又称逼尿肌过度活动（detrusor overactivity，DO），是指膀胱充盈过程中出现逼尿肌收缩波，又称逼尿肌不稳定（detrusor instability，DI）。此收缩波如不能被抑制，则压力继续增高，诱发排尿。神经源性逼尿肌过度活动（neurogenic detrusor overactivity，NDO）是指由于各种神经病变导致神经控制机制的异常所致的逼尿肌过度活动，诊断 NDO 时必须具备神经系统病变的客观证据。③逼尿肌活动性过低：在尿流动力学检查过程中不能诱发逼尿肌收缩，在 NB 患者中称为逼尿肌无反射（detrusor areflexia，DA）。

2. 膀胱压力 – 流率测定

PFS 包括膀胱压力和尿流率的同步测定记录。其中压力记录通常包括膀胱内压和腹压测定，从而计算得出膀胱本身逼尿肌压力，也可同时记录括约肌肌电图。PFS 可以对排尿功能障碍进行详细的评估，可诊断膀胱出口梗阻（bladder outlet obstruction，BOO）、逼尿肌活动低下（detrusor underactivity，DU）以及各种神经源性膀胱功能障碍。以下介绍 ICS 推荐的 PFS 几个重要的测定参数。

（1）膀胱内压（P_{ves}）：即膀胱腔内的总体压力，是排尿的驱动力所在，膀胱腔内压同时取决于逼尿肌压及腹压。

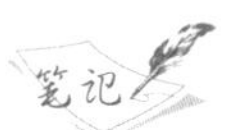

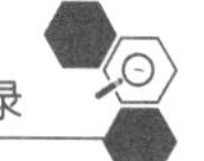

（2）腹压（P_{abd}）：排尿过程中，由于盆底肌放松腹压通常会有轻微下降。在排尿过程中腹压不应该升高，但神经源性膀胱患者由于逼尿肌活动低下，常表现为通过增加腹压进行排尿。在女性中，腹肌紧缩也可能出现在无排尿障碍的情况下。

（3）逼尿肌压力（P_{det}）：正常排尿是通过逼尿肌收缩维持到膀胱完全排空，正常情况下，逼尿肌压力的上升与尿道阻力的增高相适应。当膀胱出口完全梗阻时，逼尿肌收缩力将上升至最大幅度（等容收缩）；当膀胱出口开放时，逼尿肌收缩力将相应减弱（等张收缩）。因此，逼尿肌压力与尿流率之间的关系很好地表达了排尿过程中的动力学特征与意义。根据最大尿流率与相应的逼尿肌压力的坐标图，可诊断是否存在膀胱出口梗阻，并对逼尿肌功能进行评估。

（4）最大尿流率时逼尿肌压力（$P_{det.max}$）：尿流率达到最大值时所测到的逼尿肌压力。

（5）被动尿道阻力关系（passive urethral resistance relation，PURR）：PURR 是指尿道阻力关系的最低值，这意味着对于任何给定的尿流率，逼尿肌压力均有其最低值。它一般发生在排尿过程中尿道完全放松时。

（6）Schaefer 列线图：Schaefer 列线图是以纵轴为尿流率、横轴为压力所做的坐标图，将 BOO 程度分为 0、Ⅰ、Ⅱ、Ⅲ、Ⅳ、Ⅴ、Ⅵ 7 度，逼尿肌收缩力分为 VW、W^-、W^+、N^-、N^+、ST6 度。根据最大尿流率与逼尿肌压力的对应点落在列线图中的区域，即可判断梗阻程度及逼尿肌收缩力。

3. 漏尿点压（leak point pressure，LPP）测定

LPP 测定是指检测尿液漏出时腹腔压力、膀胱腔内压力以及逼尿肌压力的方法，其可通过肉眼观察尿道外口、尿流计测定、X 线检查等手段进行检测。LPP 可用于评估压力性尿失禁或评估下尿路梗阻性病变造成上尿路损伤的危险程度，其进一步可分为腹压漏尿点压（abdominal leak point pressure，ALPP）和逼尿肌漏尿点压（detrusor leak point pressure，DLPP）。

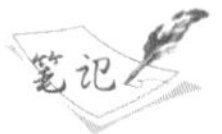

（1）ALPP：即在进行各种增加腹腔压力的动作过程中出现尿液漏出时的膀胱腔内压（等于腹压与逼尿肌压力之和）。压力性尿失禁（stress urinary incontinence，SUI）是指由腹压增高诱发的尿液漏出的病理现象。ALPP 能够定量反应尿道的闭合功能。按照增加腹压的不同动作方式，ALPP 可进一步分为 Valsalva 漏尿点压（valsalva leak point pressure，VLPP）和咳嗽诱导漏尿点压（cough-induced leak point pressure，CLPP）。

（2）DLPP：是指在没有应力动作的膀胱充盈过程中出现尿液漏出时的逼尿肌压力。DLPP 在意义上与 ALPP 截然不同，DLPP 测定实质上是测量膀胱出口阻力状态，而不是反应尿道的闭合功能。

4. 影像尿流动力学检查

VUDS 是指在 UDS 过程中同时用超声或 X 线透视影像设备动态显示和摄录尿路形态变化，获得膀胱尿道压力等功能参数的同时，记录泌尿系统形态及形态变化的信息。VUDS 是在 UDS 和影像设备发展的基础上出现的一种全面的下尿路功能和形态相结合的检查方法。

VUDS 的优势在于重视压力 - 流率测定和下尿路形态变化的关联分析。VUDS 在进行压力 - 流率测定获得膀胱尿道压力等参数的同时，可诊断逼尿肌 - 尿道括约肌协同失调、逼尿肌 - 膀胱颈协同失调（detrusor bladder neck dyssynergia，DBND），是判断 VUR 和 LPP 等膀胱尿道病理生理改变最准确的方法。在膀胱充盈测压和储尿过程中，观察和记录 VUR 及发生反流时的压力变化是该检查项目的主要内容，可以对反流程度分级，也可分类为高压反流与低压反流。VUDS 对漏尿的观察也非常灵敏，对 DLPP 和 ALPP 的判断更加直观和简便。DLPP ≥ 40 cmH_2O 是引起上尿路损害的危险因素，根据 DLPP 及膀胱输尿管反流（vesicoureteral reflux，VUR）发生前的膀胱容量可确定膀胱安全容量。在排尿期，压力 - 流率显示高压低流状态下，VUDS 可以更精确地确定梗阻部位，可以直观地观察到括约肌活动，尤其是在肌电图或膀胱尿道同步测定检查效果不佳或不能明确诊断的情况下，判断逼尿肌膀胱颈口协同失调及逼尿肌外括约肌

笔记

协同失调。另外，VUDS 还可以观察膀胱形态异常、后尿道形态变化和膀胱尿道结石等重要病变和病理生理改变，这些都是常规尿流动力学检查不能完成的（附图 4）。

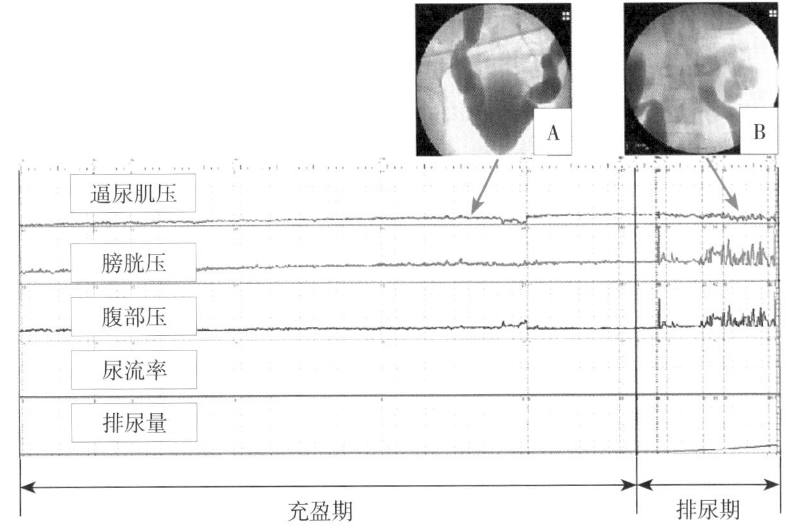

VUDS 提示膀胱充盈期逼尿肌压力稳定，排尿期逼尿肌无收缩，患者为腹压排尿。同步 X 线影像显示充盈期膀胱出现双侧膀胱输尿管增粗、反流（A），排尿期膀胱输尿管反流至双侧肾盂水平（B）。

附图 4　神经源性膀胱患者影像尿流动力学检查曲线

二、神经源性膀胱常见尿流动力学检查结果及解读

ICS 基于 UDS 结果将排尿功能障碍分为储尿期和排尿期两部分描述。廖氏 NB 患者上尿路及下尿路功能障碍全面分类标准提供了一种能够全面反映 NB 患者上尿路及下尿路功能障碍的分类新方法。此分类方法可为 NB 的评估、描述、记录上尿路和下尿路的病理生理变化及制定治疗和随访方案提供全面、客观和科学的基础。上述分类方法虽然依据膀胱压力测定对 NB 患者排尿功能障碍进行了分类，但是部分 NB 患者仍可以靠腹压、Crede 手法或扳机点排尿进行 UFM 测定。因此 UFM 联合 PVR 可以对这些 NB 病例进行排尿功能的初筛。下面分别对 NB 患者的 UFM 和膀胱压力测定常见的检查结果进行解读和分析。

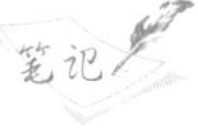

（一）NB 患者常见的 UFM 测定

常见的异常表现有间断尿流曲线、低平尿流率曲线、延长尿流率曲线等。

1. 间断尿流曲线

神经源性膀胱表现为逼尿肌活动低下的患者，需要借助腹压进行排尿。排尿过程中尿流曲线有多个不连续的波峰与每次腹部用力相对应，且波峰之间尿流率降为零（附图 5）。

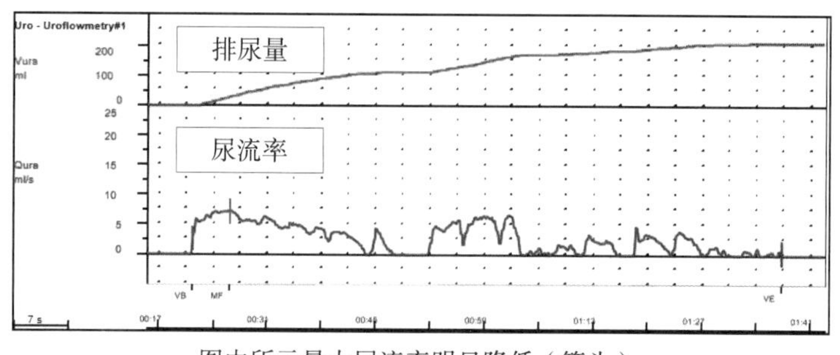

图中所示最大尿流率明显降低（箭头）。

附图 5　低平间断尿流率曲线

2. Staccato 尿流率曲线

神经源性膀胱表现为逼尿肌 – 括约肌协同失调的患者，主要表现为排尿时多次停顿、曲线变化不一、波形变化较快。与腹压排尿的区别是两次最大尿流率间的膀胱压力高于零。（附图 6）

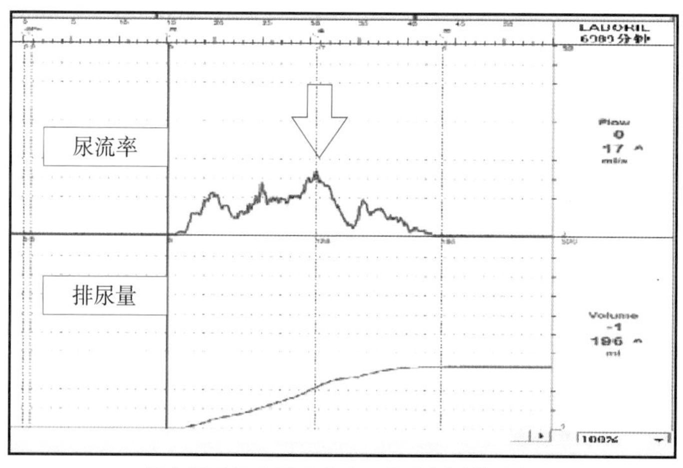

图中所示最大尿流率在正常范围（箭头）。

附图 6　Staccato 尿流曲线

（二）VUDS 结果分类

根据 ICS 下尿路功能分类（附表 1）和廖氏 NB 患者全尿路功能障碍分类标准（附表 2）对 VUDS 结果进行简单分类分析，具体举例如下。

附表 1　ICS 下尿路功能分类

储尿期	排尿期
膀胱功能	膀胱功能
逼尿肌活动性	逼尿肌收缩性
正常或稳定	正常
逼尿肌过度活动	逼尿肌收缩力低下
特发性	逼尿肌无收缩
神经源性	尿道功能
膀胱感觉	正常
正常	尿道梗阻
增强或过度敏感	尿道过度活动
减弱或感觉低下	机械梗阻
缺失	
排特异性	
膀胱容量	
正常	
高	
低	
顺应性	
正常	
高	
低	
尿道功能	
正常	
功能不全	

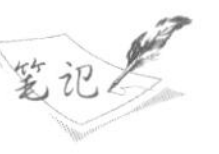

附表 2　廖氏 NB 患者全尿路功能障碍分类

下尿路功能		上尿路功能
储尿期	排尿期	
膀胱功能	膀胱功能	膀胱输尿管反应
逼尿肌活动性	逼尿肌收缩性	无
正常	正常	有：单侧，双侧
过度活动	收缩力低下	程度分度
	无收缩	Ⅰ
膀胱感觉		Ⅱ
正常	尿道功能	Ⅲ
增强或过度敏感	正常	Ⅳ
减弱或感觉低下	梗阻	Ⅴ
缺失	过度活动	
	逼尿肌－外括约肌协同失调	肾盂输尿管积水扩张
膀胱容量	逼尿肌－膀胱颈协同失调	无
正常	括约肌过度活动	有：单，双侧
增大	括约肌松弛障碍	程度分度
减小	机械梗阻	1
		2
顺应性		3
正常		4
增高		
降低		膀胱壁段输尿管梗阻
		无
尿道功能		梗阻
正常		
功能不全		肾功能
膀胱颈		正常
外括约肌		代偿期
		失代偿期
		氮质血症
		尿毒症

（1）储尿期逼尿肌过度活动，最大膀胱测压容积减小，排尿期逼尿肌收缩力增强，逼尿肌－括约肌协同失调（附图 7，附图 8）。

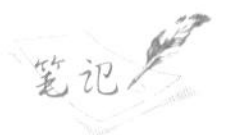

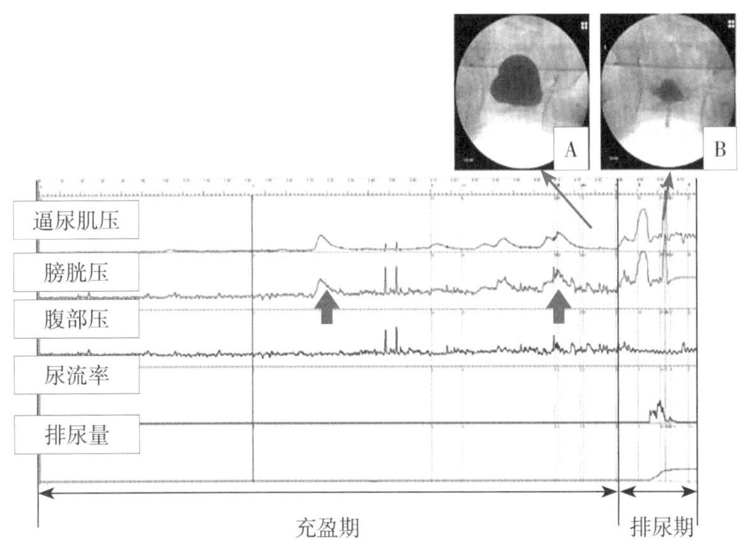

VUDS 显示充盈期出现多个逼尿肌过度活动（箭头），无漏尿；充盈至 120 mL 时患儿自诉憋胀，停止灌注，进入排尿期，排尿期逼尿肌收缩力增强。同步 X 线影像示充盈期膀胱壁尚光滑（A）；排尿期尿道间断开放，膀胱基本排空（B）。尿流动力学诊断：逼尿肌过度活动，逼尿肌－尿道括约肌协同失调，最大膀胱测压容积减小。

附图 7　脊髓损伤患儿影像尿流动力学检查

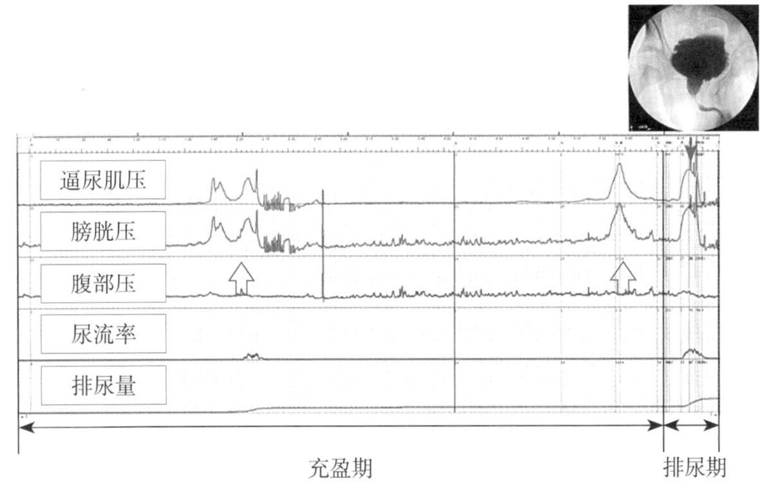

VUDS 显示充盈期充盈至 110 mL 时出现逼尿肌过度活动（空心箭头），同时有急迫性尿失禁。继续充盈膀胱，最多充盈至 160 mL 时患者自诉憋胀，停止灌注。排尿期逼尿肌收缩力增强，最大逼尿肌压力为 135 cmH_2O。同步 X 线影像示膀胱壁毛糙，排尿期膀胱颈口及后尿道扩张，后尿道和球部尿道之间造影剂显影缩窄，提示尿道膜部开放不全（实心箭头）。尿流动力学诊断：逼尿肌过度活动，最大膀胱测压容积减小，逼尿肌－括约肌协同失调。

附图 8　脊髓炎患者影像尿流动力学检查

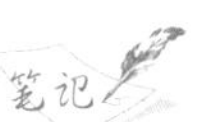

（2）储尿期膀胱测压稳定，逼尿肌顺应性增高，排尿期逼尿肌无收缩，尿道括约肌松弛障碍（附图 9）。

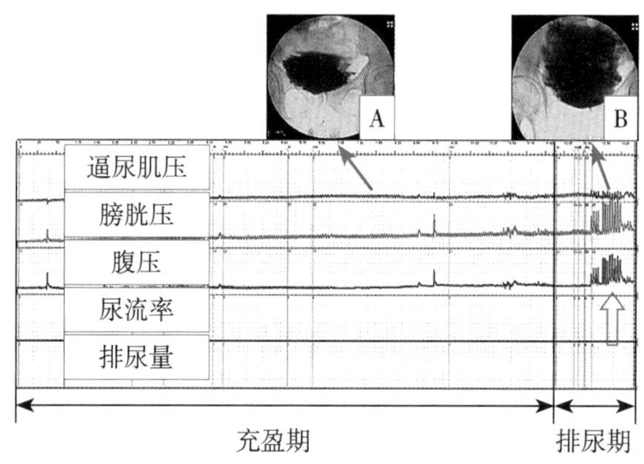

VUDS 显示充盈期逼尿肌压力稳定，逼尿肌顺应性增高。充盈至 550 mL 时仍未出现初次排尿感。停止灌注，嘱其排尿，患者为腹压排尿，未见尿液排出（空心箭头）。同步 X 线影像示充盈期膀胱形态严重失常，膀胱壁毛糙（A），排尿期未见膀胱颈口及尿道开放（B），提示逼尿肌－括约肌协同失调。

尿流动力学诊断：逼尿肌无收缩，逼尿肌－括约肌协同失调

附图 9　直肠癌术后影像尿流动力学检查

（3）储尿期逼尿肌顺应性差，膀胱安全容量较小，排尿期逼尿肌无收缩，逼尿肌－括约肌协同失调（附图 10）。

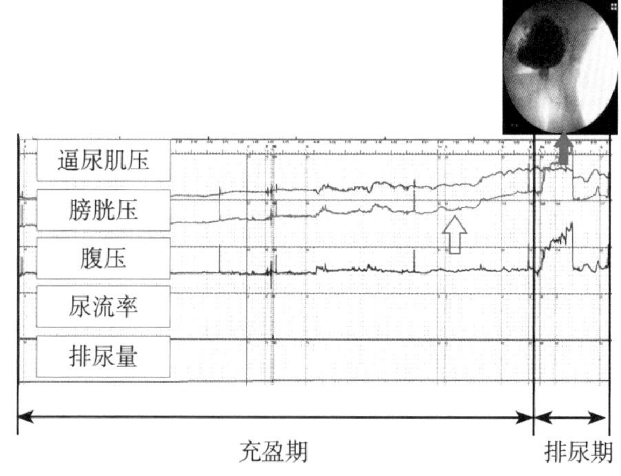

VUDS 显示膀胱顺应性差。充盈至 159 mL 时，逼尿肌压力达到 82 cmH_2O，停止灌注。排尿期患者为腹压排尿，未见尿液排出。膀胱安全容量约 101 mL（空心箭头）。同步 X 线影像示膀胱形态失常，膀胱周边多个小憩室形成，排尿期膀胱颈口开放，尿道未见明显开放显影（实心箭头）。尿流动力学诊断：逼尿肌无收缩，逼尿肌顺应性差，逼尿肌－括约肌协同失调。

附图 10　脊髓肿瘤切除术后影像尿流动力学检查

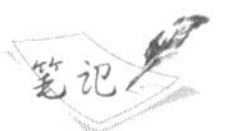

（4）储尿期逼尿肌顺应性差，逼尿肌漏尿点压≤ 40 cmH_2O，排尿期逼尿肌无收缩，尿道括约肌松弛功能障碍（附图 11）。

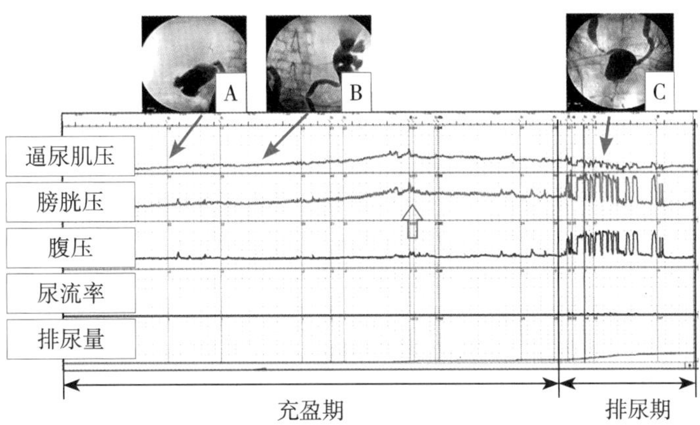

VUDS 显示充盈期随膀胱充盈逼尿肌压力逐渐升高，充盈至 35 mL 时可见右侧膀胱输尿管反流，右侧肾盂中度扩张（A），此时逼尿肌压力约 13 cmH_2O。充盈至 61 mL 时可见左侧膀胱输尿管反流，左侧肾盂中度扩张（B），此时逼尿肌压力约 16 cmH_2O。充盈至 150 mL 时出现漏尿，DLPP=39 cmH_2O（空心箭头）。停止灌注，排尿期未见逼尿肌主动收缩波，患者为腹压排尿，有少量尿液排出，X 线影像示尿道不能完全开放（C）。尿流动力学诊断：逼尿肌无收缩，逼尿肌顺应性差，尿道括约肌松弛功能障碍，双侧输尿管反流（Ⅲ级）。

附图 11　肠膀胱扩大术后影像尿流动力学检查

（5）储尿期逼尿肌顺应性差，逼尿肌漏尿点压≥ 40 cmH_2O，排尿期逼尿肌无收缩，尿道括约肌协同失调（附图 12）。

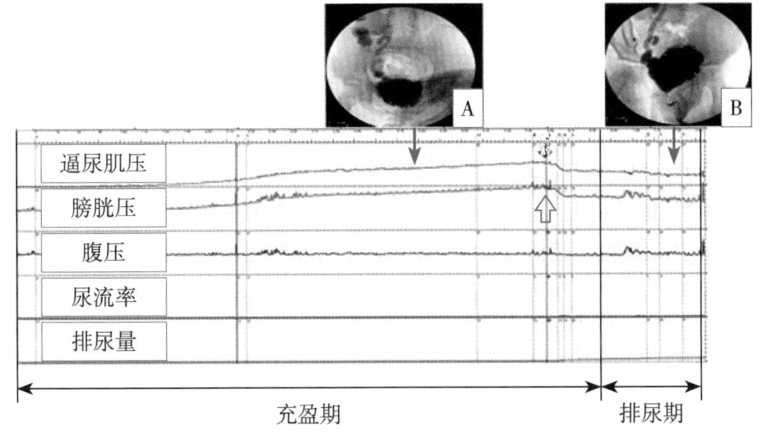

VUDS 显示随膀胱充盈逼尿肌压力显著升高，充盈至 75 mL 时可见右侧膀胱输尿管反流，右侧肾盂中度扩张，此时逼尿肌压力 39 cmH_2O，为高压反流（A）。充盈至 125 mL 时出现漏尿（空心箭头），DLPP=51 cmH_2O，漏尿后逼尿肌压力明显降低。停止灌注，嘱患者排尿，有少量尿液排出，X 线影像示尿道部分开放显影（B）。尿流动力学诊断：逼尿肌无收缩，逼尿肌顺应性差，充盈性尿失禁，右侧膀胱输尿管高压反流（Ⅲ级），逼尿肌－括约肌协同失调。

附图 12　脊膜膨出术后影像尿流动力学检查

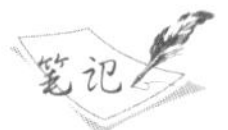

（6）储尿期逼尿肌高反射，逼尿肌顺应性降低，膀胱容积减小，排尿期逼尿肌无收缩，逼尿肌－括约肌协同失调（附图 13，附图 14）。

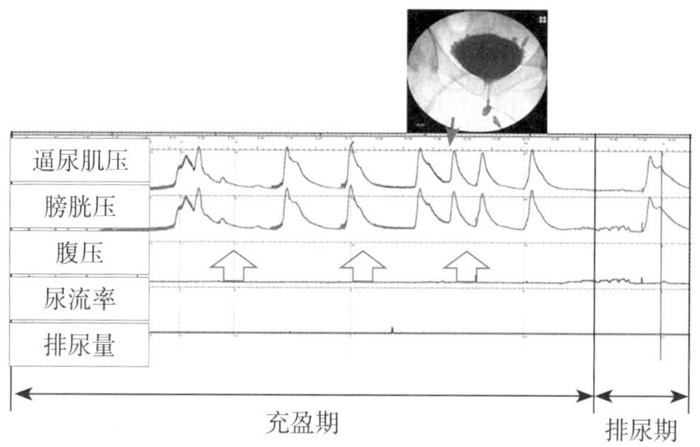

VUDS 显示充盈期充盈至 35 mL 时，开始出现连续高幅度逼尿肌过度活动（空心箭头），患者未出现排尿感觉。充盈至 160 mL 时停止灌注，排尿期未见明显逼尿肌主动收缩波，继续充盈时再次出现逼尿肌过度活动（期相收缩）。同步 X 线影像显示膀胱壁毛糙，膀胱颈口及尿道未见明显开放显影，左侧膀胱输尿管轻度反流（Ⅰ级），逼尿肌压力为 175 cmH_2O，为高压反流。尿流动力学诊断：充盈期逼尿肌过度活动，排尿期逼尿肌无收缩，逼尿肌－括约肌协同失调，左侧膀胱输尿管高压反流（Ⅰ级）。

附图 13　胸髓损伤术后影像尿流动力学检查

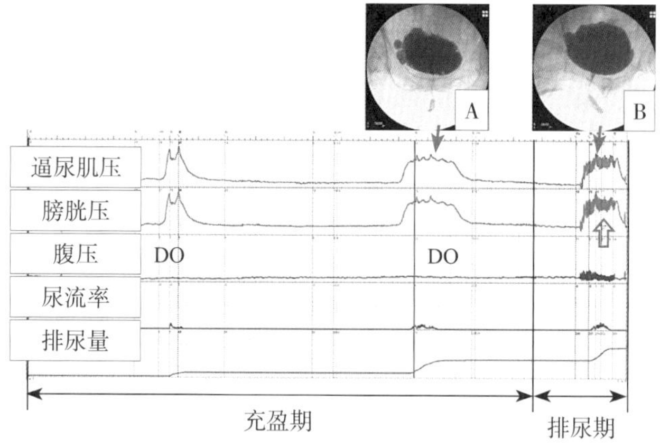

VUDS 显示充盈期出现逼尿肌过度活动，并有尿液排出。排尿期未见逼尿肌主动收缩波。家属叩击患者膀胱区，可诱发逼尿肌收缩波，最大逼尿肌压力升高 57 cmH_2O，有尿液排出（空心箭头）。X 线影像示充盈期膀胱壁毛糙，膀胱周边可见多个小憩室形成（A），排尿期膀胱颈口及尿道间断开放，有少量尿液排出（B）。尿流动力学诊断：充盈期逼尿肌过度活动（期相收缩，发生漏尿），不能自主激发逼尿肌排尿反射。最大膀胱测压容积减小，膀胱憩室形成，逼尿肌－括约肌协同失调。

附图 14　颈髓损伤术后影像尿流动力学检查

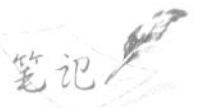

总之，UDS 结果和临床症状不一定完全相关，无症状患者也可存在异常的 UDS 发现。UDS 改变和继发的上尿路损害可能早于临床症状出现。全面的泌尿系统评价在 NB 患者中是必需的。因此，对于 NB 患者，其治疗方案和随访检查的密集程度基于 NLUTD 的类型，而不是依靠其表现的临床症状。

参考文献

1. 廖利民 . 神经源性膀胱尿路功能障碍的全面分类建议 [J]. 中国康复理论与实践，2010，16（12）：1101–1102.
2. DRAKE M J，DOUMOUCHTSIS S K，HASHIM H et al. Fundamentals of urodynamic practice，based on International Continence Society good urodynamic practices recommendations[J] .Neurourol Urodyn，2018，37（S6）：S50–S60.
3. GAJEWSKI J B，DRAKE M J. Neurological lower urinary tract dysfunction essential terminology[J].Neurourol Urodyn，2018，37（S6）：S25–S31.
4. 何翔飞，建国，吴军卫，等 . 神经源性膀胱伴输尿管反流的尿动力学研究 [J]. 实用医学杂志，2016，32（13）：2137–2141.
5. 杨兴欢，陈燕，蒲青崧，等 . 儿童神经源性膀胱患者上尿路受损的危险因素及其预测价值研究 [J]. 临床小儿外科杂志，2021，20（11）：1005–1010.
6. 张国贤，何翔飞，张艳，等 . 神经源性膀胱患儿清洁间歇导尿致复发性尿路感染的危险因素 [J]. 中华实用儿科临床杂志，2018，33（11）：812–815.
7. 文建国，李云龙，袁继炎，等 . 小儿神经源性膀胱诊断和治疗指南 [J]. 中华小儿外科杂志，2015，36（3）：163–169.
8. KAKIZAKI H，KITA M，WATANABE M et al. Pathophysiological and therapeutic considerations for non–neurogenic lower urinary tract dysfunction in children[J]. Low Urin Tract Symptoms，2016，8（2）：75–85.
9. AUSTIN PF，BAUER SB，BOWER W，et al. The standardization of terminology of lower urinary tract function in children and adolescents：update report from the standardization committee of the International Children's Continence Society[J]. Neurourol Urodyn，2016，35（4）：471–481.
10. 中华医学会小儿外科学分会小儿尿动力和盆底学组，中华医学会小儿外科学分会泌尿外科学组 . 儿童膀胱过度活动症诊断和治疗中国专家共识 [J]. 中华医学杂志，2021，101（40）：3278–3286.

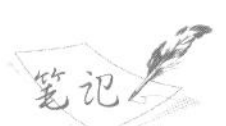

英文缩写对照表

英文全称及缩写	中文名
Abdominal leak point pressure，ALPP	腹压漏尿点压
Ambulatory urodynamic study，AUDS	动态尿流动力学检查
Augmentation cystoplasty，AC	膀胱扩大术
Average flow rate，Qave	平均尿流率
Bladder compliance，BC	膀胱顺应性
Bladder outlet obstruction，BOO	膀胱出口梗阻
Botulinum toxin A，BTX-A	A 型肉毒毒素
Clean intermittent catheterization，CIC	清洁间歇性导尿
Computed tomography urography，CTU	计算机体层成像尿路造影
Cough-induced leak point pressure，CLPP	咳嗽诱导漏尿点压
Cystometrograms，CMG	膀胱压力－容积测定
Detrusor areflexia，DA	逼尿肌无反射
Detrusor bladder neck dyssynergia，DBND	逼尿肌－膀胱颈协同失调
Detrusor instability，DI	逼尿肌不稳定
Detrusor leak point pressure，DLPP	逼尿肌漏尿点压
Detrusor overactivity，DO	逼尿肌过度活动
Detrusor pressure，P_{det}	逼尿肌压力
Detrusor underactivity，DU	逼尿肌活动低下
Detrusor-sphincter dyssynergia，DSD	逼尿肌－括约肌协同失调
First desire to void，FD	初次排尿感
Flow index，FI	血流指数
Flow time，Ft	尿流时间
Food and drug administration，FDA	美国食品药品管理局
Functional bladder capacity，FBC	功能性膀胱容量
International Children Continence Society，ICCS	国际小儿尿控协会
International Continence Society，ICS	国际尿控协会
Leak point pressure，LPP	漏尿点压

续表

英文全称及缩写	中文名
Lower urinary tract dysfunction，LUTD	下尿路功能障碍
Lower urinary tract symptoms，LUTS	下尿路症状
Maximum cystometric capacity，MCC	最大膀胱测压容积
Maximum flow rate，Qmax	最大尿流率
Neurogenic detrusor overactivity，NDO	神经源性逼尿肌过度活动
Neurogenic bladder，NB	神经源性膀胱
Neurogenic lower urinary tract dysfunction，NLUTD	神经源性下尿路功能障碍
Non-neurogenic neurogenic bladder，NNB	非神经源性神经性膀胱
Normal desire to void，ND	正常排尿感
Overactivity bladder，OAB	膀胱过度活动
Passive urethral resistance relation，PURR	被动尿道阻力关系
Post-transplantation diabetes mellitus，PTDM	器官移植术后糖尿病
Postvoid residual urine，PVR	残余尿量
Pressure flow study，PFS	压力 – 流率测定
Recurrent urinary tract infection，RUTI	复发性尿路感染
Sacral neuromodulation，SNM	骶神经调控术
Shear wave elastography，SWE	超声剪切波弹性成像
Stress urinary incontinence，SUI	压力性尿失禁
Strong desire to void，SD	强烈排尿感
Tethered cord syndrome，TCS	脊髓栓系综合征
Urgency	尿急
Urinary tract infection，UTI	尿路感染
Urodynamic study，UDS	尿流动力学检查
Uroflowmetry，UFM	自由尿流率测定
Valsalva leak point pressure，VLPP	Valsalva 漏尿点压
Vascular index，VI	血管化指数
Vascularizationflow index，VFI	血管化血流指数
Vesicoureteral reflux，VUR	膀胱输尿管反流
Video-urodynamic study，VUDS	影像尿流动力学检查
Voided volume，Vv	尿量
Voiding time，Vt	排尿时间